U0233496

线技术面部年轻化与形体塑造

主　编　石　冰
主　审　王　炜　高景恒

北京大学医学出版社

XIANJISHU MIANBU NIANQINGHUA YU XINGTI SUZAO

图书在版编目（CIP）数据

线技术面部年轻化与形体塑造 / 石冰主编. -- 北京：
北京大学医学出版社，2019.4
　ISBN 978-7-5659-1981-7

Ⅰ.①线… Ⅱ.①石… Ⅲ.①美容术 Ⅳ.①R625

中国版本图书馆CIP数据核字(2019)第062675号

线技术面部年轻化与形体塑造

主　　编：石　冰
出版发行：北京大学医学出版社
地　　址：（100191）北京市海淀区学院路38号　北京大学医学部院内
电　　话：发行部 010-82802230；图书邮购 010-82802495
网　　址：http://www.pumpress.com.cn
E－mail：booksale@bjmu.edu.cn
印　　刷：北京信彩瑞禾印刷厂
经　　销：新华书店
责任编辑：李　娜　　责任校对：靳新强　　责任印制：李　啸
开　　本：889 mm×1194 mm　1/16　印张：25　字数：635千字
版　　次：2019年4月第1版　2019年4月第1次印刷
书　　号：ISBN 978-7-5659-1981-7
定　　价：350.00元

版权所有，违者必究
（凡属质量问题请与本社发行部联系退换）

本书所附手术视频二维码扫描说明

第一步 打开手机微信，利用"发现"中的"扫一扫"，扫描右边"北京大学医学出版社有限公司"微信公众号二维码，关注北京大学医学出版社微信公众号。

第二步 刮开右边的二维码，使用"北京大学医学出版社有限公司"微信公众号中右下角的"扫一扫"功能，激活本册图书的增值服务。

第三步 使用"北京大学医学出版社有限公司"微信公众号中右下角的"扫一扫"功能，扫描下方手术视频二维码，即可观看视频（一本书只绑定一个微信号）。

视频 1：线技术中下面部提升术

视频 2：线技术全面部提升术

视频 3：线技术乳房下垂提升术

视频 4：线技术会阴部松弛提紧术

编委会名单

主　　编：石　冰　解放军总医院第八医学中心烧伤整形科
主　　审：王　炜　上海交通大学医学院附属第九人民医院整复外科终身教授
　　　　　高景恒　《中国美容整形外科杂志》终身名誉主编
副 主 编：李　勤　广州珈禾整形美容医院
　　　　　吴溯帆　浙江省人民医院整形外科
审校专家：王志军　志德之美医生集团
　　　　　李发成　中国医学科学院整形外科医院形体雕塑与脂肪移植中心
编　　委（按姓名汉语拼音排序）：
　　　　　陈　平　广东省佛山市第一人民医院整形美容科
　　　　　公美华　深圳市人民医院整形美容外科
　　　　　韩　胜　北京首玺丽格医疗美容诊所
　　　　　韩雪峰　中国医学科学院整形外科医院形体雕塑与脂肪移植中心
　　　　　何　雯　重庆杨亚东医疗美容诊所
　　　　　黎　立　解放军总医院第八医学中心结核病研究所
　　　　　林合晟（中国台湾）　北京美奥晶钻医疗美容诊所
　　　　　刘红梅　北京梅颜医疗美容诊所
　　　　　刘　宁　杭州憶美医疗美容医院
　　　　　刘　锐　首都医科大学（三博）脑科医院
　　　　　刘　争（中国香港）　杭州时光医疗美容医院
　　　　　龙剑虹　中南大学湘雅医院整形美容科
　　　　　邵　英　吉林大学第一医院整形美容科
　　　　　申载薰（韩国）　韩国首尔多美人整形医院
　　　　　石冰妍　重庆医科大学
　　　　　孙　静　《医学参考报》"美容医学频道"
　　　　　孙佩妤（中国台湾）　北京澄真医疗美容诊所
　　　　　田艳丽　北京安加医疗美容诊所
　　　　　王大鹏　军事医学科学院放射与辐射医学研究所
　　　　　王洁晴　大连大学附属新华医院整形美容科
　　　　　王晓阳　上海馨美医疗美容门诊部
　　　　　王　飚　北部战区总医院整形外科
　　　　　吴　华　浙江省人民医院整形外科

吴玉家　北京丽都医疗美容医院

夏　炜　西安博仕相伴医疗美容诊所

谢宏彬　北京大学第三医院成形外科

杨柠泽　大连瑞和美容外科门诊部

杨亚东　重庆杨亚东医疗美容诊所

于晓春　北京丽都医疗美容医院

余永刚　深圳希思医疗美容医院

曾　东　南部战区总医院整形外科

张　歌　解放军第九八八医院激光整形科

张　鸿　杭州美莱医疗美容医院

张菊芳　浙江大学杭州市第一人民医院医学美容科

张骥申　秦皇岛市第一医院烧伤整形外科

赵　涛　第四军医大学西京医院皮肤科

赵　烨　浙江省人民医院整形外科

美术编辑：孙　阳　石冰妍

鸣谢单位：丽都整形美容医院股份有限公司
　　　　　北京丽都医疗美容医院

主编简介

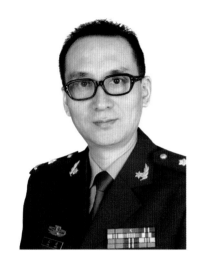

石冰，解放军总医院第八医学中心烧伤整形科主任医师，医学博士，研究生导师。从事整形美容外科专业26年，在先天畸形矫正、瘢痕修复、创面治疗等方面具有深厚的理论基础与丰富的临床经验。在国内率先开展体外超声吸脂术，累计操作5000余例，总结了东方人吸脂前后的体围变化规律及并发症防治经验。多年来主要从事眶周以及面部年轻化领域的研究与综合路径治疗，将微创手术、光电声与注射等技术个体化精准应用。作为中国整形美容协会线技术分会牵头发起人及国内首位PPDO悬吊线的研发者，填补了此项微创面部年轻化技术在国内的空白，并在实验研究与治疗效果方面达到国内外先进水平。2016年主编出版了国内第一部系统介绍线技术应用的专业书籍《PPDO埋线提升面部年轻化应用》，在业内引起了强烈反响。在国内较早采用脂肪来源干细胞辅助脂肪移植技术，在面部、胸部脂肪填充方面效果显著。在核心期刊发表文章50余篇（SCI收录8篇），参编专著14部，获全军科技进步二等奖两项、医疗成果三等奖一项、全军推广扩试项目一项。

学术兼职：国际整形重建与美容外科学会（IPRAS）会员，中国整形美容协会面部年轻化分会副会长、医美与艺术分会注射美容与微整形艺术专业委员会副主任委员、微创及皮肤整形美容分会常务委员，中华医学会整形外科学分会面部年轻化学组组长、干细胞转化学组副组长，中国非公立医疗机构协会整形与美容专业委员会副主任委员、线技术应用专家委员会主任委员、面部年轻化学组组长、组织工程及再生医学转化学组副组长，中国修复重建外科学会美容外科专业委员会副主任委员，海峡两岸医药卫生交流协会整形美容专业委员会常务委员，中国医疗保健国际交流促进会整形美容分会委员，中国研究型医院学会整形外科分会委员、医学美容分会委员，中华医学会医学美学与美容学分会美容外科学组委员，中国医师协会美容与整形医师分会颅颌面学组委员，全军整形外科专业委员会委员，北京市医学会医学美学与美容学分会常务委员、整形外科学分会委员，*Plastic and Reconstructive Surgery* 中文期刊编委，《中国美容整形外科杂志》常务编委，《医学参考报》"美容医学频道"编委，《中华临床医师杂志》编委等。

副主编简介

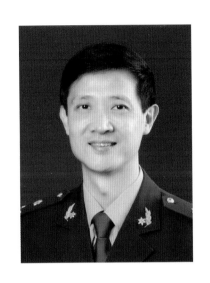

李勤，主任医师，医学博士，博士生导师。从事整形美容外科专业 29 年，擅长面部整形美容，尤其对面部年轻化治疗有较深造诣，形成了从非手术到手术的序列化治疗方案；对鼻轮廓综合整形、血管瘤/血管畸形的诊疗和体表器官再造有丰富的经验。曾任广州军区总医院整形外科主任兼全军激光整形中心主任 13 年，享受国务院政府特殊津贴，入选"军队高层次科技创新拔尖人才"。曾获得广东省和军队科技进步一、二等奖各两项，承担国家自然科学基金、军队及省部级基金十余项。主编专著 4 部，以第一作者和通讯作者发表 SCI 论文 26 篇。现任珈禾医美集团总院长兼广州珈禾整形美容医院院长，中国整形美容协会常务理事兼面部年轻化分会会长，中国医师协会美容与整形医师分会常务委员、激光美容专业委员会前任主任委员，《中国美容整形外科杂志》副主编。

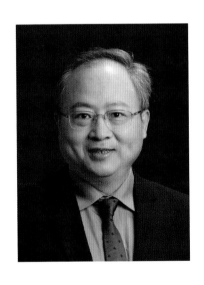

吴溯帆，浙江省人民医院整形外科主任，主任医师，医学博士。1985 年毕业于浙江大学医学部，早期主要从事激光医学及唇腭裂修复工作，在国内较早开展激光治疗鲜红斑痣方面的研究。1998 年赴日本京都大学研修，2003 年获得外科学博士学位。回国后主要致力于美容整形、修复重建、微创及激光治疗等方面的临床工作。2006 年起开展透明质酸填充剂的临床实验，在国内较早开展注射美容工作。主编《注射美容整形技术》一书，受到临床医生的广泛欢迎。2007 年在国内率先报道低剂量口服氨甲环酸治疗黄褐斑，目前已经被广泛应用于临床。2008 年首先报道了激光皮下介入法溶脂技术。近年来，在面部解剖方面投入了较大的精力，连续十余年开展注射美容、线技术应用解剖学方面的国家级继续教育学习班，在国内有一定的影响。发表论文 80 余篇（SCI 收录 18 篇），主编、参编书籍 17 部。兼任中华医学会激光医学分会副主任委员、整形外科学分会常务委员、医学美学与美容学分会常务委员，中国整形美容协会理事，中国医师协会美容与整形医师分会常务委员，中国康复医学会修复重建委员会委员，浙江省康复医学会修复重建委员会主任委员，浙江省医学会医学美学与美容学分会主任委员（2004—2009 年），浙江省医学会整形外科学分会主任委员（2009—2018 年），国际美容整形外科学会（ISAPS）会员、发展委员会委员。

序　一

祝贺石冰教授又一部新书——《线技术面部年轻化与形体塑造》即将出版，我有幸先行阅读并受邀写序。这是一本精心编著的图文并茂、资料丰实的实用参考书。

作为"石式 PPDO 双向倒刺可吸收缝合线"的设计发明人，石冰教授在 2016 年 9 月主编出版了他的第一部专著《PPDO 埋线提升面部年轻化应用》，也是由我来写序。这本书出版两年多以来，倒刺线在国内外都有了很大的发展，认知度普遍提高，临床治疗案例数量空前增长，这对世界线技术的发展产生了深远的影响。但是纵观近年来国内外发表的相关文献，文献的绝对数量仍然较少，虽然对线技术持肯定和赞扬态度的居多，但是介绍的线材和使用方法较为单一，更是缺少大样本、多因子分析以及长期随访研究的论文。所以，加深对线技术的基础和临床研究，以及撰写出版相关的学术著作是客观需要。

线技术用于面部年轻化和形体塑造是深受医者及就医者欢迎的一项医疗技术，这种微创医疗技术和注射年轻化医疗技术等有类似之处。当今世界上用于满足人们英俊、美丽、年轻、愉悦需求的微创医疗技术可概括为五大类：激光、脂肪注射、透明质酸注射、肉毒杆菌毒素注射和线技术，这五项微创治疗几乎占据了整形外科治疗例数的大部分。我认为，线技术更有其独到之处，它不仅能满足人们美丽化和年轻化的需求，还能用于人体形态、结构、功能的修复重建及再造。

"'线材和线技术研究'是外科领域具有广泛研究前景的项目，是修复重建外科未来 30 年发展的研究方向之一"，这是我 2018 年秋在上海参加石冰教授等申请成立相关学会时提出的。外科的基本技术包含"切、剪、持、扎、缝"，其中后两种非常重要，均需要运用线材与线技术，这是外科界必须不断探索和发展的永恒课题。几十年的临床研究提示：不同的线材和线技术不仅可以用于面部年轻化，用于人体皮肤松垂的提紧，用于颈部、臂部、胸部、腹部、会阴部和下肢提紧等，还能用于改善晚期面瘫等，并可考虑用于治病，例如是否可以考虑在设计和研究的基础上用于子宫脱垂矫正，脱肛的治疗，肌腱的吻接，关节韧带的提紧或断裂的修复，骨、软骨断裂的吻接和修复，特别是用于粉碎性骨折的修复等。可以想象，可吸收倒刺缝合线在修复粉碎性骨折方面，应该比"钉""钢板"修复更容易；用倒刺缝合线做深部结扎、子宫切开或肠胃切开后缝合等，也是有其研究和应用空间的。在线的材料、结构、形态上不断创新，会使其作用得到扩展。

石冰教授第二本著作的出版是适应当前这种发展前景的。本书首次系统地、较为详尽地介绍了线技术在形体塑造和功能改善方面的应用，虽然应用时间较短，但是毕竟展示了一种全新的技术构想，也可为今后的临床实践提供参考。本书在编写过程中延续了上一本书的编写模式，即采用清晰精炼的提示框、图表穿插于段落之中，期望能激发读者的阅读兴趣，并在阅读中共同探讨线材和线技术在外科应用的未来。

一本好的医学教科书能够"传道、授业、解惑和劈邪"。丁玲当年主张"一本书主义"，一本好书可以教育人，甚至可以养活一家人。鲁迅也因为写书、发表文章，被人称为当时的"中产阶级"。然而，在当今的整形外科学界，写好书是一项最苦的差事，而且是"赔本苦差事"。但是，好的医书是必不可少的，是从医人前进的粮草和路标。我期望整形外科学界多一些创新，多一些人参与写好书。

序 二

当再次收到石冰教授主编的第二部线技术专著《线技术面部年轻化与形体塑造》的样稿时，还没有翻开，我已经感到十分高兴与欣慰了。这说明年轻一代的专家没有停下脚步，仍然在努力前行、辛苦耕耘，没有辜负我们对他们的眷眷之心与殷切希望。

线技术在国外开展很早，经验较为丰富。随着不断进行理论与技术的交流，国内的石冰教授等一批专家开展了大量的基础研究与临床应用工作，很有成效，石冰教授主编的第一部专著《PPDO 埋线提升面部年轻化应用》的问世即是很好的说明。两年多时间里，6000 册书籍全部售罄，可见线技术在整形美容领域的受欢迎程度，在专业细分的情况下能看到如此欣欣向荣的景象是难能可贵的。这不仅只是一个数字，还说明了它在全国线技术推广及培训中起到了至关重要的作用。

线技术在我国应用之初还是有些负面声音的，这是很自然的事情，这是任何一个新生事物发展必然要经历的阶段。然而，需求是硬道理，发展是硬道理，方向是正确的。近年来，随着国内治疗案例的大量增加，国外的文献报道也开始增多。多数的文献还是证实了它的有效性。一些共性的问题确实需要我们进一步解决，而完全反对的结论也需要进一步商榷。至少线技术提供了另一个十分有效的微创治疗手段，而且石冰教授带领众多学者、医生们正在努力探索前行，在不断地完善线技术治疗的理论与操作共识。此书的问世便是十分有力的证明。

纵观全书，与第一部著作相比有如下的特点、改进与提高：①本书从章节划分上更加科学与直观。②医患沟通章节的撰写凸显笔者的功底，没有大量的病例积累和认真的归纳总结，是不可能写得如此生动与详尽，同时也解决了很多医生、求美者包括材料厂商的疑虑与困惑。③应用解剖学部分更加完整，指导性更强。④核心的操作指南章节条理、思路十分清晰，内容丰实，却又能做到娓娓道来、有条不紊，很好地延续了第一部著作的具体内容，而又有了更加深刻的延伸与解读，读后令人豁然开朗。难能可贵的是，笔者总结出如此多种的操作设计方案，这对临床医生有很重要的借鉴价值。⑤随访案例数量在增加，时间在延长，可信度也在进一步增加，这是全体编委团队敬业工作的体现。⑥对于并发症防治的认真剖析是每一项技术推广使用中具有重要作用的环节，主编的思路与认知十分正确。⑦联合应用章节增加了很多内容，这是发展的必然结果，不惜重墨进行阐述是可取的，也是十分必要的。⑧线技术形体塑造的篇幅确实让人眼前一亮，这正说明了线技术应用的广泛性和综合性。事实上，线技术还可以应用到修复重建外科等领域，需要大家不断的深入研究。

本书确实是一部十分优秀的线技术应用专著，各个学会应该将其作为新技术学习与推广的规范化教材，让更多的年轻医生得到规范化培训，回归理性，重新审视与评价线技术本身以及应用的具体手段和方法。这本书的问世一定会在整形美容领域画上浓重的一笔，一定会为规范线技术操作以及线技术市场行为做出重要的贡献。

　　我们应该清楚地认识到，线技术本身不仅仅就是拉紧提升，在其应用降解过程当中可能会与再生医学的三大疗法（细胞疗法、细胞因子疗法、细胞外基质疗法）产生密切关系。它的作用机制事实上是十分复杂的。行业同道需要紧随时代发展，不断改进思维模式，全面开展线技术的基础研究和临床应用。真心希望像石冰教授一样的有志年轻专家继续坚定前行，不断完善线技术在全身应用的理论与实践经验，通过国内外的不断沟通与交流，为整形美容领域的繁荣与发展做出更大的贡献，最终为更多的求美者造福！

前　言

2016 年 9 月，由我主编的《PPDO 埋线提升面部年轻化应用》一书正式出版发行。该书对线技术解剖学基础、适应证分析、布线设计、操作技巧、并发症防治以及联合应用等方面做了详细介绍。在短短的两年多时间里，印刷的 6000 册全部售罄，很多读者仍在与我联系希望能购买此书。这让我感到十分欣慰，说明本书得到了同行们的高度认可，也说明线技术在整形美容领域受到了广泛关注。在此，我要对支持本书以及给予我高度信任的各位同道表示诚挚的谢意！

如果说很多医生在两年前对线技术还是处于懵懂的状态，那么现在更多的医生已经逐渐成熟，对于技术的渴望向着多元化发展。而且，随着线材的种类不断增加，应用解剖学研究的不断深入，手术设计更加合理，可操作性更强，效果维持时间进一步延长，特别是线技术适应证向躯体的扩展，使得我和出版社的想法趋于一致——书籍的更新修订已时不我待！

我自认为是一个与时俱进、喜欢不断创新，且乐于分享的作者，这一点从上一版中可以得到诠释。正因为线技术的诸多进展，尤其是本人有了更多的感悟，使我有更大的冲动，欲再次和读者进行深度对话，希望能传递出更加科学、客观、实用的理论、经验与体会，希望大家能收获更多。而其实这仅仅是一种回馈而已。我所有的认知与积累都得益于读者的反馈及同行的分享，使我们整个编委团队能站在线技术应用的前沿，才能不辱使命，将线技术理论逐步完善，并对该技术进行更加客观、准确的评价与推广。

本书修订后，更名为《线技术面部年轻化与形体塑造》，仍然聚焦于线技术，与上一版相比，在原则上没有太大的颠覆，但是在具体内容上有较大的改动。下面我将对线技术的一些感悟、相关进展，以及此版与上一版的不同之处阐述如下：

1. 线技术的诞生是微创技术发展的必然产物，它在解决面部年轻化，特别是微创改善松弛方面有着独到的优势。但是它绝对不是任何一种技术的替代物，一定不能将其对立化，我们应该更加明确它的适应证。没有一种技术手段能解决所有的问题，这一点十分重要。

2. 关于线技术的疗效能维持多久，一直是困扰广大医师和求美者的主要问题，甚至导致线技术在应用初期被夸大宣传。线技术具有可反复操作与调整的特点。在这一点上，它与肉毒杆菌毒素和透明质酸注射等十分类似。大家不能对其抱有不切实际的期望，应该多一些包容。对其适应证的选择至关重要！

3. 初期用于面部年轻化的线材均为聚对二氧环己酮（PPDO）材质，代谢期平均为半年，因此提升的效果会逐渐衰落，但是其在刺激胶原再生方面的作用使得治疗效果的维持时间明显延长。新型慢吸收线材的出现在某种程度上弥补了 PPDO 材质的不足，两者的有机结合是现今公认的治疗方法。

4. 按照脂肪间隔的分布特点进行分区设计是线技术布线设计的基本原则之一。在实际设计操作时，为了改善最终效果与操作的连续性，偶尔也会进行跨区域设计。在现阶段，线技术对于面部表情的影响还没有定论，但是目前的趋势还是尽量按照咀嚼区和表情区的划分进行分区域设计，尽量减少对面部表情的短期和长期影响。

5. 最初发明双向倒刺线的目的，一方面是认为依靠方向相反的倒刺可以将松弛的组织进行提升复位，而不会再度下滑使松弛复发；另一方面也可以减小操作的难度，降低医生的准入门槛。但是随着随访的规范性加强以及时间的延长，研究者发现双向倒刺仅能起到辅助防止下滑的作用。目前认为确切的锚定设计和操作技术才是防止快速下滑，获得显著的即时与远期提升效果的主要因素。因此，目前的设计趋势为一定要依靠强劲的筋膜与韧带进行直接或间接的锚定。

6. 随着广大美容医生线技术水平的不断提高，并发症的发生率在不断降低。但是随着新型慢吸收线材的问世与应用，一些诸如水肿时间延长、软组织感染与线体断裂外露等情况接踵而来。与之前单独应用 PPDO 线材相比，并发症的发生率确实有所增加。因此，线材的发展或许是把双刃剑，对于医生的理论及操作水平要求越来越高。为了进一步减少并发症，医生队伍还要不断进行培训及进一步积累经验。

7. 联合应用的理念越来越深入人心，很多医生都清醒地认识到线技术不能解决面部年轻化的所有问题。上一版中已经简要介绍了几种与线技术联合应用的手段。随着产品以及技术的不断更新与发展，本书中增加了多种联合应用手段，诸如溶脂术、吸脂术、胶原蛋白注射技术、毛发移植技术等，同时对于上一版中的联合应用技术也进行了较为完善的补充，如水光疗法等，使得医生们的视野更加开阔，选择更加多样化，最终效果更加确切与完美。

8. 线技术隆鼻的适应证与远期效果还有待于进一步的研究与观察。目前很多医生正在从事这方面的临床工作，也出现了不少的并发症。本书之所以增加了线技术隆鼻的章节，主要目的是为了清晰地阐明线技术隆鼻术的并发症防治。

9. 本书的第 3 篇是上一版书籍的根本性补充，也是书名做出较大更改的主要原因。线技术并非仅仅使用在面部，身体多部位的松弛也可以通过线技术进行矫正与改善。通过近两年的研究与临床操作，编委们基本掌握了一些线技术形体塑造的原则与操作方法，并且取得了令人满意的初步效果，诸如颏颈部松弛提紧、乳房下垂提升、上臂松弛提紧、腹壁松弛提紧以及会阴部松弛提紧等，确实给医生提供了微创的全新思路，给求美者整体的年轻化塑造带来了福音。

纵观全书，编委团队认为本书有如下的特点与创新：

1. 本书是国内首部系统、全面介绍线技术面部年轻化及形体塑造理论及实践的专业书籍，是对上一版的深入而全面的补充，必将为我国线技术理论体系与实践指南的完善及走向世界做出更大的贡献。

2. 本书中介绍了多种面部年轻化分区设计方法，有些是原有方法的改良，而多数是原创的方法，填补了国内外线技术设计领域的诸多空白，为分区设计理论与实践的完善，特别是对于亚洲人线技术面部年轻化治疗手段的发展，将起到积极的推动作用。

3.国内外文献中对多种线材联合应用的报道极少。本书中的多种设计方法均主张根据具体情况联合应用 2 ~ 3 种不同材质与规格的线材，指导性和推广性很强，可以说是国内外首创。

4.本书较为详尽地介绍了线技术在形体塑造方面的临床应用，为该方面的进一步发展与推广奠定了坚实的基础。

5.关于线技术并发症的报道较少，还很不全面。本书在这方面做了系统的阐述。近年来，国内线技术的治疗病例大幅度增加，编委团队积累了较丰富的理论与操作经验，特别是对于并发症的防治经验，将有助于进一步提高线技术的安全性与有效性。

希望本书可以带给同行们更多的惊喜，与此同时，我的感恩之心也溢于言表。

感谢王炜、高景恒教授等整形美容界老前辈们的高瞻远瞩，对于线技术在整形美容领域的地位给予了明确的定位，并对线技术的内涵进行了全新阐述："整形外科基本技术中的扎与缝都离不开线材与线技术""再造整形外科、修复重建外科中的肌腱及韧带的修复也同样需要倒刺线的应用""线技术本身不仅仅是拉紧提升，在其应用降解过程当中可能会与再生医学的三大疗法——细胞疗法、细胞因子疗法、细胞外基质疗法——产生密切联系"等，使我们对于线技术的发展有了更加深刻的认识和十足的信心，同时也明确了我们下一步的研究方向。

感谢所有同道们，特别是经常参加培训与交流的同道们。正所谓教学相长，是你们的谦虚好学与认真反馈，使得本人及编委们不断思考与探索，发明与摸索出更多更科学的设计与操作方法，提炼与总结出更为全面与系统的线技术理论。

感谢所有线材的发明者、厂商及经销商，可使用线材的增加使得医生们的选择更加丰富，更加符合求美者的个性需求；同时，新型材料和新型规格线材的问世，为研发更加科学合理的设计与操作方法提供了不可或缺的基础条件。在这里，特别感谢意大利 SUTRON 线材主要研发人 Accardo 医生，他独特的设计理念与操作方法给我们提供了重要的、全新的线技术应用理念，并在国内得以进一步衍生与改良。

感谢所有相关学术组织为线技术在全国的培训与推广提供了有力平台。

感谢丽都整形美容医院股份有限公司和所有相关机构对于全国以及区域性线技术培训所做出的努力，对于所有相关临床病例的随访与资料收集所做出的重要贡献。

最后感谢所有支持我的编委专家和学生们，你们的支持、呵护与陪伴是我前进的动力和源泉。你们是满天耀眼之繁星，照亮我前进的航程！

我们一直在努力，一直在前行！由于编者才疏学浅，书中难免会有不足之处，真诚欢迎同道们的批评与指正！

目　录

第 1 篇

总 论

第 1 章

线技术面部年轻化发展历史

引言

面部年轻化一直是医学美容学界不断研究与探讨的课题。随着社会的发展与进步，这种需求呈现空前增长的趋势。这种增长不仅使面部衰老机制的研究不断深入，取得阶段性的喜人成果，而且使得面部年轻化技术亦随着人们要求的不断提升而不断更新与提高。但是，任何传统技术的传承与更新、任何新技术的涌现绝非一夜间就能得以广泛普及和被认可。历史是面镜子，忽略它不仅意味着背叛，而且若不深入了解它，所谓的创新与完善就会似浮萍。无根基的技术创新不仅很难让人们接受，而且它的价值亦会备受争议，真实效果亦不会令人十分满意，这就违背了广大整形美容外科医师——美的灵魂雕琢师的初衷。

下面让我们共同来回顾一下面部衰老的发生机制、抗衰老手术治疗史、微创治疗史，以及本章的核心内容——线技术提升面部年轻化的发展历史。同时共同缅怀与由衷感谢国内外面部年轻化专家在治疗理论与实践中为医疗美容学界做出的巨大贡献。

一、面部衰老的机制分析

随着年龄的增长，骨容量萎缩、支持韧带松弛与欠稳固、浅表肌腱膜系统（superficial musculoaponeurotic system，SMAS）下垂乏力，加之重力作用和面部表情肌活动频繁牵拉，致使颧脂肪垫与皮肤合为一体的面部体表组织松垂，皱纹增加，以及沟槽形成等；有时也因SMAS力量减弱使颊脂肪垫向外膨出，导致面部特征性的衰老面容；而激素水平的改变、胶原蛋白的流失，以及面部腺体的萎缩亦使面部皮肤发生特征性的病理生理改变。

面部老化的解剖学改变将在相关章节中详述。

（一）面部皮肤老化的组织病理学改变

1. 表皮

表皮层变薄，细胞形态与大小不一，增殖能力降低，表皮、真皮交界面平坦，表皮突变浅，网状纤维减少。

2. 真皮

真皮乳头变薄，弹力纤维失去弹性而断裂，胶原纤维更新缓慢并出现变性，细胞间质透明质酸减少，真皮含水量减少。

3. 色素和黑素细胞

黑素细胞数目减少，在长期阳光辐射作用下增殖和活化并重新分布。毛囊母质黑素细胞总数进行性减少，剩余黑素细胞的黑色素原活性降低。

4. 皮肤血管和神经

真皮乳头层血管减少，真皮浅层毛细血管和小静脉扩张，扩张的毛细血管呈细丝状或片状红斑，扩张的小静脉呈紫蓝色。神经的解剖学改变较小。

5. 皮脂腺、汗腺和毛囊

皮脂腺的结构变化不大，少数有皱缩，但皮脂分泌减少。小汗腺的数目及分泌均减少，大汗腺活性降低，部分腺体萎缩。毛发黑色素减少，头发减少。

6. 免疫功能

朗格汉斯细胞、组织巨噬细胞、T细胞、角质形成细胞、肥大细胞、中性粒细胞及血管内皮细胞数目减少并发生功能障碍。

（二）面部皮肤老化的质地与色素性改变

皮肤水合能力降低，处于干燥状态；同时由于交界面平坦，表皮面积相对大于真皮面积，使皮纹加深，且皱纹使皮肤表面积增加，水分丢失增多，皮肤更加干燥。

真皮胶原纤维和弹力纤维的改变，导致皮肤出现皱纹、皱襞、松垂、萎缩、真皮层变薄、弹性降低、毛细血管扩张等衰老表现。真皮成纤维细胞合成胶原纤维的能力降低，储水量减少，皮肤干燥，弹性减退。弹力纤维发生变性，使皮肤松弛。真皮网状层呈波浪状分布的胶原纤维束的波动，完全依赖于弹力纤维的弹性作用。因弹力纤维变性及功能丧失，使胶原纤维失去生理性回缩而变直，从而导致皮肤松弛。老年人因进食减少以及脂肪的重新分配，常使皮肤脂肪细胞容量减少，这使得皮下组织中，连接网状真皮下部与筋膜的纤维性小梁失去了支撑作用，而不能托住真皮到下面毗连的组织上，很容易促使皮肤松弛，再加上地心引力的长期作用，使得松弛的皮肤下垂，形成皱襞，如眼睑下垂、睑袋及下颌、颈部皮肤松弛等。黑素细胞数目减少，在长期阳光辐射作用下增殖和活化并重新分布，最终导致肤色暗黄，不规则色素沉着。

二、面部年轻化治疗手段

1. 手术治疗

手术治疗包括传统的面部提升术（第一代至第三代面部提升术）、小切口面部提升术、微创面部提升术、内镜面部提升术、埋线悬吊面部提升术以及自体脂肪移植等。

2. 光电声仪器设备治疗

光电声仪器设备治疗包括用各类激光、射频、超声等仪器进行面部年轻化治疗。

3. 微整形治疗

微整形治疗包括肉毒杆菌毒素、透明质酸、胶原蛋白等填充材料以及自体富血小板血浆（platelet rich plasm，PRP）、富血小板纤维蛋白（platelet rich fibrin，PRF）和浓缩生长因子（concentrated growth factors，CGF）、基质血管成分（stromal vascular fraction，SVF）局部注射或导入等。

4. 药物治疗

口服或静脉输注抗氧化剂、清除自由基及保

肝美白等药物。

5．中胚层疗法

点阵激光、射频或微针治疗后果酸、生长因子等产品的透皮导入。

6．再生医学以及干细胞治疗（目前已经在临床试验阶段）

三、面部年轻化手术治疗发展历史

纵观面部年轻化手术治疗史，大致经历了三个阶段。

（一）有创手术阶段

早在 20 世纪初，就有医生开始尝试单纯皮肤做梭形切除的第一代术式。随后 Skoog 医生在 1974 年提出了面部浅表肌腱膜系统（SMAS）的概念，开创了第二代除皱术。这期间 Hamra 先后提出了深层除皱术和复合除皱术的概念，Bahman 提出了多层次除皱术，Stuzin 和 Mendelson 提出了再造年轻化的概念，Tessier 提出了面上 1/3 骨膜下除皱术的概念等。美国医生 Psillakism 将 Tessier 的原则应用到面中 1/3，建立了中面部骨膜下除皱术的理论，即第三代除皱术。

（二）微创手术阶段

近年来，随着对面部解剖结构的不断深入研究，除皱术式不断得到改进、发展，出现了小切口、微切口除皱术及内镜除皱术等。Daniel 将微创的内镜技术应用于额部除皱和眉上提。Ramirez 应用于面上 2/3 骨膜下除皱术，使面中部组织上提效果更可靠。Abramo 应用于全颜面除皱术，均取得了良好效果。

（三）微创埋线悬吊年轻化阶段

"缝合线提升"（thread/stitch lift）的概念是由俄罗斯整形外科医师 Sulamanidze 在 1999 年申请

专利并提出的概念。他的研究成果于 2002 年发表于美国皮肤外科杂志上，此后这项技术得到了普遍认可和空前的发展。相对于传统手术，线性提升的侵入性更小，只有针孔大小的伤口，无须缝合，手术时间短，术中出血很少，副作用相对小且恢复时间短。一些学者认为其不只可以应用在面部，也可应用在改善胸部、臀部及上臂等皮肤松弛的部位，但是此种方法仍然有其相对的适应证与禁忌证（参见相关章节）。

四、线技术提升面部年轻化发展史

（一）国外锯齿线发展史

早期的线称为锯齿线，早在 1964 年就在俄罗斯获得了专利。早期锯齿线技术是用来缝合伤口的。当外科医生意识到能用锯齿线将小切口的两侧组织直接复位对合时，锯齿线悬吊技术便开始应用于美容外科。

早期的锯齿线是不可吸收线，线体中央有呈放射状向外的小突起。通过线上的突起埋置入组织之中，通过线上倒钩挂在纤维脂肪组织内，并将力量转移到真皮和皮肤，从而获得提拉效果。锯齿线锚定在组织内并维持悬吊。这种技术操作简单、恢复快，不需要全身麻醉，术后效果明显，并发症发生率低，被大量应用于外科缝合及美容外科中。

现将各种锯齿线的发展、演变及名称的改变阐述如下：

1．Aptos 线（非吸收性聚丙烯线）

2002 年，Marlen Sulamanidze 发明了这种缝合线（图 1-1、图 1-2），并将其放置在皮下悬吊松垂组织。Aptos 线可用来提升眉、面、颈部的松垂组织。在局部麻醉下操作，不需要剥离组织。Aptos 线是 2-0 号或 3-0 号的蓝色聚丙烯线，长 12 ~ 15 cm，双向倒刺，放置在皮下组织而不需要固定在深部组织（例如颞深筋膜），也不需要打结。双向倒刺指向线的中央。

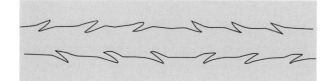

图 1-1 Aptos 线示意图

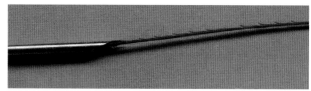

图 1-2 Aptos 线实物图

当提升时，组织向线的中央聚拢。当时认为线必须接触到真皮才有效。建议提升术后早期避免咀嚼运动，可以使术后效果保持的时间延长。

Sulamanidze 医生在多年的临床生涯中自行研发了多种埋置线（图 1-3），亦设计了多种埋线形式（图 1-4），获得了线性提升的宝贵经验。

Lycka 对于 Aptos 线进行了 350 例的回访，通过术前、术后照片评估了悬吊的效果。结果发现，Aptos 线更适于年轻且没有过多皱纹，或者曾经做

过面部提升手术后轻度松弛的患者。

2011 年，Sulamanidze 等报道了 Aptos 技术的使用回顾。他们对 6098 例患者所做的 12 788 例面部和颈部皮肤松弛提升手术进行了长达 12.5 年的随访。由于新的手术器械的研发和植入技术的改进，使得软组织的提升效果变得更为有效和持久，并发症的发生率也相应减少。他们认为 Aptos 技术是简单、安全可靠的技术，如操作得当，可以获得较好的效果并最大限度地减少并发

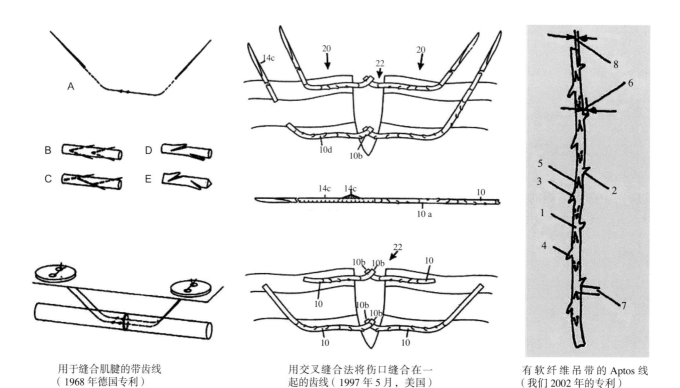

用于缝合肌腱的带齿线
（1968 年德国专利）

用交叉缝合法将伤口缝合在一起的齿线（1997 年 5 月，美国）

有软纤维吊带的 Aptos 线
（我们 2002 年的专利）

图 1-3 Aptos 线研发改进示意图

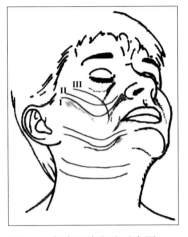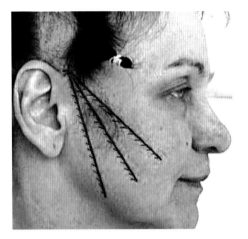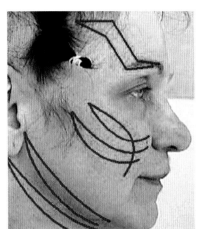

图 1-4 各类埋线方法示意图

症的发生，在临床上可以替代一部分传统的开放性手术技术。

2. Woffles 线（非吸收性聚丙烯倒刺线）

2002 年，Woffles Wu 开始应用 Woffles 线进行面部年轻化手术。此线长 60 cm，中央有 4 cm 长的无齿区，在这个区的两侧各有 20 cm 朝向中央的螺旋形倒刺，线的两端各有 8 cm 长的平滑区。通过 18-0 号腰椎穿刺针将 Woffles 线放置在松垂的面部组织内，形成吊带，其末端固定在颞部头皮处。倒刺线被牢固、致密地固定在颞部头皮组织，因此，有效地悬吊了面部松垂组织。2004 年，Woffles Wu 对随访的 112 例患者进行了疗效评估，发现面中部和下颌的提升与传统除皱术的效果类似；术后 3 个月，大约 30% 的效果消失，多数效果可维持 1 年左右。

3. Nicanor Isse 发明的非吸收性聚丙烯线

2003 年，美国的 Nicanor Isse 发明了一种新型带倒刺的聚丙烯缝合线。从 2003 年 9 月至 2004 年 10 月，Isse 将这种缝合线应用于患有上睑下垂、眶周围老化、眼周皱纹、鼻唇沟褶痕、下颌赘肉以及面中部下垂的患者中，效果良好。对于衰老严重者则对颞部和面颊部进行手术分离，之后联

合应用。患者在术后 4 天至 1 周即可恢复工作。这开创了面部提升术发展的新阶段和新方法。

4. 轮廓线（非吸收性聚丙烯线）

2004 年，Gregory 引进了轮廓线（图 1-5）。轮廓线是美国食品药品监督管理局批准的首个改良线。产品主要用在开放或闭合的面部美容手术中。轮廓线是非吸收性的 2-0 聚丙烯缝合线，中央具有双向带刺区。

闭合轮廓线提升术在局部麻醉下进行。患者取直立位，标记出软组织的提升方向，沿提升线处的皮肤和皮下组织行局部浸润麻醉。从颞部发际线或耳后发际线插入导引针，插入过程中，将针通过颞深筋膜。当提升靶组织时，最终把线固定在筋膜上。直针向远侧沿着标记线在皮下前进直至标记线的末端。线的另一边用同样方式放置，移除

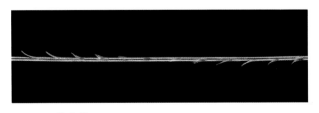

图 1-5 轮廓线

远侧针，暴露远侧线节。切开两根线间的组织并向上提拉线的两端。轮廓线也适用于眉部、额部、颈部的提升。

2006 年，DeLorenzi 对轮廓线用于闭合性手术中的患者进行了评估。他注意到手术中轮廓线承受的张力过大能使倒刺断裂，进而推测倒刺的减少会导致把持悬吊组织不充分。

2006 年，Malcolm Paul 将轮廓线应用于开放的提升手术中。通过颞部或口内切口的开放手术放置轮廓线来提升面中部。

5. Silhouette Lift（非吸收性聚丙烯线）

2006 年，美国食品药品管理局（FDA）再次批准了一种改良的聚丙烯缝合线（Silhouette Lift，Kolster Methods InC，Corona，CA）用于面部美容外科。此线为带有生物可吸收性椎体和多个结的 3-0 号聚丙烯缝合线，它的远端连接一个 20.3 cm/20 号的直形针，近端连接一个弦长 26 mm 的半弧形针。

2009 年 5 月，Gloria Mabel Gamboa 报道了此线的临床应用。共 17 例患者做了手术，平均随访时间为 9 个月。面中部缝线提升术使面颊部变得饱满，并提升了口角。通过眶缘上眉的提升术改善了眉的外侧 1/3 下垂症状。患者对颈颌角的改善很满意。9 个月后评估效果，90% 的患者对术后效果十分满意，10% 的患者中度满意。

6. Quill SRS（可吸收 & 不可吸收）

Quill SRS（图 1-6）是在轮廓线的基础上研发的，从 2007 年 1 月开始应用。Quill 线是双向倒刺线，混合微小的倒刺在空间上均衡地螺旋环绕缝合线长轴。倒刺面和中点呈相反方向。装置本身带两个针，一端一个。它是蓝色尼龙或聚丙烯（非吸收性）或紫色的聚二烷酮（可吸收性）线。非吸收聚丙烯线类似先前的轮廓线，只是含有针线的长度不等。Quill 线主要在妇产科等外科缝合及面部开放性提升手术中折叠 SMAS 层时应用。Quill 线的

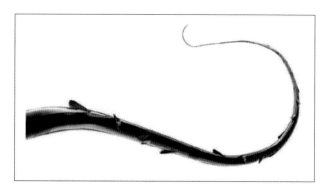

图 1-6　Quill 线示意图

设计使外科医生缝合时不需要打结，伤口张力均匀分布在线体的周围，而不是在打结处。它的优点是减少了线对组织的切割。2007 年 4 月，Quill 线已经取代了轮廓线在外科手术缝合中的应用。

在美国，近年来有报道 Quill 线逐渐开始应用于闭合性面部提升手术中。

7. Mastoid-Spanning Barbed Tensor 线（MST 线）（非吸收性聚酰胺纤维线）

2009 年，意大利医生 Vicente De Carolis 和 Marcela Gonzalez 应用此线进行颈部年轻化手术。此线是 2-0 号透明的尼龙线，有向中央排列的 9.5 cm 双向倒刺，中央部有 7 mm 的平滑间隔，线倒刺两端有 18 cm 长的平滑区（图 1-7），方便将线装入穿刺针中（图 1-8）。

手术方式为在耳后做切口，从耳后向颈部进针，在颈中线穿出皮肤，穿刺针在对侧耳后对称穿入颈中线开口，将线另一端穿入穿刺针自耳后带出，在第 1 根线下 1 cm 处平行穿入第 2 根，两根线在耳后

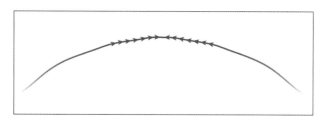

图 1-7　MST 线示意图

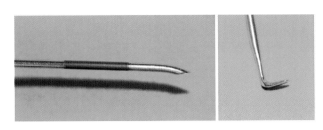

图 1-8　穿刺针

打结埋于组织下，最后缝合耳后皮肤（图 1-9）。

通过对术后效果 2 年的随访，在术后 1.5 年仍能保持较好的提升效果。建议此种方法应用在 45 岁以下、轻度皮肤松弛的患者，远期效果好。MST 手术并发症不常见，偶有在需要埋置第 3 根线的时候出现皮肤凹陷痕迹，可用透明质酸填充来纠正。

8．Happy Lift（可吸收性羟基乙酸内酯线）

2014 年，意大利医生 Antonella Savoia 等报道了应用这种可吸收性单丝倒刺悬吊线进行眉部、下颌和颈部提升（图 1-10）。线分为两种规格，分别用在眉部和下颌及颈部，一种为双针倒刺线，一种为单向倒刺线。

9．REEBORN lift（非吸收性聚丙烯网状倒刺线）

2014 年，韩国医生 Stamatis Sapountzis 应用新型非吸收性聚丙烯倒刺网格线对鼻唇沟、木偶纹进行治疗（图 1-11），并获得了较好的改善效果。埋置深度要在 SMAS 表面。

2016 年，韩国医生 So-Eun Han 在 2014—2015 年报道了用 REEBORN lift 对 20 位患者进行了鼻唇沟及木偶纹的治疗效果，埋置入口均取在距发际线 2 cm 的头发内。术后 6 个月患者满意度好，术后 12 个月满意度下降，可考虑再次治疗。

10．PDO 线（para-dioxanone，可吸收性对二氧环己酮无结悬吊线）

2015 年，韩国医生 Dong Hye Suh 报道了在韩国应用非常多的 PDO 线的种类（图 1-12、图 1-13）

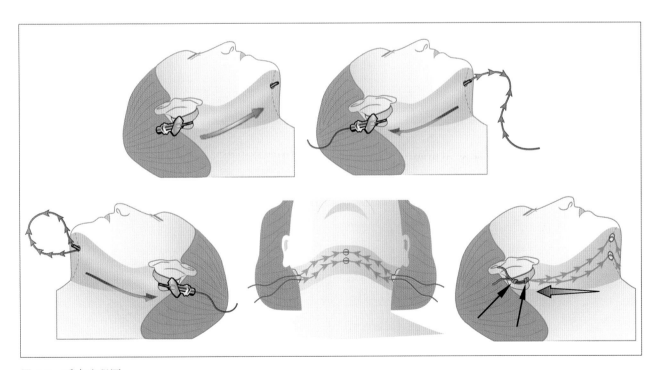

图 1-9　手术流程图

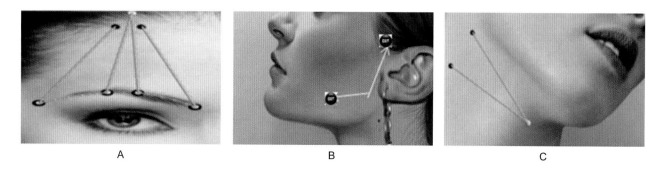

图 1-10   眉部、下颌和颈部提升示意图。A.应用在眉部提升的是双针倒刺线；B.应用在下颌提升的是单向倒刺线；C.应用在颈部提升的是单向倒刺线

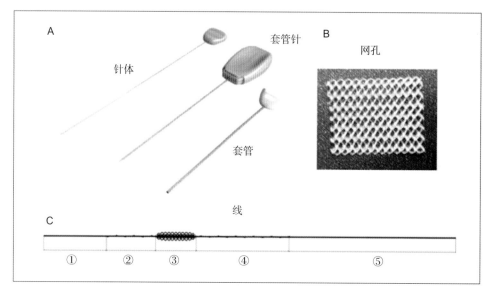

图 1-11   REEBORN lift 所用针和线的组成。A.穿过深部组织所用的穿刺针；B.局部放大网格倒刺线；C.线的组成：①平滑线导针最前端；②倒刺线；③网状倒刺部分；④倒刺线；⑤平滑线

及临床应用，详细介绍了埋置方法（图 1-14）。术者对 2012—2014 年进行 PDO 面部提升术的求美者进行了 24 个月的跟踪回访，发现 PDO 线在术后 6 个月被逐渐吸收，对于皮肤质地的改善优于面部提升效果。

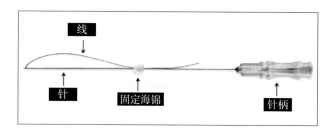

图 1-12   PDO 线及套管针示意图

（A）单丝线
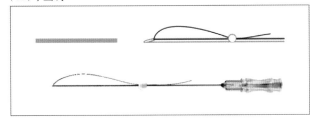

（B）弹力线
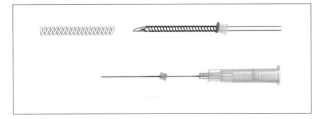

（C）孪生线
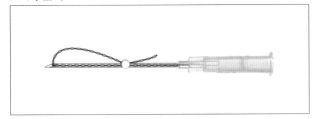

（D）单向齿线
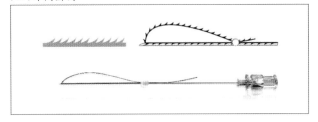

（E）双向齿线
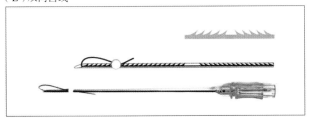

（F）多向齿线
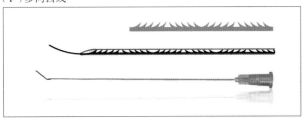

图 1-13　不同种类的 PDO 线

11．Elastic Lift（**不可吸收性弹性缝合线**）

2016 年，韩国医生 Moon Seok Kang 报道，在 2015 年 9 月至 10 月间应用 Elastic Lift（图 1-15）进行了中下面部埋线提升术。此线为两端带有缝合针的双针缝合线。术后 3 个月提升效果保持良好，远期效果需要长时间的临床观察。

12．Silhouette Soft Instalift（**可吸收性复合缝合线**）

2017 年，有美国学者报道，在 2015 年 11 月至 2016 年 6 月期间应用英国伦敦辛克莱制药公司改良的 Instalift 进行面部年轻化治疗，主要用于中下面部的提升。此线为可生物降解的缝合线，长度为 26.8 ~ 30 cm。每根线的两端都有一根 12 cm（23 英寸）的针，缝合线中部有一个 2 cm 的间隙，两端有两组双向锥（4、6 或 8 锥）（图 1-16）。研究者对 100 例术后患者进行了回访，结果显示 83% 的人认为治疗对改善他们的老化是有效的。

（二）国外锯齿线临床效果及安全性分析评价

韩国学者 Lee H 等回顾性研究分析了 PDO 悬吊提升面部年轻化的效果，共纳入 35 例亚裔患者，分别在一侧面部植入 5 条 360° 的螺旋锯齿线。12 个月余的随访结果显示，33 例患者对术后效果满意。照片客观评估显示，效果显著改善占 68.6%，明显改善占 25.7%，改善占 5.7%。并发症的发生率较低，无须手术干预即逐渐消退。该研究证明，对于中度面部组织松垂者，PDO 线能够安全有效地矫治面部老化，该方法获得了极高的成功率。

国外学者 Kang SH 等分析了折叠结构的楔形 PDO 线（"固体填充剂"）治疗上面部深层静态纹的

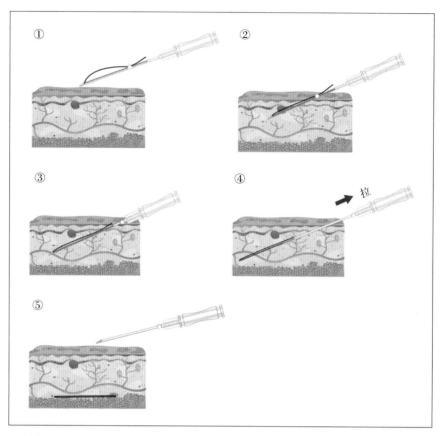

图 1-14　PDO 线埋置方法

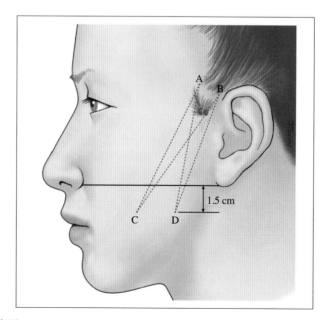

图 1-15　弹性悬吊线埋置示意图

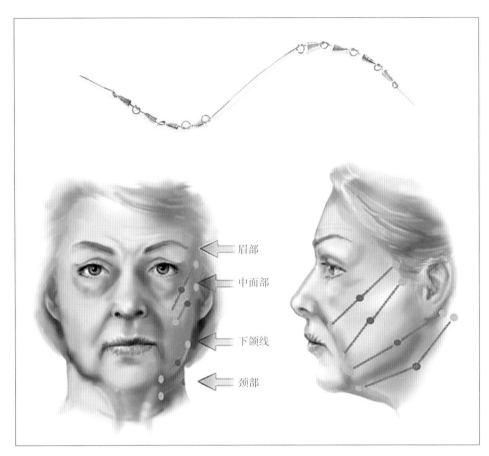

眉部

中面部

下颌线

颈部

图 1-16　Instalift 示意图和埋置方法示意图

安全性和有效性。该组回顾性研究共纳入 33 例眉间纹和额纹的韩国患者。治疗前，15.2% 的患者静态纹为中度，39.4% 的患者为重度，45.4% 的患者为极重度。所有患者均接受了单次治疗。治疗后 2 个月，由 2 位相互独立的皮肤科医生对照片进行评估，认为显著改善、明显改善和改善者分别占 30.3%、30.3% 和 24.2%。治疗后 81.8% 的患者对改善效果满意。并发症的发生率较低，并且较轻微。总之，折叠结构的楔形 PDO 线能够有效治疗上面部深层静态纹。该方法可以代替传统疗法如肉毒杆菌毒素和软组织填充剂注射，或作为其辅助治疗手段。

韩国医生 Ko HJ 等研究支撑架形聚 PDO 支架（SSMP，Retense™）矫治上唇皱纹的效果，纳入

上唇中重度皱纹者 2 例，年龄为 62 岁和 70 岁。2 例患者均未曾治疗过上唇皱纹及应用面部抗皱产品。沿上唇皱纹在上唇区横向植入数个 PDO 支架。通过数码照相和三维图像分析矫治效果。随访 12 周，上唇皱纹的改善效果维持良好，患者对改善效果较满意。术后患者口周会有沉重感，但随着时间推移逐渐耐受。无感染、瘢痕、色素沉重等不良反应。

国外学者 Naz S 等比较分析了 PDO 线与聚丙烯线（Prolene 线）缝合关闭腹壁中线切口后切口感染和疼痛的发生情况，共纳入 620 例患者，将患者等分为 A 组与 B 组，两组患者分别接受了 1 号 PDO 线与 1 号 Prolene 线关闭腹壁中线切口。结果显示，术后 A 组无、轻度、中度和重度疼痛的数

量及比例分别为 101 例（32.6%）、95 例（30.6%）、81 例（26.1%）和 33 例（10.6%）；B 组分别为 82 例（26.5%）、43 例（13.9%）、59 例（19%）和 126 例（40.6%）。A 组与 B 组术后切口感染的数量和比例分别 105 例（33.9%）和 208 例（67.1%）。总之，与 Prolene 线相比，PDO 线相关的切口疼痛和感染均较少。

韩国学者 Choe WJ 等评估了线性提升联合肉毒杆菌毒素注射矫治慢性面瘫的有效性，共纳入 34 例慢性面瘫患者。锯齿线提升受累侧松弛的面部肌肉，注射 A 型肉毒杆菌毒素矫治健侧肥厚肌肉。治疗后 1 年，34 例患者面部不对称改善，Sunnybrook 评分与动态面部不对称比率均改善。34 例患者中，28 例对改善效果满意。总之，可吸收锯齿形线真皮下悬吊联合 A 型肉毒杆菌毒素注射能够作为长期面瘫者面部年轻化的安全、有效方法。

韩国学者 Kim J 等研究了单向倒刺 PDO 线对动物模型皮肤的影响作用，将单丝段的单向倒刺 PDO 线植入 12 只豚鼠背部皮肤，术后 1、3 和 7 个月采集组织样本，进行组织病理学分析和检测 I 型胶原及转化生长因子 β1（TGF-β1）的水平。结果显示，植入的单段线周围诱发了纤维包囊。植入后 1 个月组织反应最强，表现为显著的炎性细胞和成纤维细胞浸润，并逐渐降低。在 7 个月的随访期内，与正常皮肤相比，研究侧皮肤的 I 型胶原和 TGF-β1 的水平显著增加。总之，植入的倒刺线对皮肤组织会产生强烈的锚固作用，定量分析结果支持锯齿线的长期持久性。

2018 年，美国医生 Karimi 发表文章认为，PPDO 埋线技术是一个全新的、很有前途的微创面部年轻化手段，只要适应证选择得当、操作娴熟，效果是确切的，特别是在联合填充剂及肉毒杆菌毒素注射后效果会更为理想。

韩国医生 Hyuck Hoon Kwon 采用聚葡糖酸酯倒刺缝合线进行面部年轻化治疗，并应用 3D 成像系统进行术前、术后对比研究，结果表明面部容量确实从下方向上方转移，提升效果确切，而且未发现明显副作用。

来自于伊朗的 Samad Rezaee Khiabanloo 医生采用 12 cm 与 23 cm 双针线及空心锥线材对 193 例患者进行面部年轻化治疗，评估结果为患者满意率从 1 个月后的 94% 上升到 6 个月后的 99%，他认为此方法效果满意，并发症少，可以推荐使用。

意大利的 Dario Bertossi 医生采用 PPDO 倒刺缝合线对 160 例患者进行面部年轻化治疗，经过 1 年的随访发现，术后 6 个月效果显著，但是 1 年左右作用基本消失。他认为虽然维持时间较短，采用此方法应该采取审慎态度，但是仍然肯定了 PPDO 材质线材的短期有效性（编者注：该研究所用线材数量较少，未采用锚定方法）。

日本学者 Fukaya 提出，线技术面部年轻化的作用机制有两个，一是线的单纯机械力作用，如果层次准确，无论线材可吸收与否，均存在机械提拉作用，只是不可吸收缝合线作用相对持久；二是纤维化作用，他认为不可吸收和可吸收缝合线均会产生周围组织的纤维化，而这种作用正是可以长期维持效果的原因之一。作者还认为可吸收缝合线虽然安全可靠，但是也有发生严重感染后难以控制和处理的缺点。

差异化观点：

2006 年，美国学者 Villa 等发表了一篇关于埋线提升面中部年轻化的综述文献，认为该技术仍处于初级阶段，但是随着进一步的技术革新，很有可能成为一项非手术提升面部松垂组织的有效技术。同时，他还指出应该更客观地深入研究埋线提升面部年轻化的效果。

十余年过去了，国外学者 Gülbitti 等对该技术真实的科学现状进行了系统性回顾分析。他应用 PubMed 数据库和医学主题词共检索纳入 12 篇文献。对上述文献系统性分析得出的结论如下：虽然先前的初步研究结果认为该技术较有前景，然而没有实质性的科学证据证实埋线面部年轻化具有持久的效果。这期间，几乎没有实质性证据支持 Villa 等的研究结论。

Gülbitti 的文献回顾性分析中仅有一组研究采用了单盲、对照评估的方式，结果显示埋线提升面部年轻化仅有短期的改善效果，可能主要与术后水肿和炎症有关。其他大多数研究表明，埋线面部年轻化的效果和（或）持久性较为有限。Suh 等的一项研究结果显示，埋线能够有效地改善皮肤质地不均、面中部松弛、轻中度下颌松弛等问题，但 45% 的患者提升效果为中等以下。Eremia 等表示，埋线术后 6 个月改善效果逐渐减退，12 个月后会消退 80% ~ 100%。

Garvey 等发现，轮廓线提升后修复术的比例较高，并且修复术的时间间隔也较短。同时，他认为轮廓线的提升效果不明显，且维持时间短，主张术前应将上述局限性向患者宣讲。Rachel 等研究认为，轮廓线埋置术后早期具有较高的复发率和不良反应发生率，因此不建议使用该技术。目前为止，仅有两项研究提示该线有较高的满意度和整体改善率。

Atiyeh 等基于循证研究的综述文献得出结论，埋线悬吊松垂组织不能取代标准的开放式入路或内镜辅助的面部提升术，因为传统手术中需要重新复位不同的解剖层次。

Gülbitti 认为，埋线提升的总体重度并发症的发生率较低。然而，术后感染可能诱发不可逆的瘢痕形成。所有手术的首要目标均是不能对组织造成任何损伤，因此还必须考虑重复性瘢痕对脆弱的浅 SMAS 的长期损害。另外，大多数使用该技术的美容医生非外科医生，部分医生仅仅接受了简单的行业培训，因此术中操作不可能完全按照无菌原则执行。

埋线悬吊与开放式手术相结合具有显著的优势，埋线能够协同改善手术除皱的效果。例如，

多锚定锯齿线能够使被提升组织间的张力分布得更均匀。随着线材技术的不断发展，埋线悬吊面部年轻化必然具有一定的应用前景。

国外学者 Tavares 等对已发表的各类锯齿线面部提升的安全性、有效性、效果持久性以及重度不良反应等文献进行了研究分析。该综述文献研究表明，埋线面部年轻化效果的持久性、埋线的数量、如何最佳设计放置、线材最终代谢结果，以及对面部表情或其他美容治疗、重建术的影响，目前仍无定论。

（三）中国锯齿线应用发展史

2004 年，马文熙等将两端具有细微的、向中央倾斜的锯齿状缝合线，通过含有针芯的穿刺导引针，置于皮下，用于治疗面部松弛。随访观察发现，根据术者和求术者的综合判断，显示效果满意，总有效率为 92.26%。该研究结论认为此方法治疗面部皮肤松弛效果良好，且操作简便、安全、省时、创伤轻、痛苦小、费用低，值得推广应用。

2006 年，张立言等报道将简单有效的倒钩线用于面部除皱患者，并进行了临床效果评价。他收集了 2005 年 1 月至 12 月间的 20 例面部轻、中度松弛行倒钩线除皱手术的患者。采用的倒钩线是外科手术中使用的透明平滑聚丙烯线，经切割改良制成许多小刺状凹起，从而形成单一方向、三度空间的倒钩线，其长度为 25 cm。进针处为前额发际内、耳前发际内及耳垂后。出针处为眉上缘、鼻唇沟外侧 0.5 cm、鼻唇沟及鱼尾纹外侧 0.5 cm。进针深度在额部皮肤深层与脂肪层之间，面颊部在皮肤深层与 SMAS 之间。出针时先向后缝出并打结固定，之后将倒钩线拉紧，并将皮肤上提固定于倒钩线上，最后将余线剪短。

2007 年，姜向海等介绍了一种应用锯齿线行面部皮肤松弛下垂提紧术的微创手术方法。首先于面部设计并标记锯齿线的走行，应用一次性带针芯穿刺针行锯齿线埋置前的导引。以 30° 行面部皮肤穿

刺到 SMAS 层，拔出穿刺针的针芯，导入锯齿线，充分钩挂 SMAS 层后埋置。埋置的数量为 6～12 根。患者松垂的皮肤均能有效提紧，效果满意。

PPDO（poly-para-dioxanone）（可吸收性聚对二氧环己酮线）

2012 年，石冰教授参考国外可吸收与不可吸收性埋线提升的设计理念和方法，在用于手术切口缝合的 PPDO 缝合线的基础上改良发明了 PPDO 可吸收双向倒刺悬吊线（图 1-17）。此线中央部为中线点，向两侧展开双向倒刺，倒刺呈三维螺旋形排列，并且对不同的倒刺长度、角度分别进行了动物实验和临床试验，最终确定了目前 PPDO 双向倒刺悬吊线所独有的专利悬吊线（图 1-18），获得了比国外缝合线更优秀的持结和绞索力，以及无法比拟的提升力；并且最先在国内将 PPDO 双向倒刺悬吊线应用于面部年轻化临床治疗中，取

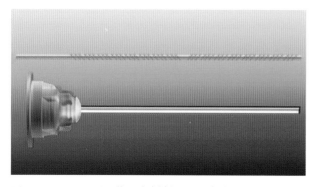

图 1-17　PPDO 可吸收双向倒刺悬吊缝合线及穿刺套针

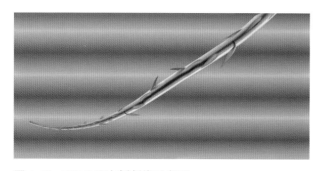

图 1-18　PPDO 双向倒刺线示意图

得了公认的令人满意的治疗效果。

面部埋线提升手术可在局部浸润麻醉或清醒镇痛麻醉下进行。PPDO 双向倒刺悬吊线可在术后即刻达到组织提升的效果。术后效果经随访观察可维持 2 年以上。结合短 PPDO 平滑线可对鼻唇沟、下睑等局部面部皱纹及小的凹陷区域进行皮下埋置，手术 3 个月后可达到改善皮肤质地、改善沟槽及减轻黑眼圈的作用。

2016 年 9 月，石冰教授主编的《PPDO 埋线提升面部年轻化应用》一书正式出版发行。该书作为中国整形美容协会面部年轻化分会规范化培训用书。书中从埋线应用发展史、可吸收缝合线发展史、PPDO 材料学、动物实验、相关解剖、术前评估与治疗路径甄选、医学摄影、具体操作指南、随访效果，以及 PPDO 联合应用现状和展望等方面做了深入介绍，力求全面、科学、详实地对 PPDO 埋线面部年轻化的原理、操作技巧及未来应用发展趋势予以展示。至此，在国内，锯齿线悬吊提升面部年轻化已形成了系统的理论体系。

2017 年 5 月，李曾显等观察分析了国产聚对二氧环己酮（PPDO，商品名：恒生）线埋置面部年轻化治疗的效果，共纳入 63 例患者。根据面部组织松垂特点和程度设计埋线类型、数量和分布。术后最常见的并发症是面部水肿，术后即刻发生率为 69.8%，术后 24 h 发生率为 100%。其次为淤青、疼痛、轻度凸凹不平、线结外露。上述并发症于 2 周内可自行改善。随访期间无全身不良反应及局部异物反应发生。研究证实，国产 PPDO 线用于面部年轻化治疗的安全性较高，恢复较快，值得应用推广。

2018 年 1 月，张岩崑等评价可吸收锯齿线矫治面颊部组织松垂的临床效果。研究纳入 35 例面颊部松垂者，将可吸收锯齿线置于皮下层及 SMAS 浅层行面颊部组织提升。结果显示，16 例显效，15 例有效，3 例效果较差，1 例无效，总有效率为 88.6%。术后 2 例面颊部轻度淤青，1 周后逐渐

改善。1 例面颊部小血肿,之后出现较明显的淤青,2 周后逐渐消退。无重度并发症。总之,可吸收锯齿线治疗面颊部组织松垂的效果较好,安全、省时,恢复较快,效果相对持久,值得临床应用推广。

同年,申五一等从面部衰老相关的解剖学研究、埋线提升的原理、面部年轻化手术的发展和线材的演变来阐述埋线提升面部年轻化的研究进展,认为埋线提升面部年轻化治疗由于创伤轻微、恢复较快、出血量少、切口瘢痕不明显、并发症发生率较低等优势,在整形美容外科具有广泛的发展前景。

综上所述,面部年轻化治疗经历了从大创伤开放性手术阶段逐渐发展到现在的微创线技术治疗阶段。对于有不同需求的求美者及严格把握手术适应证的医生而言,开放性手术仍然对面部松弛较重的求美者有其改善程度明显的绝对优势,而线技术对于轻及中度面颈部松弛的患者有着手术不可比拟的小创伤和术后恢复期短的优势。随着线材材料以及线技术的不断革新,在掌握好适应证的前提下,线技术可作为单独的治疗方式应用于面部年轻化,同时也可以作为辅助治疗方式与开放性手术以及各类微创治疗手段联合,以达到更好、更和谐的完美效果。

点评

纵观线技术面部年轻化发展史,我们发现有以下几个方面的演变过程:

1. 线材材质的发展历史与演变:不可吸收缝合线→可吸收缝合线(快)→可吸收缝合线(慢)→不可吸收缝合线→共存。

2. 倒刺的演变:单面单项刺→单面双向刺→双面双向刺→螺旋多面双向刺→共存。

3. 线材规格的演变:单一悬吊粗线→悬吊粗线＋平滑细线。

4. 针线连接的演变:针线一体→针与套管组合→针线一体→共存。

5. 锚定的演变:必须锚定→锚定或悬浮固定→悬浮固定→锚定与悬浮固定。

不断完善和改进线材的目的即为:

1. 减少异物反应、炎性反应及不适感。

2. 适当增加吸收代谢时间,使提升固定时间延长。

3. 减少凹凸不平的并发症。

4. 增加悬吊线的绞索持结力,提高复位固定水平。

5. 便于进行锚定与线材导入。

6. 不同的规格适用于不同的设计理念与方式,利于和其他治疗方式相结合使用。

7. 尽最大可能追求微创,包括不切口、不剥离、不缝合等。

8. 同时关注复位固定维持时间以及可吸收线材的代谢作用。

(于晓春　石冰妍　石冰)

参考文献

[1] LEE S, ISSE N. Barbed polypropylene sutures for midface elevation: early results. Arch Facial Plastsurg, 2005, 7(1): 55-61.

[2] 黄威, 刘晓燕, 王飚, 等. 颊脂肪垫的解剖结构. 第四军医大学学报, 2006, 27(15): 1411-1415.

[3] 杨柠泽, 王志军, 王滨, 等. 颊脂肪垫的解剖学研究与老化分析. 中华整形外科杂志, 2012, 28(3): 212-217.

[4] 李健宁, 秦荣生, 尤维涛主译. 面颈部美容外科手术图谱. 北京: 北京大学医学出版社, 2006: 32-47.

[5] Skoog T. Plastic surgery new methodsalld refinements. Philadelphia: WB Saunders company, 1974,18:323-326.

[6] Hamra ST. The deep-plane rhytidectomy. Plast ReconstrSurg, 1990, 86: 53.

[7] Massiha H. Short-scar face lift wim extended SMAS platysma dissection and lifting and limited skin undermining. Plast Reconstr Surg, 2003, 112(2): 663-669.

[8] Hamra ST. Composite rhytidectomy. Plast Reconstr Surg, l992, 90:304.

[9] 李震, 李祝, 房秋寒, 等. 中药抗皮肤衰老剂对小鼠皮肤羟脯氨酸含量的影响. 山东中医药大学学报, 1997, 2l(2): 142-143.

[10] Bahman Teimourian,Stephen Delia. The multiplane face lift.Plast Reconstr Surg, 1994, 93:78-82.

[11] Stuzin JM,Baker TJ. Extended SMAS dissecion as an approach to mid face rejuvenation.Clin Plast Surg, 1995,22:295-311.

[12] Mendelson BC.Extended sub-SMAS dissection and cheek elevation. Clin Plast Surg, 1995, 22:325-339.

[13] Tessier P. Communication to the craniofacial meeting.in Rome, 1982.

[14] Psillakism JM. Superiosteal approach as an improved concept,forcoorrection of the ageing face. Plast Reconstr Surg,1988,82:389.

[15] Aiache. Endoscopic face lift. Aesth Plast Surg, 1994, 18:275-280.

[16] Daniel RK. Beatrix Tirkanits: Endoscopic forehead lift. Clin Plast Surg, 1995, 22:605-618.

[17] Ramirez OM. Endoscopic full face lift. Clin Plast Surg, 1994, 18:363-372.

[18] Abramo AC. Full face lift through an endoscopic approach. Aesth Plast Surg, 1996, 20:29-66.

[19] Bostwick. Combined endoscopic browlift deep plane face lift and neck-lift .Perpect Plast Surg, 1994, 8:54-60.

[20] Goldwyn RM.The Designer Face lift. Plast Reconstr Surg,2004, 114:159-160.

[21] Surgical Specialties Corp. Available at: http://www.contourthreads.com.

[22] Sulamanidze MA, Shiffman MA, Paikidze TG, et a1. Facial lifting with APTOS threads. Int J Cosmet Surg Aesthetic Dermato1, 2001, 4: 275.

[23] Sulamanidze MA, Fournier PF, Paikidze TG, et a1. Dermato1 Surg, 2002, 28: 367.

[24] Sulamanidze MA, Paikidze TG, Sulamanidze GM, et a1. Facial lifting with "Aptos" threads: Feather lift. Otolaryngo1 Clin North Am, 2005, 38: 1109.

[25] Lycka B, Bazan C, Poletti E, et a1. The emerging technique of the antiptosis subdermal suspension thread. Dermatol Surg, 2004, 30: 41.

[26] Samason Lee, Nicannor Lee. Barbed Polypropylene sutures for mid face Elevation. Arch Faclal Plast Surg, 2005:55-61.

[27] Wu WT L. New variations of the WOFFLES LIFT, Hot topics panel. Annual Meeting of American Society of Plastic Surgeons, 2005, 9:25-28.

[28] DeLorenzi CL. Barbed sutures: Rationale and technique. Aesthetic Surg J, 2006, 26: 223.

[29] Paul MD. Using barbed sutures in open/subperiosteal midface lifting. Aesthetic Surg J,2006,26: 725.

[30] Paul MD. University of California. lrvine Medical Center. Personal communication, 2007.

[31] Gloria MG, Luis OV. Suture suspension technique for midface and neck rejuvenation. J Ann Plast Surg, 2009,62: 478-481.

[32] Sulamanidze M, Sulamanidze G, Vozdvizhensky I, et al. Avoiding complications with Aptos sutures. Aesthet Surg J, 2011, 31(8): 863-873.

[33] Zhao ZJ, Lu Y, Liang WZ, et al.Treatment of post blepharoplasty lower eyelid malposition by Aptos thread. Ann Plast Surg, 2013,71(1):13-15.

[34] 马文熙, 谭谦, 邵立, 等. 锯齿状缝线皮下埋置面部提升术(附168例临床应用观察). 中国美容医学, 2004, 13(6): 681-683.

[35] 张立言. 倒钩线应用于额面部除皱的初步探讨. 中国实用美容整形外科杂志, 2006,17(2): 98-99.

[36] 姜向海, 杨磊, 苏春英, 等. 锯齿线面部皮肤微创美容提紧术. 中国美容整形外科杂志, 2007,18 (5):335-336.

[37] 马岩, 马晓凯, 王滨, 等. 鼻唇沟的解剖学研究. 中华医学美学美容杂志, 2011, 17(3): 214-216.

[38] 王原路, 张金明, 何祯平主译. 面部外科解剖图谱. 广州: 广东科技出版社, 2006: 48-55.

[39] Owsley JQ, Roberts CL. Some anatomical observations on midface aging and long-term results of surgical treatment. Plast Reconstr Surg, 2008, 121(1): 258-268.

[40] 亓发芝, 冯自豪, 张勇, 等. 改良颊脂肪垫悬吊中下面部

除皱术. 中国美容整形外科杂志, 2010, 21(3): 140-142.

[41] 陈育哲, 余力主译. 内镜整形外科学. 北京: 人民军医出版社, 2011: 169-183.

[42] Sasaki GH, Komorowska-Timek ED, Bennett DC, et a1. An objectivecomparison of holding, slippage, and pull-out tensions for eight suspension sutures in themalar fat pads of fresh-frozen homen cadavers. Aesthet Surg J, 2008, 28(4): 387-396.

[43] 闫迎军, 黄渭清, 方伯荣, 等. 从解剖学角度探讨应用锯齿线行面部提升术的可行性. 中国美容医学, 2006, 15(8): 900-902.

[44] Sulamanidze MA, Fournier PF, Paikidze TG, et a1. Removal offacial soft tissue ptosis with special threads. Dermatol Surg, 2002, 28(5): 367-371.

[45] Badin AZ, Forte MR, Silva OL. Scarless mid and lower facelifl. Aesthet Surg J, 2005, 25(4): 340-347.

[46] Silva-Siwady JG, Diaz-Garza C, Ocampo-Candiani J. A case of APTOS thread migration and partial expulsion. Dermatol Surg, 2005, 3l(3): 356-358.

[47] Carolis VD, Gonzalez M. Neck rejuvenation with mastoidspanning barbed tensor threads(MST Operation). Aesth Plast Surg, 2014, 38:491.

[48] Savoia A, Accardo C, Vannini F, et al. Outcomes in thread lift for facial rejuvenation:a study performed with happy liftTM revitalizing. Dermatol Ther, 2014,4(1):103-114.

[49] Stamatis Sapountzis. Novel polypropylene barbed threads for midface lift— "REEBORN Lifting". Plast Reconstr Surg, 2014, 2:e250.

[50] Dong Hye Suh、Outcomes of polydioxanone knotless thread lifting for facial rejuvenation. Dermatol Surg, 2015, 41:720–725.

[51] Moon Seok Kang, Jin Su Shin, Seung Min Nam, et al. Evaluation of elastic lift for facial rejuvenation. Arch Aesthetic Plast Surg, 2016, 22(1):20-27.

[52] Ogilvie MP, Jr FJ, Tomur SS, et al. Rejuvenating the face: an analysis of 100 absorbable suture suspension patients. Aesthet Surg J, 2017, 38(6) :1–10.

[53] Lee H, Yoon K, Lee M. Outcome of facial rejuvenation with polydioxanone thread for Asians. J Cosmet Laser Ther. 2018, 20(3):189-192.

[54] Kang SH, Moon SH, Rho B, et al. Wedge-shaped polydioxanone threads in a folded configuration ("Solid fillers"): a treatment option for deep static wrinkles on the upper face. J Cosmet Dermatol, 2018,4(19).

[55] Ko HJ, Suh JH, Choi SY, et al. Two cases of upper lip correction using multipolydioxanone scaffold. Dermatol

Ther, 2016, 29(1):10-12.

[56] Naz S, Memon SA, Jamali MA, et al. Polydioxanone versus polypropylene closure for midline abdominal incisions. J Ayub Med Coll Abbottabad, 2017, 29(4):591-594.

[57] Choe WJ, Kim HD, Han BH, et al. Thread lifting: a minimallyinvasive surgical techniqueforlong-standing facial paralysis [J]. HNO. 2017 Nov;65(11):910-915.

[58] Kim J, Zheng Z, Kim H, et al. Investigation on the cutaneous change induced by face-lifting monodirectional barbed polydioxanone thread. Dermatol Surg, 2017, 43(1):74-80.

[59] 李曾显, 杨东运. 国产聚对二氧环己酮线用于面部年轻化治疗的临床安全性观察. 中国美容整形外科杂志, 2017, 28(5): 271-273.

[60] 张岩崑, 范巨峰, 钱维, 等. 可吸收锯齿悬吊线面颊部提升术的临床效果分析. 中国美容整形外科杂志, 2018, 29(1): 7-10.

[61] 申五一, 刘友山, 杨利琴, 等. 埋线提升面部年轻化的研究进展. 中国美容整形外科杂志, 2018, 29(1): 24-27.

[62] Gülbitti HA, Colebunders B, Pirayesh A, et al. Thread-lift sutures: still in the lift? A systematic review of the literature. Plast Reconstr Surg, 2018, 141(3):341e-347e.

[63] Tavares JP, Oliveira CACP, Torres RP, et al. Facial thread lifting with suture suspension. Braz J Otorhinolaryngol, 2017, 83(6):712-719.

[64] Fukaya M. Two mechanisms of rejuvenation using thread lifting. Plast Reconstr Surg Glob Open, 2018, 6(12): e20168.

[65] Karimi K. Technique for nonsurgical lifting procedures using polydioxanone threads. JAMA Facial Plastic Surgery, 2018, 20(6): 511-512.

[66] Kwon HH, Choi SC, Park GH, et al. Clinical evaluations of anovel thread lifting regimen using barbed polyglyconate suture for facial rejuvenation: analysis using a 3-dimensional imaging system. Dermatol Surg, 2019, 45(3): 431-437.

[67] Khiabanloo SR, Jebreili R, Aalipour E, et al. Outcomes in thread lift for face and neck: a study performed with silhouette soft and promo Happy Lift double needle, innovative and classic techniques. J Cosmet Dermatol, 2018, 18(1): 84-93.

[68] Bertossi D, Botti G, Gualdi A, et al. Effectiveness, longevity, and complications of facelift by barbed suture insertion. Aesthet Surg J, 2019, 39(3): 241-247.

第 **2** 章

医用手术缝合线临床应用历史及现状

医用手术缝合线是一种用于伤口缝合，组织结扎、固定的无菌线，已被广泛用于各类外科手术中。它对伤口的初期愈合以及后期恢复具有重要的作用。随着现代医学的快速发展、外科手术技术的日益提高，以及人们对年轻化需求的不断增加，生物材料科学的更新与发展更加快速。

理想的医用手术缝合线应具备以下特性：①易于染色、消毒、灭菌等处理；②有一定的机械性能，如足够的机械强度，适当的延展性、回缩性，良好的柔韧性、弹性，一定的湿润度和摩擦系数；③缝合、打结操作方便，持结性能好；④对机体组织有一定的适应性，不因异物反应而致炎症；⑤无毒性、刺激性、致畸性和致癌性，具备一定的抗微生物性能，并能够促进伤口愈合；⑥产品质量稳定、可靠，制备方便，价格低廉。

医用手术缝合线有多种分类方法。按照生物降解性能可分为两种：一种为不可吸收缝合线（non-absorbable sutures），其不会随着时间推移而发生理化性质的改变，即不能够在体内被降解，通常需要通过手术方式取出，否则会作为异物残留于组织中；另一种为可吸收缝合线（absorbable sutures），其在机体组织内能够降解成为可溶性产物，通常

植入 2~6 个月后，线材能够被逐渐降解吸收。按照有无倒刺，手术缝合线可分为倒刺缝合线和无倒刺缝合线。目前，临床上用于面部年轻化与形体塑造治疗时多使用倒刺缝合线。

以下将分别介绍不可吸收缝合线、可吸收缝合线和倒刺缝合线的应用历史及现状。

一、不可吸收缝合线

不可吸收缝合线是由金属、天然材料或人工合成材料通过编织和纽织的方法制备而成的单股或多股的缝合线。随着材料和制造工艺的进步以及临床应用要求，主要分为以下几代：

（一）第一代不可吸收缝合线

第一代不可吸收缝合线主要包括亚麻线、棉线和丝线等天然缝合材料，以及金属缝合材料。亚麻线和棉线主要用于胃肠道缝合手术，与其他的合成缝合线相比，纤维素材质对组织的反应性较大，强度也较低，故现已很少使用。

丝线是最常用的生物源性不可吸收缝合线，是由蚕生成的连续蛋白细丝（丝朊蛋白）通过多种

工艺制备而成的各种规格的编织缝合线。丝线的应用可以追溯至公元 1000 年[1]。丝线具有良好的柔韧性、打结安全、抗张力度高等特性，临床中主要用于血管结扎、胃肠道及筋膜缝合等手术中。其缺点有：①在机体组织内不易被吸收，常作为异物而致感染，可能诱发窦道形成，久不愈合的窦道需待"异物"被完全清除才能好转。如果用丝线缝合有感染或被污染的伤口，较易诱发感染、炎症性肉芽肿、脓肿等反应。②用丝线缝合胆道、泌尿道组织后，因其不吸收而较易导致结石形成。③随着时间推移，丝线在组织内的张力逐渐降低，故不适用于大血管的吻合缝合。丝线穿透组织时，线股较易散开，导致线上挂留组织，因此也不适合显微外科使用。另外，大量的临床对照研究表明，应用丝线缝合的术后相关并发症的发生率明显高于可吸收缝合线[2-3]。

近年来在国外，丝线逐渐被合成的缝合线替代。在国内，鉴于丝线价格低、易得、易灭菌等特性，目前仍将其作为主要的结扎缝合线应用。

金属缝合线主要是由银、钛、不锈钢等材质制备而成的单丝或编织缝合线。它具有组织反应性低，拉力强度高，不易变性、变质，易于消毒灭菌等优势。其适用于需要高强度缝合的腹壁伤口，尤其是已有或疑似感染的腹壁切口裂开后的再缝合；或者，年老体弱、晚期肿瘤手术的腹壁切口减张缝合。然而，由于金属缝合线具有使用时须精细打结、应用耗时等缺点，目前临床中已不常使用。

（二）第二代不可吸收缝合线

第二代合成的不可吸收缝合线与丝线相比较，其在机体组织内的维持时间较长，张力强度高，组织反应性低，操作性良好；缺点是易脱结，须多次打结才能确保持结的安全性。

早期合成的不可吸收缝合线主要有：①尼龙缝合线，基本特点包括弹性较好、张力足够、惰性、组织反应性低、无毛细血管作用、组织生物相容

性高等，尤其适用于组织减张缝合与皮肤缝合。虽然将其归类为不可吸收材料，但是植入后 2 年会失去约 30% 的初始抗拉强度。其缺点是结扣难度大、持结性差、较易脱结，常常需要做 5~6 个重结，并留至少长 3 mm 的尾线。②聚酯线，即涤纶线。该线有多股与单股两种编织型线。特点是线质强韧，强度仅次于钢丝，组织反应性低，适用于软组织对合缝合和（或）结扎，如应用于心血管外科、神经外科等。临床中较常使用编织型多股线，如爱惜邦（Ethibond）不可吸收缝合线，但其表面摩擦系数较高，打结阻力大，因而也限制了其在外科手术中的应用。③聚丙烯线，其特点是抗张强度大、比重低、不吸水、抗酸碱、不易被酶类降解、耐高压灭菌、强度保持能力次于不锈钢线和聚酯线、表面光滑、创伤性小、组织反应性低、抗感染力强、后期适应性良好等。该线已被广泛用于普通外科、心血管外科和整形外科的手术缝合中，如普理灵（PROLENE）不可吸收缝合线。缺点是摩擦力小、柔韧性差、打结略困难，尤其是在血染或湿润时较易滑结。

（三）第三代不可吸收缝合线

泰氟隆（GORE-TEX）和聚丁烯酯缝合线（Novafil）是第三代合成的不可吸收缝合线的代表[4]。

泰氟隆（GORE-TEX）是由膨体聚四氟乙烯制成的单丝线，又称膨体聚四氟乙烯线。该线的抗张强度高于聚丙烯和涤纶线，惰性较强，植入体内不易被吸收、水解。它具有多孔和链状结构的特点，线体内含约 50% 的孔洞，使其反折处也能够承受长期的张力，并能与同样粗细的缝针连接成"无创线"。该线尤其适用于血管吻合术，能够显著减少针眼处的出血量。缺点是摩擦力较低，持结性差，需要多重打结。此外，打结时要确保线结上缝合线略变形（排出线孔内空气），并预留足够长的尾线，以免线结脱落。

聚丁烯酯缝合线（Novafil）是由聚丁烯和聚四

亚甲基共聚物构成，特点是组织反应性低、弹性高，操作性能好，持结安全。其适用于预期伤口延迟愈合，以及肌腱等组织的修复术中，尤其利于早期伤口愈合。

此外，超高分子量聚乙烯缝合线（Nesplon）是目前强度最高的加捻编织缝合线。该线具有强度高、表面光滑、摩擦系数低、不易起毛、性质稳定等特点，主要用于骨固定等对强度要求较高的缝合术，但其持结性较差。

二、可吸收缝合线

医用可吸收缝合线不仅能为机体提供暂时的支架或屏障作用，还能够被降解成为机体可吸收的物质，从而避免了因体内长期存在异物而产生炎症反应等，同时也避免了二次手术。

在医学领域中，可吸收缝合线材是一种很有应用前景的高分子生物材料。该种材料亦称为"绿色生态高分子"，是指在一定的条件下和一定的时间内能被细菌、真菌、藻类等微生物降解的高分子材料[5]。生物降解是一个自然分解的过程，在自然环境中通过微生物的作用，将有机物转化为简单的化合物、矿物质，重新参与自然循环。目前已经商业化的可生物降解聚合物主要有脂肪族聚酯、聚醚、聚乙烯醇和聚多糖[6]。

目前研究和开发的生物降解高分子材料按其来源主要分为三类，即天然高分子材料、合成高分子材料和掺混型高分子材料[7]。研究最成熟、应用最广泛的是化学合成高分子材料，其中又以脂肪族聚酯最为突出。这类聚酯的主链大都由脂肪族单元通过易水解的酯键连接而成，主链柔顺，易被自然界中的多种微生物或动植物体内的酶分解、代谢，最终形成二氧化碳（CO_2）和水（H_2O）。根据合成的方法或者过程，脂肪族聚酯可以分为四类[8]：①天然聚酯，如虫胶；②微生物合成聚酯，如聚 3- 羟基丁酸酯 (PHB)、3- 羟基丁酸酯与 3- 羟基戊酸酯的共聚物 [P(HB-co-HV)]；③缩合聚酯：聚丁二酸丁二酯 (PBS)、聚丁二酸乙二酯 (PES)；④通过开环聚合得到的聚酯，如聚丙交酯 (PLA)、丙交酯与乙交酯共聚物 (PLGA)、聚对二氧环己酮 (PPDO)、聚己内酯 (PCL)。

最近 20 年来，生物医学中出现了一些新的医疗技术，包括组织工程、药物控释、再生医学、基因治疗和生物纳米技术等。这些新的医疗技术都需要可降解高分子材料作支撑，它们也相应地促进了可降解高分子材料的发展。

目前，在需要缝合的外科手术中，广泛采用的可吸收缝合线材主要分为天然可吸收缝合线和人工合成可吸收缝合线。

(一) 第一代可吸收缝合线

第一代可吸收缝合线即肠线，为天然可吸收缝合线。在历史上，采用动物的小肠黏膜制作手术缝合线的技术可追溯至数百年前。肠线的原材料多取自绵羊或牛的肠衣。肠线置入人体内之后，大约 1 周后开始吸收。肠线在临床上主要用于血管的结扎和深层组织的缝合。

历史上，外科医生选择肠线更多是因为当时没有太多其他选择。与当前诸多合成材料缝合线相比，肠线缺点较多，包括强度差、丝面粗糙、生物相容性不佳等。由于肠线质地较硬，使用前必须要用生理盐水适当浸泡变软后才方便使用。另外，肠线质脆易断，线结也较易滑脱。同时，由于肠线是异种蛋白，在人体内产生的炎性反应也相对较严重。

目前，普通肠线已经很少使用。但肠线经铬酸处理可制成铬制肠线，在妇科及泌尿外科手术仍较常使用。与普通肠线相比，铬制肠线的炎症反应较轻，但仍需要用生理盐水浸泡至软化后才便于使用。

(二) 第二代可吸收缝合线

第二代可吸收缝合线有聚羟基乙酸（polyglycolide

acid，PGA）或聚乳酸（polylactic acid，PLA）编织缝合线。随着科技的进步，合成材料可吸收缝合线逐渐被应用于临床，前述两种即为早期可吸收合成线的代表。与肠线相比，合成缝合线的生物相容性更佳，其强度也得到了提高。但作为编织缝合线，仍存在细菌容易栖身的缺点。研究显示，此类缝合线的吸收时间一般在30~60天。但也有研究表明，PGA的机械强度在体内的损耗较快，在第14天时张力即开始逐渐降低（图2-1）。

1. 材料学

（1）聚乳酸（PLA）又称聚丙交酯，是可生物降解的热塑性聚酯，是以微生物发酵产物乳酸为单体化学合成的一类聚合物，具有良好生物相容性、可生物分解吸收、强度高、无毒、无刺激、可塑性加工成型的合成类生物降解高分子材料[9]。PLA是在可再生资源的基础上生产，其降解产物如乳酸、CO_2和H_2O均是无害的天然小分子。美国FDA批准其可用作医用手术缝合线，注射用微胶囊、微球及埋植剂等制剂的材料。因此，PLA也被认为是一种极有前途的医用生物降解材料。

PLA的应用主要集中在医疗领域，作为药物载体在广谱抗生素、抗麻醉剂、长效避孕药等方面得到了研究应用。此外，其作为原料制得的缝合线、固定螺丝材料、组织缺损修补材料已经在临床上应用。

乳酸具有旋光性，存在左旋（L）、右旋（D）和消旋（DL）三种光学异构体，由其制得的PLLA常被用作医用承重材料、医用缝合线和外科矫形材料。现在市场上的PLLA骨固定器械有BioScrew®、Bio-Anchor®、MeniscalStinger®等。另外，PLLA也可制成高强度的手术缝合线。

（2）丙交酯与乙交酯共聚物(PLGA)是以乳酸为原料合成丙交酯(D, L-LA)，以乙醇酸为原料合成乙交酯(GA)，并以它们为单体聚合得到了PLA和PLGA。有研究表明，LA与GA的质量比为50/50时，PLGA的降解速度最快。

不同单体质量比的PLGA已经被广泛应用于临床。商品名为Purasorb®PLG的PLGA是一种半结晶共聚物，其LA与GA质量比为80/20；多股缝合线Vicryl®中L–LA与GA的质量比为10/90，它的升级版VicrylRapid®也已经上市，经过辐照后的升级版降解速度更快；PANACRYL®是另一种商业化的PLGA缝合线。另外，PLGA也应用于其他医疗方面，如网丝(VicrylMesh®)、植皮材料和硬脑膜替代品等。PLGA具有易加工和降解速率可控的特点，被美国FDA批准可应用于人体。PLGA还具有促进细胞吸附和增殖的作用，该性质使它具有潜在的组织工程应用。

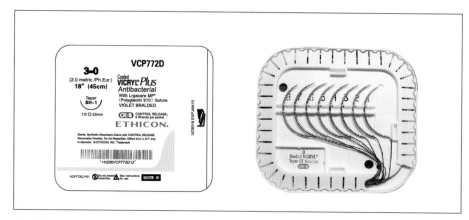

图2-1　著名的"薇乔™"线即是一种PGA线

2. 临床观察（常规半年左右吸收线材）

国外有学者回顾性分析了 2014 年 6 月至 2017 年 2 月期间 148 例接受线性面部组织提升者的并发症数据。这些患者均使用了由 PLLA 和 PLGA 制备而成的可吸收缝合线，共使用了 321 对缝合线。术后最常见的并发症是皮肤凹陷和不规则，其次是瘀斑。总之，应用 PLLA 和 PLGA 制成的可吸收缝合线提升面部松垂组织的安全性较高，无重度并发症[10]。

(三) 第三代可吸收缝合线

PDO（p-dioxanone，对二氧环己酮）缝合线也被称为 PDS 缝合线，是第一种应用于临床的单丝可吸收缝合线。与前一代可吸收线材相比，PDO 引起的组织反应更小，单丝的抗张强度也得到了提高，并且是为数不多可用于制备单丝缝合线的可降解材料之一。与编织缝合线相比，单丝缝合线表面光滑、便于操作，且不利于细菌栖身（图 2-2）。PDO 缝合线在生物体组织中强度保留率大，对于愈合时间较长的伤口特别有用。

Blaydes[11] 等在白内障切除加后腔晶状体植入术中应用了 9-0 号 PDO 线，认为其效果明显优于肠线及胶原线，因为后两者吸收时间过短，而应用尼龙线时又会导致术后散光。他们认为 PDO 线是眼科缝合线方面的一项进展。

龚志云[12] 及郑晔[13] 等的研究证明，PDO 制成的网状补片性能优秀，可用作胸壁、腹壁等部位大块组织的修复，其生物学和理化性能优于以往临床常用的聚丙烯网（Marlex、Prolene 网）、聚四氟乙烯补片（PTFE、Gore-Tex 补片）、涤纶（Dacron）补片等生物惰性材料。

游庆军[14] 对小口径人工血管支架的研究表明，PDO 线编织成的网管状织物制成的血管支架力学性能优良，生物相容性好，并可完全被新生纤维组织填充，整个降解过程中未见材料周围组织变性、坏死或肉芽肿异常增生。

韩国学者分析了 35 例亚裔接受 PDS 缝合线行面部提升的疗效。在每侧面部分别植入 5 根螺旋齿线，随访 12 个月，照相与患者满意度的评估结果表明，33 例患者（94.3%）对面部提升效果满意。术后并发症的发生率较低。部分患者可以观察到面部不对称，通常无须特别处理。对于亚裔人而言，PDS 线面部悬吊提升是一种安全、有效的面部年轻化方法[15]。

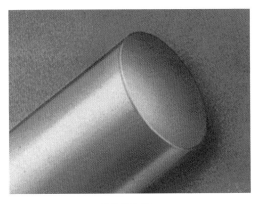
单丝缝合线

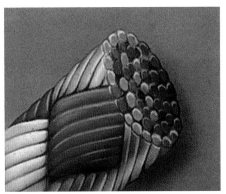
编织缝合线

图 2-2 单丝缝合线与编织缝合线的区别

（四）第四代可吸收缝合线

PPDO（poly p-dioxanone，聚对二氧环己酮）是 PDO 的一种聚合物，其合成工艺于 1979 年获得美国专利，并已获得美国 FDA 批准而被广泛应用于生物可吸收手术缝合线[16]。目前，国内已有几种 FDA 批准在临床应用的国产及进口 PPDO 缝合线。PPDO 的吸收期为 180 天[17]。

1. 材料学

PPDO 是由单体对二氧环己酮(PDO) 开环聚合而得。要获得高分子量的 PPDO，首先必须具有高纯度的单体。近年来，有学者对 PDO 的合成进行了大量的研究，以价格低廉的一缩乙二醇为原料，通过采用研制成功的一种高效和高选择性催化脱氢成环催化剂，一步合成 PDO 单体，产率和纯度最高均可到达 99%，并且催化剂寿命超过 180 天，从而使 PDO 的成本大幅度降低，为合成低成本的 PPDO 奠定了基础。

为了获得高分子量的 PPDO，可通过两种合成途径实现，即直接开环聚合的一步合成法和先预聚后扩链的两步合成法。报道最多的方法时是采用高纯度 PDO 在高效催化剂的作用下通过开环聚合的一步法。目前已报道 PDO 开环聚合的催化 / 引发体系主要涉及有机锡类、有机铝类、有机稀土类、有机锌类、有机钛类和酶催化体系[18]。此外，通过尝试利用微波辅助聚合，这样可大幅提高 PDO 开环聚合反应效率。

PPDO 是一种线形的热塑性脂肪族聚酯，具有良好的生物可降解性、生物可吸收性、生物相容性和机械性能。由于其分子链上含有醚键，分子链柔顺性较好，提供了聚合物材料优异的柔韧性和抗张强度，可广泛应用于制造具有良好韧性和打结强度的外科缝合线，同时还可应用于制造骨板和组织修复材料，如螺钉、钩、片和钳等外科器具。

PPDO 材料在植入早期可以修复缺损，提供支撑，可以替代传统应用的非可降解材料，植入后期则随着自体组织的生长而在体内逐步被降解吸收，最后完全被降解吸收而为自体组织取代，从而避免传统材料可能带来的远期并发症。此外，可降解材料最终可以被完全降解吸收有助于清除感染，具有一定的抗感染能力，在污染切口甚至轻度感染伤口而又需要修复材料时具有重要作用。

2. 动物实验及临床观察（常规半年左右吸收线材）

国内有学者研究了 PPDO 线材对机体的影响作用，选择与人体皮肤结构极为相似的小型猪，将 PPDO 线埋置于其皮下组织，结果发现 PPDO 线材具有良好的生物相容性。此外，它还能促进局部组织中血管内皮生长因子(VEGF)、透明质酸以及 I 型和 III 型胶原蛋白的含量增加。

刘小鹏[19] 等将锯齿状 PPDO 线应用于颞部 SMAS 筋膜浅层提升，以治疗面部皮肤软组织松弛患者共计 32 例。结果显示年轻化效果良好，操作简便安全，创伤轻微，恢复快，患者易于接受。在术后随访的 1 年时间里均未出现伤口感染、缝合线外露、排异反应等并发症。

（五）最新一代长效可吸收缝合线

最新一代长效可吸收缝合线以 PCL（polycaprolactone，聚己内酯）缝合线为代表（图 2-3）。经生物降解最终形成 CO_2 和 H_2O，降解周期为 2 ~ 3 年。PCL 常被作为长期药物控释载体。此外，其作为生物全降解高分子材料，与其他高分子共混可以制备出性能优良的材料。

PCL 虽然具有良好的性能，但存在加工难度大和脆性大等特点，因此也促使以 PCL 材料为基础的混合线材的发展，如 PLA/PCL 的共混材料。其优势在于避免了单纯 PLA 质硬而韧性差的特点，同时也让作用时间得到了延长。

1. 材料学

PCL 是一种半结晶线性聚酯，由单体 ε- 己内酯 (ε-CL) 直接通过开环聚合得到。PCL 的可加

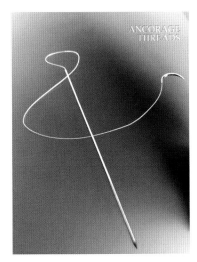

图 2-3　意大利 "Happy Lift" 线（锚型）即是一种 PLA/PCL 共混材料线

工性好，易溶于很多有机溶剂，熔点较低（59～64 ℃），玻璃化温度为 -60 ℃，拉伸强度较低（23 MPa）。PCL 的结构使其具有良好的柔韧性和加工性，而制品则具有形状记忆性。其具备一定刚性和强度，表现为典型的树脂特性；与高分子材料相容性好，也可作为改性剂提高其他高聚物的某些性能；易溶于甲苯、四氢呋喃、乙酸乙酯和二氯甲烷等溶剂中，易成膜；另外，它还可与多种高分子共聚。

PCL 在体内的降解机制主要是酯链水解导致的大分子链断开，分子量的下降。宋存先等 [20] 研究了 PCL 在大鼠体内的降解，显示起始分子量为 66 000 的 PCL 胶囊在体内可完整留存 2 年；2 年内分子量逐渐降低，2 年后降解为低分子量。

2. 动物实验及临床观察（吸收时间大于半年线材）

刘建国采用细胞免疫学方法，观察 PCL 对小鼠淋巴细胞转化功能及 NK 细胞活性的影响，发现 PCL 对机体免疫功能无明显影响。

现已发现 PCL 与机体组织具有良好的生物相容性，这也确证了其为皮肤填充的理想材料 [21]。2013 年，有文献报道称，PCL 可以作为手部年轻

化的皮肤填充剂，具有良好的安全性、有效性和耐受性。意大利 Accardo 医师也将 PCL/PLA 的复合线材料应用到面部松垂和面部年轻化治疗领域中，取得了持久的良好效果。临床中还将其应用到皮下缓慢释放避孕药和递送各种药物，以及应用在组织工程学中 [22-24]。

三、倒刺缝合线

随着外科手术技术与线材技术的不断革新，在越来越多需要打结的外科手术中，外科医生常常会发现：在连续缝合组织时，单个线结的安全性较低，一旦线结滑脱，可能导致整条缝合线松开，严重时导致整台手术失败。如果选择间断缝合，仅仅打结就会占用大量的手术时间，约占 20%。由于组织内埋下的线结太多，也会诱发排异反应，甚至导致感染发生。此外，传统缝合线缝合组织后因 "线环" 内组织紧绷会导致局部缺血，这也是导致伤口裂开、坏死的最常见原因。鉴于此，医生们逐渐开始将倒刺缝合线应用到外科手术中。

倒刺线有双向和单向两种规格。双向倒刺缝合线的倒钩分布于两个方向，便于一端固定另一端。因此，该线能够有效对合组织而无须打结固定。单向倒刺线的倒钩呈单向分布，通过环形端部固定，其优势有无须打结、牢固、易于植入。倒刺缝合线主要用于整形外科、内镜手术、五官科、机器人手术、骨科等狭小部位伤口，内部软组织，以及关闭腹胸等腹膜、筋膜层的缝合。另外，该缝合线也被广泛用于松垂组织的悬吊提升（非手术）。

1. 倒刺缝合线的发展史

1964 年，普通外科医生 John Alcamo 获得了美国的倒刺缝合线专利 [25]。该线倒刺呈单向分布，但外科医生发现缝合线固定时操作难度较大。此后，整形外科医生 Alan McKenzie 研发了双向倒刺线，并获得了英国专利。1972 年，美国的 Tanner 医生发明了双向倒刺线，但倒刺仅分布于线轴的

末端。1993 年，美国医生 Ruff GL 申请了单向与双向插入设计的套管设备，分别于 1994 年和 2001 年获得专利。1999 年，Ruff 医生发明了世界上第一款免打结倒刺线——快翎 Quill™。

1997 年，俄罗斯的 Marlen Sulamanidze 医生发明了一种带倒刺的聚丙烯线，简称为 Aptos 线，旨在复位面部松垂组织，并获得了俄罗斯专利。其通过套管针将线植入皮下组织，类似"吊床"样提紧松垂的组织。2001 年，Woffles 医生改良了 Aptos 线，他在每个方向上大大增加了倒钩的数量，并使其呈"V"形而非 Aptos 线的轻"拱"形。"V"形设计降低了缝合线移位和外露的风险。然而，组织松垂的提升程度仍取决于"V"形的顶端。鉴于此，2003 年，Nicanor lsee 医生与 Woffles 医生沟通了设计方法，即翻转缝合线使倒刺向上，但未能获得 FDA 的审批。

2004 年，美国的 Quill 医学公司研发生产了面颈部提升的轮廓线（Contour Thread）。该线是一个带直针的单向倒刺 2-0 号聚丙烯线，用于面中部组织悬吊提升；之后，又由可吸收的聚二噁烷酮制成双向倒刺设计，每端都有 1 根弯针，并获得了 FDA 的审批。2007 年，Quill 公司重组为美国安捷泰集团（Angiotech）后，将轮廓线成功推向市场，但重组后不久，安捷泰集团便撤回了市场上的轮廓线。

Quill™ 引进后，2009 年 3 月，V-Loc™ 单向倒刺缝合线（Covidien）获批 FDA 认证[26]。该线是由乙二醇酸与亚丙基碳酸酯共聚物 /GA+TMC 构成。该种特殊材质使得线体极其柔软。该线采用倒钩切割工艺制备成双角度切割倒刺，呈四角倒钩设计，每厘米分布有 20 个倒刺，单向倒刺呈 360°均匀分布。缝线可完全降解。倒刺线一端带缝针，另一末端呈闭环状，有利于第一针的缝合锚定而无须打结（图 2-4）。该可吸收倒刺线有 V-Loc™ 180 和 V-Loc™ 90 两种规格，其中 V-Loc™ 180 的吸收时间平均为 180 天；而 V-Loc™ 90 的吸收时间更

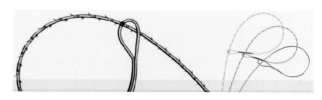

图 2-4　V-Loc™ 单向倒刺缝合线

短，为 90～110 天，更适合于腔镜手术中应用[27-28]。V-Loc™ 的优势有：倒刺较密集，线体极软、不易断，可吸收，不易导致组织堆积，手术时间显著缩短，维持时间较长，安全性良好，符合人体工程学（无须助手固定缝合线）等。V-Loc™ 线已被广泛用于妇产科如宫颈切除术后阴道残端缝合、泌尿外科、骨科、普通外科及整形外科。

2012 年，强生公司引入了 STRATAFIX™ Spril 倒刺缝合线（简称"螺旋线"）（图 2-5）。强生螺旋线包含三类不同的材质，共有 48 种不同规格型号的产品。其应用 360° 激光切割成刺技术，每厘米均匀分布 8 个倒刺。双向螺旋倒刺线的倒刺沿中间过渡点呈对向分布，两端各有一根针；单向螺旋倒刺线的一端为针，另一端为免打结引导环装置。

2014 年，意大利医生 Savoia、Accardo 等报道了一种新合成的单丝悬吊线——Happy Lift™。该线有双向倒刺和单向倒刺两种规格[29]：①双向倒刺线，一种是线末端带直针的双针线，主要适用于眉和颈区；另一种借助于套管针插入皮下组织，主要用于颞部和下颌区。②单向倒刺线，主要用

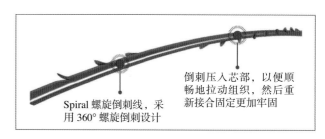

图 2-5　STRATAFIX™ Spiral 外科缝合线

于 60 岁以上求美者的面中部提升。该锯齿线的优势在于操作时间较短、效果明显、持久性强。

2015 年，强生公司的 STRATAFIX ™ Symmetric PDS ™ Plus（简称鱼骨线）研发上市，该线是在传统切割型螺旋倒刺线的基础上自主研发的新一代产品（图 2-6）。鱼骨线应用了压制成刺工艺，倒刺和缝合线核心是一次成形的整体，而非在缝合线核心上切割产生，因此不会影响缝合线核心的抗张强度。每厘米有 5 对锚刺对称排列在缝合线核心周围。该线是蓝紫色的 PPDO 线，带缝针。鉴于其独特的制备工艺，与其他 PPDO 缝合线相较，鱼骨线具有更强的张力和更久的吸收时间，可达 210 天。强生公司独有的 Plus 抗菌技术（三氯生）使鱼骨线具有了抗菌、抑菌的功能，能够有效预防手术部位感染常见的病原体，抑制金黄色葡萄球菌定植在缝合线上的时间长达 23 天[30]。目前，鱼骨线是唯一通过 FDA 及 CFDA 认证用于筋膜层的倒刺线。

2. 倒刺缝合线的特性

倒刺缝合线的倒钩不是结，它起到固定封闭的作用。每个倒钩的形态是需要考虑的首要因素，其次是倒钩的分布和三维的轴路径。倒刺缝合线的三维结构是影响其在组织内保持强度的最大因素。

倒刺的特征在于其切割深度和角度。在一个模型研究中，切割角度从 28° 降至 18°，不仅会提高拉伸强度，而且还提高了保持强度。倒刺呈紧密的螺旋分布，显著改善了保持强度，同时也略降低了拉伸强度。针直径大于缝合线直径会降低倒刺

在体内和体外的保持能力。

3. 动物实验和临床观察

有研究将倒刺线用于大鼠和猪真皮内，分别于 4 周和 6 周后观察效果，结果显示炎症反应较轻微，相当于传统缝合线。另有研究将倒刺缝合线用于肌腱修复，结果显示倒刺能够延伸超出损伤区。倒刺线也被用于肠吻合术中。

有研究比较了剖宫产术后用传统缝合线与倒刺缝合线行皮下缝合的效果，结果显示两种类型的缝合线在疼痛、感染、美容和切口裂开方面相当，但传统线结外露的风险比倒刺线高 4 倍[31]。Karol Gutowski 医生推荐腹壁成形术中用倒刺缝合线行减张缝合。Malcolm Paul 认为倒刺缝合线关闭切口能够节省大量的手术时间。

四、手术用线的选择

笔者在查阅国内外与除皱术相关的文献过程中发现，国内有个别医疗机构开展的面部除皱手术中将传统除皱与外科缝合线悬吊技术结合运用于临床，取得了较好的效果。但是对于悬吊线的选择上却并无统一的标准，如《微创悬吊除皱术应用体会》[32]一文中，悬吊线选用 2-0 号可吸收缝合线；《双层面两阶梯递进式接力提升面中部除皱术》[33]中，悬吊线选用 3-0 号丝线；《颧颊脂肪垫悬吊在面部除皱术中的应用》[34]中，悬吊线选用 1-0 号不可吸收缝合线；《线锯齿线在面颈部除皱术中的应用》[35]中，悬吊线选用聚丙烯双向锯齿状缝合线；《面部表浅肌肉腱膜系统经头皮缝线内固定在额颞部除皱术中的应用》[36]中，悬吊线选用 4-0 或 7-0 号不可吸收缝合线；《面颈部除皱术的探讨》[37]中，悬吊线选用 3-0 号涤纶线；《杜大夫悬吊除皱术在面部年轻化中的应用》[38]中，悬吊线选用美国圣地亚哥 Rremia 博士发明的一种锚状线；此外，在中国台湾盛行的羽毛拉皮手术 (Feather lift) 和韩国医生常用的 SS 线提升除皱术中，多选用一种称为

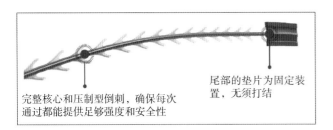

完整核心和压制型倒刺，确保每次通过都能提供足够强度和安全性

尾部的垫片为固定装置，无须打结

图 2-6　STRATAFIX ™ Symmetric 外科缝合线

Polypropylene 的缝合线；还有应用 Aptos 线与叫做 Wire Scalpel 的特殊铁丝除皱的报道；意大利的整形外科医生 Accardo 表示，缝合线提升除皱手术不只可以应用在面部，也可应用在胸部、臀部等皮肤松弛的部位。

五、小结

随着医用可生物降解聚合物材料研究的不断发展，脂肪族聚酯以其独特的生物降解性、生物相容性和生物可吸收性，被广泛应用于各个领域。其优异的生物降解性来源于聚合物分子链中的酯键，在自然环境和生物体内均易受到进攻而发生断链，进而降解。目前，在此领域研究最多、应用最广泛的是 PLA、PCL 和 PGA 等。同样为脂肪族聚酯的 PPDO 也具有非常优异的生物相容性、生物可吸收性和生物降解性。此外，由于其分子链中具有独特的醚键，又使得该聚合物在具有良好强度的同时，还具有优异的韧性，是一种理想的医用生物降解材料。

早在 20 世纪 70 年代，PPDO 就被美国 Ethicon 公司成功用于制备可降解的手术缝合线，商品名为 PDS。与以 PGA 为原料生产的手术缝合线 Dexon，以及由 PLGA 为原料生产的手术缝合线 Vicryl 相比，PDS 因其优异的韧性，具有可制备成单丝缝合线的优势，而且其在降解过程中，具有抗张强度和打结强度保留率高的特点。除了在手术缝合线中的成功应用以外，PPDO 还被应用于骨科固定材料、组织修复材料、血管 / 细胞支架和药物载体等。近年来，针对 PPDO 功能化和智能化的研究也取得了重要进展，进一步拓宽了 PPDO 的应用范围。更重要的是，鉴于 PPDO 具有优良的综合性能、可循环利用特性和生物降解性，特别是随着 PDO 的批量生产和成本的大幅度降低，PPDO 高分子材料可望成为最具有成本竞争优势的合成生物降解高分子材料。

近年来，将 PCL 与 PLA 材料聚合形成长效提升线，使其在体内维持作用的时间更持久；而且，较单纯使用 PCL 材料的脆性得到改善，较单纯应用 PLA 材料的作用时间也有效延长，因此备受广大医师的关注。

随着生物材料科学的不断进步，新型线材也会逐渐增多。在历经动物实验和临床观察后，线材使用的安全性也会越来越高，也更适用于不同的临床应用需求。

（刘争　孙静　石冰妍　张骥申　石冰）

参考文献

[1] 赵玉沛.普通外科缝合技术和缝线的发展历史现状和展望.中国实用外科杂志,2008,28(10): 789-792.

[2] 陈双,杨斌.外科缝合材料进展与选择缝线的原则.中国实用外科杂志,2005,25(8): 511-512.

[3] Sajid MS, McFall MR, Whitehouse PA, et al. Systematic review of absorbable vs non-absorbable sutures used for the closure of surgical incisions. World J Gastrointest Surg, 2014, 6(12): 241-247.

[4] Juszkiewicz M. Experiments on new synthetic and non-absorbable surgical threads. Polim Med, 1998, 28(1-2): 33-58.

[5] 袁华,任杰,马广华.生物可降解高分子材料的研究与发作.建筑材料学报,2002,5(3): 263-267.

[6] 那天海,宋春雷,莫志深.可生物降解聚合物的现状及生物降解性研究.功能高分子学报,2003,16(3): 423-427.

[7] 张倩,梁海林,张小华.生物降解材料聚丙交酯的合成.塑料工业,2002,30(2): 10-12.

[8] 白春燕.增强聚对二氧环己酮热稳定性与水解稳定性研究.四川: 四川大学,2007: 1-83.

[9] 戴一南,张兆国.L-乳酸熔融缩聚的工艺研究.东北农业大学学报,2008,39(10): 99-102.

[10] Sarigul, Guduk S, Karaca N. Safety and complications of absorbable threads made of poly-L-lactic acid and poly lactide/glycolide: Experience with 148 consecutive patients. J Cosmet Dermatol, 2018, 17(6): 1189-1193.

[11] Blaydes JE, Werblin TP. 9-O monofillmment polydioxanone(PDS): a new synthetic abosorbable suture for cataract wound closure. Ophthal Surg, 1982, 13(8): 644-666.

[12] 龚志云,徐志飞,秦雄,等.可降解聚对二氧环己酮网的

制备、优化及体内降解研究. 第二军医大学学报, 2007, 28(3): 237-241.

[13] 郑晔, 王文祖. 聚对二氧环己酮纤维——一种理想的胸外科修补材料. 合成纤维, 2006, 10: 28-31.

[14] 游庆军. 新型组织工程人工小口径血管的构建及抗凝性能研究. 上海: 上海交通大学, 2009: 1-93.

[15] Lee H, Yoon K, Lee M. Outcome of facial rejuvenation with polydioxanone thread for Asians. J Cosmet Laser Ther, 2018, 20(3): 189-192.

[16] 徐向奎, 冯亚凯, 薛燕. 对二氧环己酮及其聚合物的研究进展. 化学工业与工程, 2008, 25(3): 259-263.

[17] Ray JA, Doddi N, Regula D. Polydioxanose (PDS), a novel monofilament absorbable suture. Surg Gynecol & Obstet, 1981, 153(4): 497-508.

[18] 杨科珂, 王玉忠. 一种新型可循环利于的生物降解高分子材料PPDO. 中国材料进展, 2011, 30(8): 25-35.

[19] 刘小鹏, 吴然, 冯志丹. 锯齿状可吸收线中下面部提升术的临床应用研究. 中国美容医学, 2015, 24(23): 10-13.

[20] 宋存先, 王彭延, 孙洪范, 等. 聚己内酯在体内的降解、吸收和排泄. 生物医学工程学杂志, 2000, 17(1): 25-28.

[21] Stander BA, van Vollenstee FA, Kallmeyer K, et al. An in vitro and in vivo study on the properties of hollow polycaprolactone cell-delivery particles. PLoS One, 2018, 13(7): e0198248.

[22] Dash TK, Konkimalla VB. Poly-ϵ-caprolactone based formulations for drug delivery and tissue engineering: A review. J Control Release, 2012, 158(1): 15–33.

[23] Chen DR, Bei JZ, Wang SG. Polycaprolactone microparticles and their biodegradation. Polymer Degradation and Stability, 2000, 67(3): 455–459.

[25] Ruff GL. The history of barbed sutures. Aesthet Surg J, 2013, 33(3 Suppl): 12S-6S.

[26] Greenberg JA. The use of barbed sutures in obstetrics and gynecology. Rev Obstet Gynecol, 2010, 3(3): 82-91.

[27] 王斌, 宋继文, 陈惠庆, 等. 倒刺可吸收线在后腹腔镜肾部分切除术中的阴影. 肿瘤研究与临床, 2016, 28(9): 616-619.

[28] Deffieux X, Pachy F, Donnadieu AC, et al. Peritoneal closure using absorbable knotless device during laparoscopic sacrocolpopexy. J Gynecol Obstet Biol Reprod (Paris), 2011, 40(1): 65-70.

[29] Savoia A, Accardo C, Vannini F, et al. Outcomes in thread lift for facial rejuvenation:a study performed with happy lift™ revitalizing. Dermatol Ther (Heidelb), 2014, 4(1): 103-14.

[30] Eickmann T, Quane E.Total knee arthroplasty closure with barbed sutures. J Knee Surg, 2010, 23(3): 163-167.

[31] Murtha AP, Kaplan AL, Paglia MJ, et al. Evaluation of a novel technique for wound closure using barbed suture. Plast Reconstr Surg, 2006, 117(6): 1769-1780.

[32]张静, 吴玉। 微创悬吊除皱术应用体会. 中国美容医学, 2006, 15(5): 543.

[33] 高俊明, 刘中策, 周鹏起, 等. 双层面两阶梯递进式接力提升面中部除皱术. 中国美容医学, 2008, 17(8): 1122-1124.

[34] 孔进, 范进文. 颧颊脂肪垫悬吊在面部除皱术中的应用. 中国美容医学, 2008, 17(9): 1294-1295.

[35] 许艳文, 秦鹏, 许丽文. 锯齿线在面颈部除皱术中的应用. 中国美容医学, 2008, 17(7): 1075.

[36] 曹莫, 刘柳, 包冰. 面部表浅肌肉腱膜系统经头皮缝线内固定在额颞部除皱术中的应用. 河北医药, 2008, 30(1): 68-69.

[37] 汪晓蕾, 郑刚, 张莹莹, 等. 面颈部除皱术的探讨. 中国美容整形外科杂志, 2008, 19(1): 43-45.

[38] 杜国玲. 杜大夫悬吊除皱术在面部年轻化中的应用. 当代医学, 2008, 6(11): 87-88.

一、术前咨询与医患沟通

（一）医学美容咨询的概念

咨询（consultation）是通过专业人士所储备的知识经验和对各种信息资料的综合加工而进行的综合性研究开发，俗称顾问、参谋、外脑。而医学美容咨询是以人际沟通学、美容心理学、人体美学与容貌分析、医疗美容技术、营销学等学科为基础，使求美者达到对医疗美容服务的详细认知而进行的有效沟通。

（二）医学美容咨询的内容及重要性

咨询是美容服务的首要环节，但咨询不仅仅局限于面诊，往往从手机聊天软件、互联网、电话问询这一刻起就是咨询的开始。求美者在问询满意后才有可能来医院面诊。面诊前可以借助微信公众号或微博推送的文章等相关科普性信息进行合理铺垫，让求美者在来院前就对某项治疗技术有初步的了解，这样面诊时和求美者的沟通就会更顺畅，更节约时间。

咨询贯穿医疗美容服务的始终。咨询分为术前咨询、术中咨询、术后咨询及回访咨询。

术前咨询：帮助求美者更详尽地了解某项治疗技术的优缺点，以便更理性地选择方式、术式以及重复治疗的时间；提高信任度，降低期望值。

术中咨询：安抚求美者，减少对治疗的恐惧，更好地配合医生的手术与治疗，减少或避免并发症的发生。

术后咨询：充分交代术后注意事项，合理解释恢复时间，减少医疗纠纷；积极的心理暗示，提高满意度。

回访咨询：安慰性解释，叮嘱术后注意事项，提示回院时间及约定后续治疗。

因此，咨询过程是十分重要的。咨询是医疗美容的重要临床技能之一。

（三）面部线性提升咨询的现状及常见问题

线技术作为目前比较热门的一个医疗美容项目，还是存在很多问题的。笔者认为主要有以下三点：一是适应证被神话，二是时效被夸大（有效时间严重浮夸），三是并发症被隐匿。这直接导致了求美者的满意度降低和投诉率增高，使本应该被广泛应用的线技术的健康发展与推广受到了一定的阻碍。

医生应恪守职业操守和良知，谨慎选择适应证，客观看待疗效，如实告知风险和并发症，让求美者充分知情后选择治疗方案，以提高求美者满意度，减少医疗纠纷；同时也会让线技术的生命力更顽强、更持久。

（四）面部线性提升的咨询技巧分享

为了提高线技术求美者的最终满意度，咨询时需要对以下几个方面有较深入的认知，进而可以向求美者解释和回答两个问题：一是线技术是否可以解决以及长期解决面部年轻化的所有问题，二是决定手术效果以及求美者满意度的因素有哪些。当求美者完全理解了这些内容后，他们不仅可以从容地接受手术，而且未来对效果的满意度会提升很多。

1. 第一个问题：线技术是否可以解决以及长期解决面部年轻化的所有问题？

对于第一个问题，以下四点是笔者多年积累的点滴经验，现分享如下：

• 最佳人选可承诺

承诺是要有科学依据的，也是需要很多技巧的。适应证的选择十分重要，这是求美者满意度高低的决定性因素。很多求美者都在询问能改善到什么程度，能维持多长时间。回答不准确或技巧掌握不好，都会埋下未来纠纷的种子。我们应该理智地与求美者沟通，甚至完全颠覆其原有的想法。

首先，我们目前使用的线材无论代谢期长短，多为可吸收材料，随着时间推移，衰老趋势依旧，而随着线材的降解，倒刺的确切作用消失，提升改善松弛的作用必然会逐渐回落，即使采用较少的安全不可吸收缝合线，这种作用也会逐渐减弱。可吸收及可降解的特性与肉毒杆菌毒素和透明质酸有共同之处，所以我们不能对于线材有更多的挑剔与偏见。

其次，很多求美者已经知晓了某种材料的代谢时间，他们认为线材代谢后效果仍能继续维持一段时间是不可能的，有欺骗之嫌。事实上并非如此。线材的即刻提升作用即机械作用无须过多解释。在线材代谢后仍然可以维持效果有以下几个原因和理论依据：①很多可吸收线材刺激胶原蛋白再生和血管生成的作用，即生物作用是不容忽视的。如 PPDO 可作为异物和支架，刺激并引导胶原蛋白的增生和重排，在线材被机体吸收后，面部软组织内可原位形成一条新的瘢痕或纤维结缔组织来替代其悬吊提升作用，这可能是线材吸收后对面部下垂仍有一定改善效果的原因之一。②韧带放松与再生理论。随着年龄增大，面部组织老化、松弛，韧带也相应老化、松弛，线材植入对面部组织产生提拉效果后，在其降解前，面部原有韧带可以获得持续数月的放松，从而得到充分的休息并增厚、变短，力量增强。在线材完全降解后，修复后的韧带可重新起到提拉面部组织的作用。而实际上穿越韧带的线材也可以对韧带的再生起到直接作用。③脂肪间隔重新复位作用。线材提拉松弛的面部组织尤其是下垂的脂肪间隔，不仅可以改善面部的松弛下坠，还相对填充了面部凹陷和沟槽，也增强了对面部的支撑。④线材代谢过程中使局部组织内的血管和胶原成分增加，无疑会让面部变得饱满和有弹性。因此，线材代谢后仍然可以维持效果和一些注射产品的疗效基本消失殆尽有本质的差别。

再次，很多时候，我们发现用同样的方法获得的即时与远期效果是不尽相同的。这就是一个明显的适应证选择问题。求美者多数是以技术本身先入为主，只想要采用某种流行的手术方式解决问题，是否适合自身并不是十分清楚。在面诊及咨询过程中，我们需要客观地进行个性化评价，并且需要交代拒绝医生建议会产生的并发症乃至后果。比如脂肪堆积过多或者过少的情况均不是最佳适应证，均不能单独使用线技术解决问题，至少不能解决全部的问题，时效上亦不能维持很久；做过开放性手术、脂肪填充和（或）吸脂、溶脂的求美者，由于瘢痕的缘故，线材植入后的效果也会打折扣；已经多次大量埋线或多次大量注射过填充剂也是相对禁忌证；对于面部过宽、颧弓外展较为严重者，既要提升还要避免面中部进一步加宽是有一定难度的，这些弊端以及不能完全两全的情况均应进行说明。总之，医生不能随意对术后效果及维持时间给出不恰当的承诺（不仅要问病史，而且需要认真体检，有时求美者会故意隐瞒以往曾接受过的治疗）。

最后，就是求美者对比治疗效果持续时间的问题。求美者常常会将术后恢复后最佳效果的时间作为疗效的持续时间。实际上，笔者认为术后恢复后的最佳效果应该只是判断是否有效的依据，求美者自然衰老状态和治疗干预后状态的差别才是疗效持续时间的判断依据。通俗地讲，术后较术前年轻可以判断为有效，术后较求美者未接受任何治疗的自然老化状态年轻即为持续有效。笔者经常会对求美者说，"或许手术 3 年后，您还是现在这个样子。"求美者一定会欣然接受！而实际上，效果确切程度及疗效持续时间的影响因素是多方面的，后文还会有详细介绍。

● 联合应用是最妥（多种线材联合、多种微创治疗手段联合）

没有一种材料和手段可以解决所有的面部年轻化问题，这一点一定要牢记。在这样的理念指导下，我们采取的不是单一的、千篇一律的治疗方法，而是客观地给出最佳的治疗方案，不仅即时效果好，远期效果也有了相对的保障；不仅局部得到了改善，整体年轻化效果也会得以最大化体现，这样才是科学的、和谐的。

我们应客观地评价某种线材的优、缺点。长效可吸收线材的提升作用明显持久，而短期代谢的线材如 PPDO 则刺激组织增生和胶原合成的作用明显，因此多数情况下，我们应该充分利用各类线材的特点，将不同种类线材联合使用才是明智

的。在一定情况下联合手术，如对于眉眼间距宽，又伴有明显的上睑松弛者，或整个面部松弛极为严重者，联合肉毒杆菌毒素或填充剂注射、吸脂、溶脂、脂肪填充、水光技术以及各类光电技术才能彻底解决面部老化中的松弛、沟槽、皱纹、容积以及肤质的综合问题。在本书中有专门的章节进行阐述，这里就不再赘述。

● 尊重需求及要求

有些时候，医生对于手术效果很满意，但是求美者却基本否定手术的成功。当求美者抱怨某些部位或局部改善不良或无效果时，医生有时会暗示已经帮助她将其他部位改善得很好，但是求美者对结果还是不满意，甚至比先前还要抱怨。这实质上是医患沟通的问题。

很多医生认为求美者的主诉是片面的，缺乏整体评估，进而忽略了求美者所特别关注的部位，将自身的观念强加于求美者；而有时求美者出于礼貌或对医生过分信任，常会说"您是专家，完全听您的，我不懂"，这样就容易使医生完全按照自身的想法和方案实施治疗，而忽视了沟通和求美者真实的想法。这些均会成为未来不满意甚至纠纷的根源。

因此，医生一定要先学会倾听，仔细评估求美者的主诉与现实情况是否相符，是否科学客观，是否能真正解决求美者心中的问题和疑虑。然后再对整体进行评估，说出求美者没有意识到的问题。求美者对医生做出的解释可以接受，也可以不接受，但是交代与说明却是医生的职责所在。具体制订方案时，一定要首先解决求美者所特别关注的缺陷与不足，解决根本问题后再进行锦上添花的设计，这样才能增加满意度。

医生还要注意尊重不同年龄、地域、民族、种族等的习惯和要求，不要先入为主，毕竟求美者满意才是硬道理。当然，一定的建议和对美学的评估还是要尽可能得到求美者的理解与认同。

比如很多求美者十分讨厌自身的鼻唇沟，要求"消灭它"，否则就会很不满意。对于这种情况，我们在沟通时就要强调说明鼻唇沟是一个正常的解剖区域，我们应该做的是改善它，让它变浅，而不是完全消失，否则就会出现异样的表情，不符合动态美学的要求，这样就降低了求美者对此的要求。

● 改善程度如是说

其实这是医德使然。首先我们绝不能伪科学地扩大线技术的适应证，夸大线技术的局部与整体的效果，这是毋庸置疑、无可非议的。问题是经常会出现这样一种情况：本身求美者不是最佳适应证的人选，但是十分想做此手术，对于线技术的效果十分期待，或者不愿意接受其他的方法。此时我们在咨询的过程中，一定要真实地告知效果的局限性和时效性，不能为了经济利益而违心做出过度的承诺，这样会伤害求美者，亦会埋下纠纷的隐患。或许我们可以向求美者这样解释，"即使您不是最佳的适应证人选，或者目前不愿意接受其他方法或联合治疗方案，但是治疗后仍然会有一定程度的改善。"

● 并发症需要交代

任何手术和治疗均可能会有并发症发生，线技术也不例外。因此，与其他外科手术一样，术前必须予以交代并让求美者签字表示知情与理解。很多求美者的素质较高，对于一些手术可能出现的情况会有所了解，甚至会在咨询过程中提及，希望得到真实的、确切的回答及解释。完全回避并发症或者肆意夸大手术效果和缩短治疗恢复期的承诺只会适得其反。常见的应该予以交代的并发症如下：

（1）术区肿胀。这是最常见的恢复期必然存在而又可逆的情况。很多求美者由于工作及其他的原因，要求并希望肿胀时间及停工期较短。对此，医生应该客观交代。首先肿胀是创伤的必然反应，是不可避免的。医生们一直在致力于通过微创操作及娴熟的技巧，在保证效果的情况下尽量减少创伤及肿胀的时间。但是也应该明确指出，创伤和效果以及效果维持的时间在一定情况下是呈正比的。为了减少肿胀程度和缩短恢复期，减少手术部位及减少布线数量均可以达到此目的，但是效果以及持续时间都会大打折扣，这一点一定要向求美者交代清楚；而且还要说明目前的线材种类较多，在选择时，长效可吸收线材植入越多，肿胀及炎性反应越重，因为异物反应较强烈，而快速可吸收材料则相反。目前主张长、短效线材混合使用的原因之一即是基于这样的考量。另外，个体差异及手术时的身体状态也与以上情况有关，不能一概而论。

（2）双侧轻度不对称或凹凸不平。术后初期由于麻药的注射、局部出血量的不同以及双侧手术时间上的差异，都会造成这些情况，均会在短时间内恢复，无须处理。

（3）线头外露。此并发症较为常见，特别在线材埋入较多的情况下更容易发生。由于面部表情持续存在，肌肉的运动会对线材产生挤压，线的数量多时会有线头外露。这也是常用肉毒杆菌毒素预先进行注射来减少肌肉运动的原因之一。对于平滑线和螺旋线，只需要找到线，将其拔出即可，不会因为一根的减少而影响最终的效果。

（4）感染。任何治疗与手术只要有创伤，均有发生感染的可能，这和求美者自身的身体素质及手术本身均有一定关系。即使在所有的医疗原则均掌握良好的情况下，仍有此可能，有些是医疗行为无法预知和避免的。所以，必须要征得求美者的理解，这不是推卸责任，而是提前客观予以说明，如果一旦发生，医生会不遗余力地及时处理。

2.第二个问题：决定手术效果及求美者满意度的因素有哪些？

笔者认为有以下一些因素：

• 材料

首先，材料一定是获得国家 FDA 认证的合法产品，否则安全性不能保证，更无法保证效果。笔者发现经常出现的一种情况是，求美者自身并不清楚用的是什么线材，对于材质及生产国别、企业一无所知，有些甚至不清楚线材能否代谢，是否可吸收。作为正规的机构、医生，均应该详细告知线材的产地、理化特性，是否可降解以及降解时间。求美者本身亦有这方面的知情权。

• 设 计

医生针对每个求美者的特点设计治疗方案是彰显出个体差异性和确保疗效的关键。后续的章节中会详细介绍各部位以及整体的设计方法。设计需要和解剖学的衰老规律相关，和求美者的衰老程度相关，也和求美者自身的要求相关。设计既要有科学依据，也要充分考量求美者的具体情况。因此，建立在充分沟通基础上的科学设计才是最终合理的。

另外，在设计中应该体现出线材的联合应用特点，不要一味使用同一种品牌或规格的线材。有经验的医生应充分了解手头可用的线材的特性和优势，这样在具体设计时才能得心应手。医生在给出最后方案时，一定要详细说明这样设计的依据及必要性，包括需要承担的费用。

• 埋置数量

线技术在刚开始应用时，很多医生看到的是很少量的线材甚至是单一线材、单根线材的设计方案带来的效果。随着时间的推移，我们发现治疗效果在一定程度上和所使用线材的数量有近似正比例的关系，线材的并联效果对延长疗效持续时间有直接影响，特别是 PPDO 等材质线材。因此，为了节省成本，减少线材的使用数量势必会影响最终的满意度。但是，过量应用线材也会产生过多瘢痕，会影响下一步的重复使用，而且 PPDO 线材刺激组织增生较为明显，在面部容积比较充足的情况下，需要适当减少此类线材的使用。

• 操作技巧

操作技巧最终决定了我们选择的线材及设计方法是否可以达到预期的疗效。操作线材的医生要求做到"心中有层次，手上有感觉"。由于是在闭合状态下操作，所以对医生的操作要求从某种程度上比开放性手术要高。医生一定要熟练掌握面部各层次解剖，以及十分熟练的操作技巧，否则线材植入的层次错误，不仅无效果，还会产生十分严重的并发症。因此，在咨询过程中是否能让求美者感知到医生的经验程度，增加可信度，最终可以放心地接受治疗，也是需要解释和交流沟通技巧的。

• 联合应用

前文已经说明，只有联合应用多种面部年轻化治疗手段，所取得的效果才是确切的、和谐的及完美的。满意度与医生设计的同期或序列联合治疗理念和具体方案有着密切的关系。即使最终求美者由于多种原因没有接受既定方案，但他对于自身决定选择的备选方案所得到的结果的满意度也会不自主地提升。因此，无论如何，均要把方案制订好。毕竟，每个求美者只有一个最佳治疗方案。

• 个体因素

最终效果能维持多久，除了和求美者个体差异有关系外，还和多种因素有关，比如求美者平时的生活状态（是养尊处优还是辛苦操劳），平时对面部的保养和卫生习惯，以及是否经常做微创、无创治疗均有很大关系，不能一概而论。这些在术前应该进行沟通和说明。

二、手术前后的管理

(一)手术前管理

1. 药物准备：术前2周停用活血化瘀类药物（阿司匹林片、云南白药、红花、三七等），有高血压、糖尿病等慢性病史的求美者按正常服药规律服用。

2. 生活类：术前1周尽量忌烟酒。术前1日沐浴、洗头，清淡饮食，忌烟酒。接受面部手术的求美者发际线内手术进针区域剪除或剪短少量头发，备皮，清洁面部。

3. 术前检查：拟行局部浸润麻醉及神经阻滞麻醉的求美者进行常规体格检查，血、尿常规，出凝血时间，传染病常规，血糖等实验室检查（具体见麻醉章节）。

4. 医疗文书及摄影：详细了解并记录求美者相关病史（药物及食物过敏史、慢性疾病史、长期服用药物史、手术史以及接受填充剂治疗病史），记录求美者及联系人的基本联系方式，确认知情同意书内容并按要求签署（附"线技术手术知情同意书"模板），按拍照标准进行术前拍照（详见医学摄影章节），交代术后医嘱，告知复诊时间（术后1天、3天、1周、1个月、3个月、6个月或交代特定时间复诊）。

身体其他部位手术的手术前管理参考相关章节。

附：线技术手术知情同意书

姓名		性别		年龄		联系电话	
通讯地址					邮政编码		
身份证号					如不愿意提供证件号请签字		
手术名称							
联系人			与就医者关系			联系电话	

一般情况说明：

1. 美容手术因就医者基础条件不同，术后外观形态会有不同程度改善，但不能达到尽善尽美。在医师尽了最大努力的情况下，由于个人审美观念不同和现行医疗水平所限，可能出现不理想或并发症。

2. 就医者如有精神异常、瘢痕增生、出血倾向、糖尿病、甲状腺功能亢进、高血压等疾病以及经期、孕期等不宜手术之情况，术前应告知本院。若隐瞒病史并由此出现的不良后果由就医方负责。

3. 术后可能有淤血、血块、局部肿胀、切口留存瘢痕、感染等现象出现。术后手术部位肿胀恢复期因就医者年龄、体质、手术部位不同而异。

4. 美容手术前后必须拍照片，相片为医院病历资料，本院有权选择作为学术交流或资料刊用。

5. 对于个别体质特异的人，有发生麻醉意外和麻醉并发症的可能。

6. 美容手术采用组织及代用品，可能出现难以预测的排异反应，表现为局部红肿、渗出、破溃及其他反应等，为就医者个体体质所致，就医者应及时就医。医院协助治疗，非在本院治疗或修复等产生的费用由就医者自理。

7. 同意书一式两份，由医院和就医者分别保存。

线技术手术可能发生的相关并发症说明：

1. 术后水肿（因线材不同，术后水肿消退时间会有差异，一般 1 个月内都可完全消退）。

2. 手术部位淤青、血肿、疼痛可能（可持续数天至数周不等）。

3. 术后感染、过敏可能。

4. 术后手术部位双侧轻度不对称可能（术后 1~2 周可自行恢复）。

5. 术后手术部位异物感可能（术后 1 个月内可消失）。

6. 术后局部皮肤轻度凹陷、不平整可能（术后 1 个月左右可以自行恢复）。

7. 术后线体断裂及线头外露可能。

8. 术中运动及感觉神经可逆性损伤，术后 1~3 个月内可自然恢复。

9. 随着可吸收线材代谢吸收，提升效果可能逐渐减弱。视情况及个体差异可在手术 6 个月后进行少量补线，或可在术后 3~6 个月进行其他微创支持治疗以维持更持久的效果。

就医声明一： 我已得到院方提供的全部有关手术的书面告知，表示完全理解，并同意手术。	医师声明： 我已向就医方全面告知相关手术风险和注意事项，并保证按规范操作，尽量避免手术并发症的发生。	第三方证明： 我证实医师已向就医方全面告知手术风险和相关注意事项，就医方表示理解并同意手术。
就医者	医师	第三方
手术日期	手术日期	手术日期

（二）手术后管理

1. 术后查房

（1）门诊求美者：求美者术后留观离开医院前，应由手术医生或者其助手进行术区的检查，交代术后注意事项，给予术后告知卡，并进行离院登记。

（2）住院求美者：住院求美者在观察室由护士照看，手术医生或者其助手在求美者彻底清醒后告知其大致手术经过。在出院日，手术医生要进行一次术后沟通，内容同上。

2. 术后注意事项

（1）术后肿胀期的长短会因医生手术方式、用线种类及数量的不同，存在较大的差异。术后即刻可使用弹力面罩或者无菌脱敏胶布进行手术区域固定。术后 48 h 内进行术区冷敷，每次 15 min，间隔 30 min 重复。建议睡眠时采取抬高头部的仰卧位。术后 3 天解除面部固定，可采用外敷驻极体电敷贴消肿。术后 1 周可适当进行热敷及口服活血化瘀药物。

（2）在静脉镇痛麻醉术后，偶有恶心和呕吐现象，术中可预防性使用止吐药物，出现明显症状时及时应用药物对症治疗。

（3）术后求美者会出现因肿胀或牵扯痛而不敢张口及咀嚼障碍的症状，一般在肿胀逐渐消退后会缓解。术后 1 周内尽量吃流质食物，避免大张口或咀嚼硬物及夸张表情。术后 1 个月禁止用力按摩及压力过大的皮肤护理。

（4）术后第 1 日，换药时注意清洁进针孔部位，清除所有血痂，并外涂抗生素软膏，以免进针点处感染。术后 5 日可洗头，但不要牵扯头发。术后 1 周可化淡妆。术后 1 个月可进行正常健身锻炼。

（5）关于抗生素使用，一般来说，小范围少量的埋线无须使用抗生素。如果线材种类使用较多、数量较多，特别是使用慢代谢可吸收线材，术后可以口服或静脉使用抗生素，不超过 3 天。对于联合其他多种方法的情况，包括脂肪移植或溶脂、吸脂者，可以常规应用抗生素，视全身情况也可以预防性用药。

建议及推荐

目前，求美者对于术后的恢复时间要求越来越短，重要的因素就是局部的肿胀、淤青和局部的疼痛。笔者建议并推荐在术后使用活力电™驻极体电敷贴系列产品。

作用原理：当软组织受到损伤时，在受损部位一般都是正电荷大量堆积而引起疼痛，面罩驻极体膜上的负电荷能迅速修复损伤电位差，干扰神经末梢动作电位的产生，有效地消除疼痛；而且，驻极体膜可在损伤的急性期减轻小动脉的扩张，减少损伤部位血流的灌注量，改善毛细血管的通透性，减少血浆物质从毛细血管渗透至组织间，并促进组织间液的吸收，从而减轻局部水肿；同时在收缩扩张小动脉的同时，舒张收缩的小静脉，减少急性期的渗血，恢复损伤部位血管和血细胞的驻极状态，减轻血细胞在血管壁的凝聚状态，消除血液阻滞，改善微循环，散除瘀斑。

用法：将膜紧贴于损伤部位，每张膜使用 8~12 h（不超过 24 h），一次性使用。建议中间不能摘下，以免电荷流失（如下图所示）。

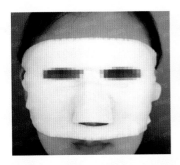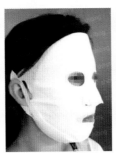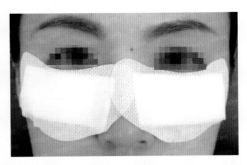

（于晓春　曾东　石冰）

第 **4** 章

医学摄影与资料管理

引言

正规的医学摄影对于整形美容治疗临床效果的评价尤为重要，特别表现在面部年轻化领域。它的作用主要表现在：

1.是判定效果是否明显或有效的客观事实依据，亦是解决纠纷不可或缺的医疗资料。每个人均有对自身容貌改变的适应期与遗忘周期。当完成治疗后，求美者即刻意识到自身容貌的较大改变，而且往往感觉效果良好，甚至超过了预期，想再温和一些，那是因为在他的记忆中还是治疗前的容貌状态。但是平均1个月后，随着肿胀不断消退，求美者逐渐认知这就是我现在的容貌，而逐渐淡化了原来的松弛与衰老的容颜。因此，随着时间再度推移，甚至会认为效果没有了，没有刚开始明显了，而这时治疗前照片的提供就会顷刻间解决求美者的纠结。

2.作为医生总结手术与治疗效果的依据。可以由此不断改进术式与操作细节，以求尽可能完美；同时亦可以用于发表论文与学术交流。

3.即使认知了医学摄影的重要性，但是很多摄影者并不明确摄影的具体部位、角度、大小、色差与光线，往往造成虽然照过相了，但是根本没有可比性，不能说明是否治疗有效。

一、医学摄影的意义

1.手术前、后照片是珍贵的原始资料。临床工作中，对于求美者形体的具体特征往往很难用文字或绘图表达出真实的形象，而照片能形象、准确、客观地反映出来，作为原始资料可补充文字及图示的不足，对于罕见的病例更有价值。此外，术前照片可反复观察，协助拟订手术方案。

2．医学照片是评价手术效果的依据。照片可评价美容手术效果的优劣，是形态外观改善程度的指标。手术前、后的照片能直接客观地反映出来，是观察和评价手术效果的可靠依据。

3．医学照片可作为科研、教学和学术交流的资料。医学照片是总结科研临床经验的宝贵资料，可总结成功经验和失败原因，提高医疗质量；为学术交流、撰写论文及专著提供信服的论证。

4．医学照片是病历记录的组成部分，可作为法律资料长期保存，一旦出现医疗纠纷，可作为法律判断的重要依据。

二、医学摄影的要求

1．真实性

医学摄影属于纪实性摄影，要求真实准确地反映手术前、后的形态。

2．重点突出

取景范围以缺陷、畸形部位为中心，对其做近似特写拍照，并要从几个角度或体位进行拍摄。

3．鲜明对比

术前拍照去除饰物，不化妆，背景适宜，明确显示术前、术后的对比和自身对比。

4．照片标准一致

术前和术后的照片尺寸、横竖幅选择、曝光量、体位、拍摄角度、解剖标志等都应该一致。

5．注意肖像权问题

术前应向求美者交代清楚，该照片作为医疗资料保存，医院有权将其选作学术交流或用于医学刊物、书籍资料刊用，但会注意保护个人隐私，不承担肖像权连带责任，并请求美者签字。

三、摄影器材

1．照相机

建议使用佳能、尼康、奥林巴斯等品牌的35 mm 数码单反照相机（DSLR），一般最好在1600 万像素以上。

2．镜头

面部拍摄的最佳焦距为80 mm，面部特写镜头为100 mm。上臂、腰腹及小腿拍摄的焦距为35 mm，胸部及大腿为24 mm，相机设置光圈为5.6，快门100，感光度1600。因摄影室内射灯不同，所以设置会有所不同。

3．闪光灯

以小型电子闪光灯最为常用，理想的闪光灯闪光指数应大于或等于20，带有 TTL 自动控光功能，低电压触发，安全性和可靠性强。

4．三脚架

应用三脚架拍照，以防照相机晃动，确保影像清晰。

5．背景布或背景纸

要求色调柔和，常用单色，如蓝色、灰色、黑色、白色等。

四、医学摄影的体位要求

可取正位、正侧位、半侧位等，并要求每次照相的体位相同，其他条件也相同，以便手术前、后有可比性。

（一）面颈部照相

1．正位像

画面应包括头部全部边缘及胸锁关节，两眼平视镜头，上衣不能覆盖颈前区域。镜头摄轴应维持在眼睛部位，镜头光心应有眼鼻之间的部位。

2．正侧位像

以面部正中线为一侧轮廓线，余原则同正位像。女性要注意将头发向后梳理，使面部、耳郭完全暴露。

3．半侧位像

将头部侧偏转45°。

4. 特别注意表情对于面部照片至关重要

（1）额纹——抬眉照。

（2）川字纹——皱眉动作。

（3）鱼尾纹、眼周纹、法令纹——眯笑眼、大笑。

（4）唇纹——噘嘴吹口哨动作。

（5）额纹、木偶纹、火鸡纹——咧嘴、下拉口角动作。

（二）上臂、胸部和腹部照相

1. 上臂

正位像与背像统一要求为：双臂水平张开与身体呈 90°，画面包括肩关节及肘关节，上衣不能覆盖肩关节至肘关节区域。

2. 胸部

（1）正位像：双臂自然下垂，画面包括颈部及平脐水平以上区域，镜头光心应在两乳头连线中点。

（2）半侧位像：手臂向后约 30° 打开，画面包括颈部及平脐水平以上区域，镜头光心应在近侧乳头区域。

（3）正侧位像：手臂向后约 30° 打开，画面包括颈部及平脐水平以上区域，镜头光心应在乳房区域。

3. 腹部

（1）正位像：双手背于腰侧，暴露侧腹部，画面包括剑突水平至髂前上棘水平区域之间的全腹部，镜头光心应在脐部。

（2）正侧位像：手臂向后约 30° 打开，画面包括剑突水平至髂前上棘水平区域之间的全腹部，镜头光心应在脐部水平线侧腹部。

五、各部位摄影示范

（一）面颈部

如图 4-1 所示。

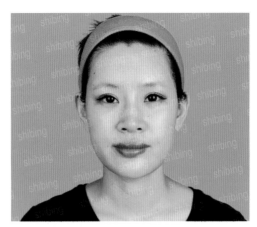

常规正位

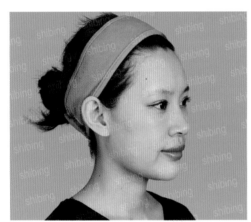 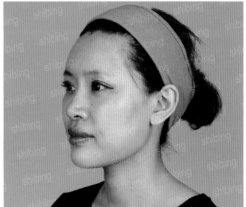

常规半侧位

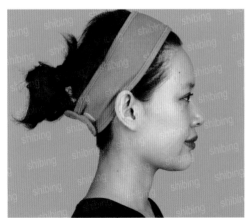 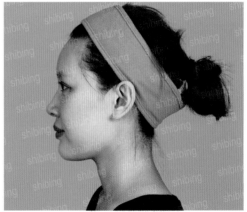

常规正侧位

图 4-1　面颈部各部位摄影示范

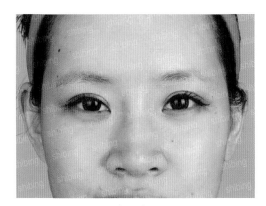

眼部：睁眼

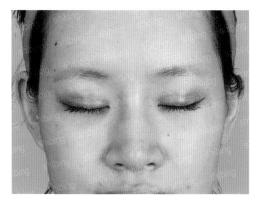

眼部：闭眼

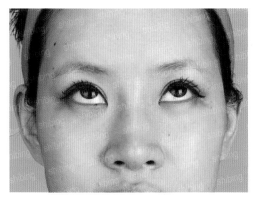

眼部：上视

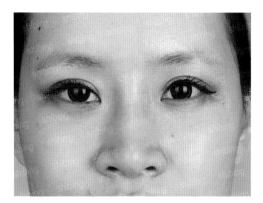

眉部：静态

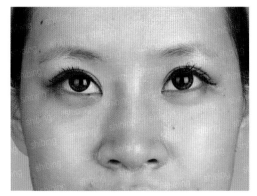

眉部：抬眉

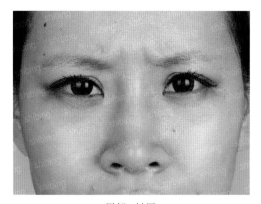

眉部：皱眉

图 4-1 （续）

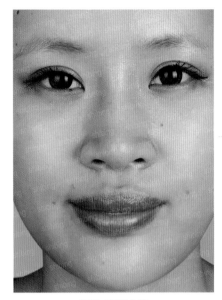
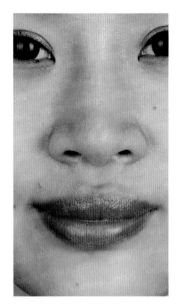
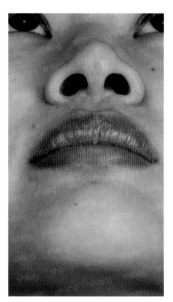

鼻部 - 面部全部　　　　　　　　鼻部：鼻正面　　　　　　　　鼻部：仰视位

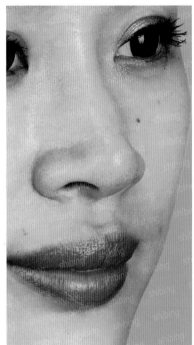
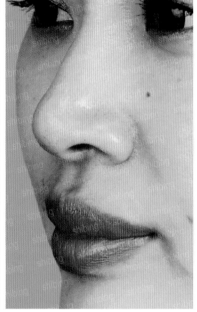

鼻部：半侧位

图 4-1 （续）

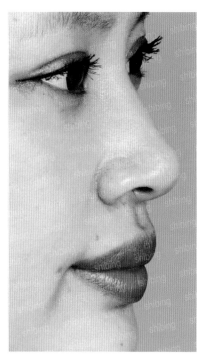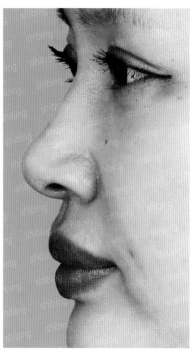

鼻部：正侧位

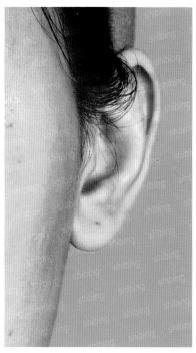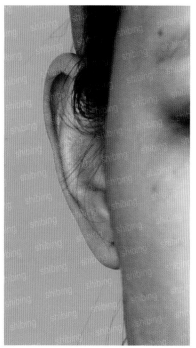

耳部：正面观

图 4-1 （续）

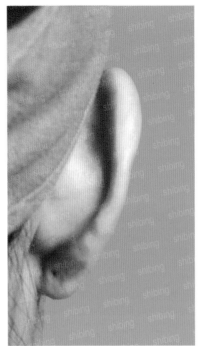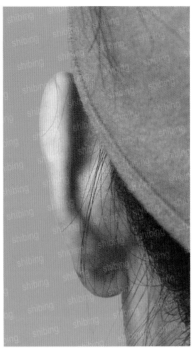

耳部：背面观

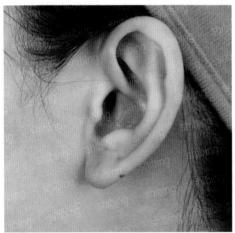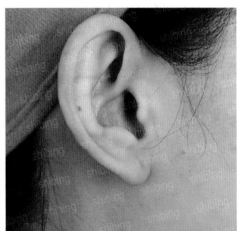

耳部：全侧面观

图 4-1 （续）

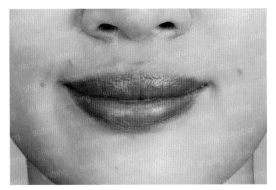

唇部：正位

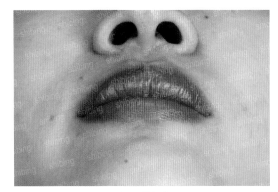

唇部：仰视位

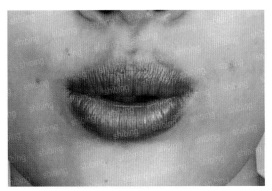

唇部：吹口哨位

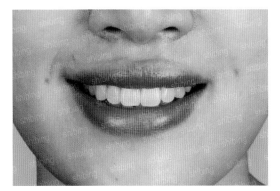

唇部：微笑位

图 4-1（续）

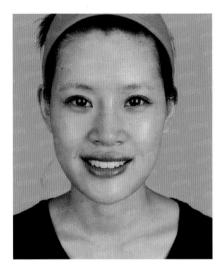

面颈部：正位

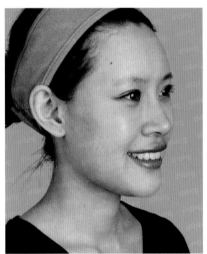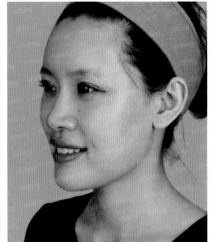

面颈部：半侧位

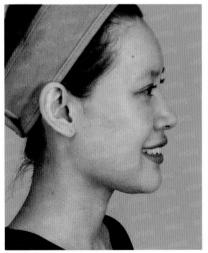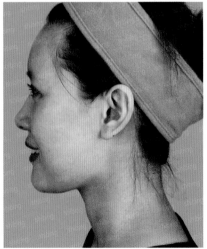

面颈部：正侧位

图 4-1（续）

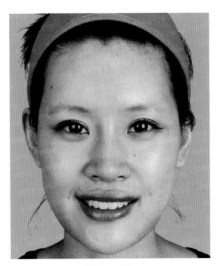

面部：正位

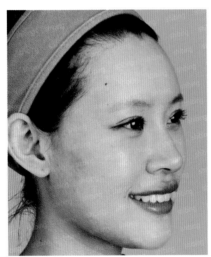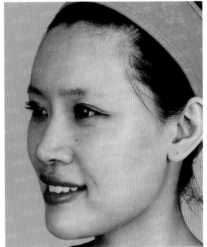

面部：半侧位

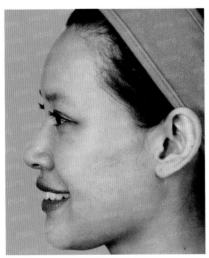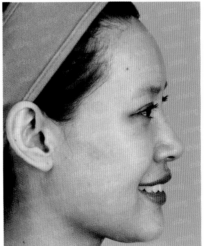

面部：正侧位

图 4-1（续）

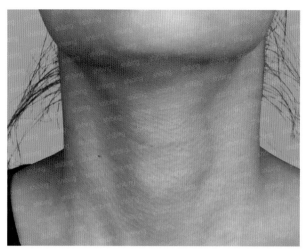

颈部：正位

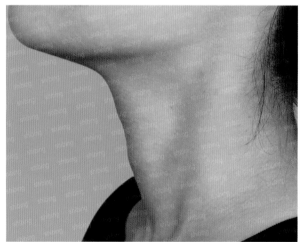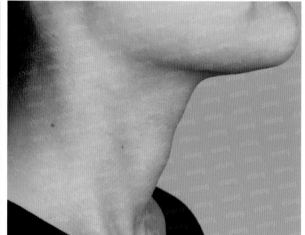

颈部：正侧位

图 4-1 （续）

（二）上臂

如图 4-2 所示。

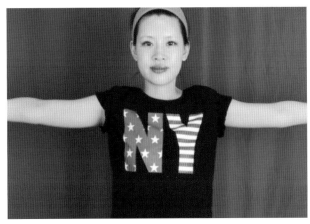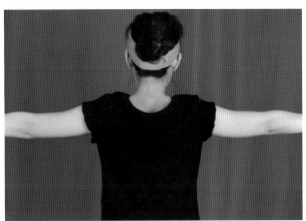

上臂正位　　　　　　　　　　　　　　上臂背位

图 4-2　上臂摄影示范

（三）胸部

如图 4-3 所示。

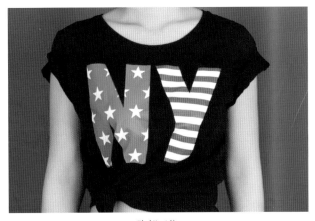

胸部正位

图 4-3　胸部摄影示范

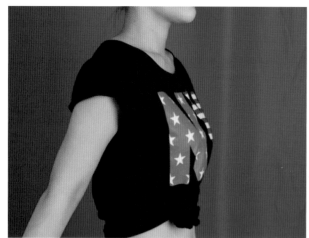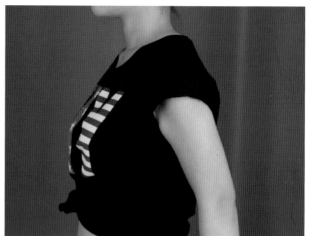

胸部：半侧位

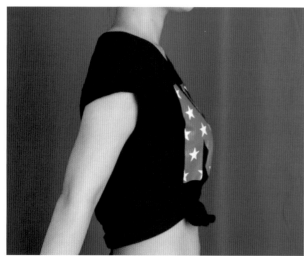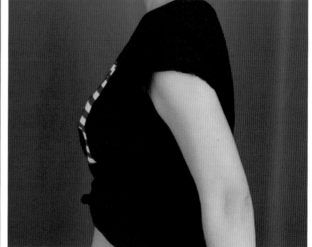

胸部：正侧位

图 4-3 （续）

（四）腹部

如图 4-4 所示。

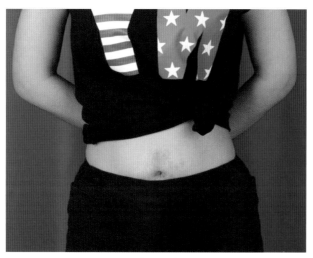

腹部：正位

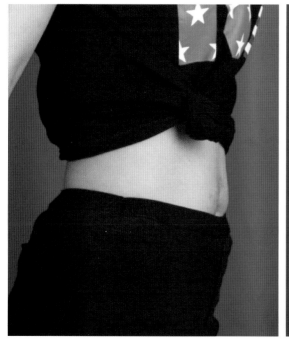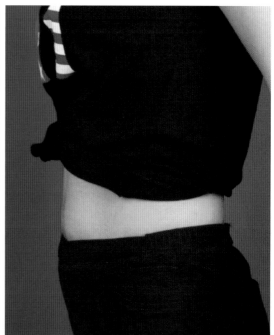

腹部：正侧位

图 4-4　腹部摄影示范

六、资料管理

(一) 资料收集应及时完整

　　照片资料的收集及保管应固定专人负责，熟练掌握摄影技术，有一定的美容外科专业知识，工作认真细致。需建立医学摄影登记簿，包括求美者的住院号、姓名、性别、年龄、照相部位及要求等。临床医师对每个求美者进行手术或治疗前、中、后照相并登记。照片资料的收集要及时完整，一般常规照相及时存入电子档案及打印版档案。同时，注意其完整性，一个病例应有手术或治疗前、中、后照片。对于每个病变部位，如一个体位不能说明问题，应根据情况从不同角度多拍几张以充分说明。另外，手术或治疗前后的照片在拍摄范围、角度、体位、用光量等方面保持一致，以加强对比性。一个充分理想的摄影记录应包括手术或治疗前、中、后能说明病情问题的一张或几张照片，必须完整，而且质量高。

(二) 照片资料的管理方法

1. 照片放入病历的保存

　　此方法是将照片放入求美者病历中，完整病历由病案室统一保存，安全可靠。求美者复查时，非主管医生可以了解病历全部情况，及时给予处理。

2. 多媒体医疗信息管理系统

　　多媒体医疗信息管理系统是应用计算机管理，管理术前、术后照片及病历资料，进行医学原始资料的统计分析、手术效果评定、法律文书及论文发表、电化教学、远程会诊等多方面应用。此方法是将病历主要内容如住院号、姓名、性别、诊断、病变部位、病种分类、手术名称、出入院日期、照片等存储于计算机数据库备用。

（吴玉家　石冰　于晓春）

第 **2** 篇

线技术面部年轻化

第 5 章

面部术前综合评估与治疗路径甄选

对于咨询面部年轻化相关的求美者，需要建立一个相对固定的程序进行科学的评估。在实施治疗之前，对求美者身体状况的评估、适应证的选择以及术前准备，每一步均要谨慎，才能达到最佳的求美目标。

每个人对美的看法与咨询的目的各不相同，与医生的评估结论亦可能不同。因此，医生必须充分了解求美者的手术动机与具体目标，并对其进行耐心细致的分析，才能制订出最佳的治疗方案。

一、健康评估

部分医生认为，接受系统健康评估的人群应该是拟行大型复杂手术者；而对于微整形者，由于创伤小、无切口、无缝合、免拆线，所以也就没必要进行相对繁琐的体检与评估。这种观点无疑是错误的，会埋下相当大的隐患。虽然埋线悬吊相对微创，但是所用线材较多，近百根粗细不同、带刺、平滑交错的线体同期植入，而且导入的粗线针管孔径也达到 18 G，分布较密集，因此发生并发症的可能性同样较大，如出血、血肿与感染等均是可以发生的。

对求美者健康状况的评估是治疗前的重要步骤。通过现场咨询或问卷调查，每个医生都应该详细了解求美者是否存在对治疗产生不良后果的潜在医疗问题。最常见的问题是高血压病史，控制高血压对减少术后血肿的发生非常重要。在手术前几周，求美者的血压必须控制在正常范围。如果求美者长期服用扩血管药物，医生也应小心谨慎，避免术中低血压及术后血肿的发生。

糖尿病是另一个困扰求美者和医生的十分常见的问题。糖尿病有时在临床检查中未被发现，但是如果求美者具有家族遗传倾向，求美者的免疫力下降时，其比正常人更容易发病。对于有反复感染及伤口愈合不良病史，以及多发的家族病史，可以帮助医生排除潜在的糖尿病。当求美者空腹血糖水平正常时，可以增加葡萄糖耐量试验进行鉴别诊断。

同时应该询问求美者出血倾向方面的问题。询问其是否很容易出现青紫、出血点。如果求美者在未服用相关药物的情况下，经常出现瘀斑和长时间出血，就应该重视，并做相关凝血功能检查。

在同时复合其他手术前，还应该更详细了解求美者在 2 周前是否服用了影响麻醉与凝血的药物，以及是否大量进食影响凝血的食物，必要时可以适当推迟手术日期。

影响麻醉的药物：
　◎ 四环素
　◎ 多塞平
　◎ 阿莫沙平
　◎ 卡马西平
　◎ 氯氮䓬
　◎ 盐酸丙咪嗪
　◎ 多西环素
　◎ 奋乃静
　◎ 阿昔洛韦

影响凝血的药物：
　◎ 阿司匹林、布洛芬等非甾体消炎药
　◎ 安眠药
　◎ 水杨酸制剂
　◎ 鱼油
　◎ 甲硝唑
　◎ 双嘧达莫
　◎ 西咪替丁
　◎ 维生素 C、维生素 E（大量）

影响凝血的食物：
　◎ 杏仁
　◎ 樱桃
　◎ 黄瓜
　◎ 葡萄干
　◎ 咖喱粉
　◎ 果冻
　◎ 油桃
　◎ 橙子
　◎ 醋汁
　◎ 李子
　◎ 西红柿

提示

　　线技术手术一般是在局部麻醉配合清醒镇痛麻醉下进行的，因此对于可能影响麻醉的药物使用情况应该了解清楚；另外，不要认为是微创手术，对于凝血情况就可以忽视，因其是在闭合情况下操作的，如果出现血肿，清理和压迫都不会很得力。因此，这些细节还是需要关注的。求美者的安全感亦会大大提高。

二、面部衰老表现及分级评估

　　众所周知，随着老龄化的进程，人体的皮肤、皮下组织、肌肉、韧带、组织间隙与骨骼均先后发生老化，从而使面容逐渐呈现衰老外观，具体表现为皮肤软组织的松弛、皱纹的产生、沟槽的出现、容积的不断丢失以及皮肤质地、色泽改变等。治疗手段包括手术、激光与注射以及联合治疗。然而，要取得最佳的治疗效果，必须十分慎重地确定各种治疗方法的适应证以及序贯治疗顺序与时间。因此，科学地对面部各部位衰老程度进行评估、分级分度，无疑对治疗方式的选择至关重要，也为不断完善规范化治疗路径提供必要的依据。不仅可以使求美者获得满意的治疗效果，而且可以建立正规化的治疗培训预案。

　　虽然面部衰老表现多样，但目前尚未形成一致的评价标准。目前能检索到的评价方法大多是基于白色人种设计的，但在不同的人种间会有所差异，而且有些方法的一致性和可重复性也需要进一步的临床论证。衰老评价方法的标准化可以提高不同国家和地区在衰老研究中的可比性。目前，黄色人种面部衰老的评价研究偏少，因此，亟须建立一种适合黄色人种面部衰老的评价标准。现笔者团队通过综合分析后，提出了较为科学可行的评估方式。

（一）综合评估

Alexiades-Armenakas 在对求美者行微创点阵射频与手术提升时，将整体面部皱纹从 0~4 分划分为 8 个等级，如图 5-1 所示：

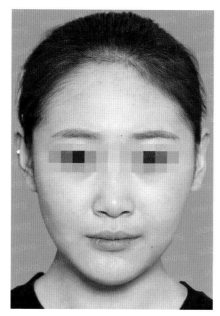

0 分：无皱纹

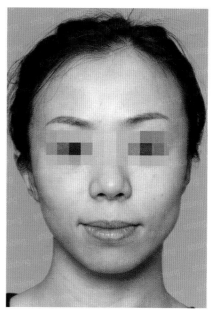

1 分：面部活动时，少量、表浅皱纹

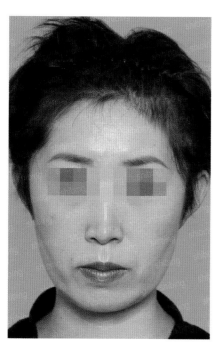

1.5 分：面部活动时，大量、表浅皱纹

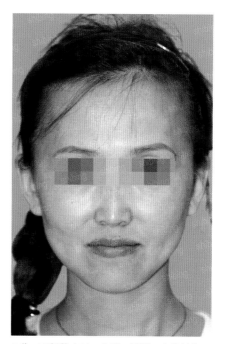

2 分：面部静止时，少量、局部、表浅皱纹

图 5-1　面部皱纹总体评分示例

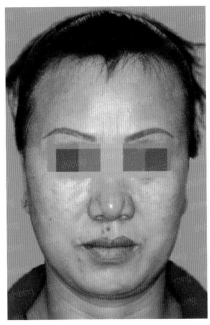

2.5 分：面部静止时，大量、局部、表浅皱纹

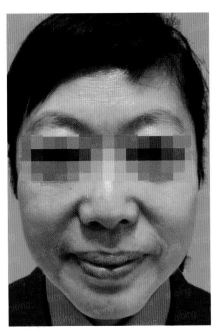

3 分：面部静止时，前额、眶周、口周大量、表浅皱纹

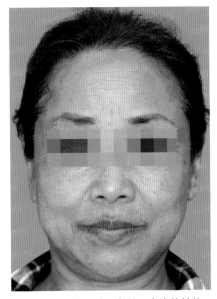

3.5 分：面部静止时，大量、表浅的皱纹，少量深部皱纹

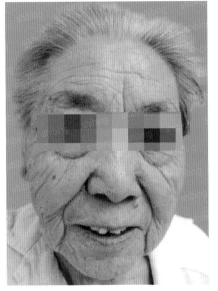

4 分：面部静止时，大量、广泛分布的深部皱纹

图 5-1 （续）

点评

对于皱纹的评估可以说是较细致的，8个等级涵盖了目前几乎所有的面孔。虽然分级可以做到细致，但是对于治疗而言却很难严格区分清楚。基本建议（讨论）为：

0~1 分：美化治疗。

1.5 分：肉毒杆菌毒素治疗、非剥脱激光治疗。

2 分：非剥脱激光治疗、射频治疗、平滑线埋置。

2.5 分：悬吊、平滑线埋置，微剥脱激光治疗，射频与超声治疗。

3 分：肉毒杆菌毒素治疗，悬吊、平滑线埋置，微剥脱激光治疗，射频与超声治疗。

3.5 分：微创除皱手术或眶周年轻化手术，或用 3 分的方法重复治疗。

4 分：全面部除皱及眶周年轻化手术、激光治疗。

随着年龄的增加，中下面部的衰老日趋明显，加上面部解剖形态学的复杂性，一直备受整形美容医师的重视。国内学者杨柠泽等通过查阅大量文献及科学的照片评估观察，归纳出以下衰老特征，分别有：泪槽畸形（tear trough deformity, TTD）、眶颊沟（orbit-malar fold, OMF）、颊中沟（mid-cheek fold, MCF）、鼻唇沟（nasolabial fold, NF）、口下颌沟（labiomandibular fold, LF）、颊沟（cheek groove, CG）、下颌缘（submaxilla line, SL）、面颊部皱纹（cheek stripe, CS）8 项（图 5-2）。并对中下面部衰老程度用上述 8 项特征进行综合量化评价，制订出成人中下面部衰老量化评分标准表，共有 8 项条目，包含 4 个分量表，总分 15 分（表 5-1）。

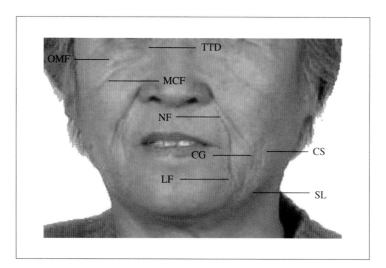

图 5-2　中下面部衰老特征标志图。TTD：泪槽畸形；OMF：眶颊沟；MCF：颊中沟；NF：鼻唇沟；LF：口下颌沟；CG：颊沟；SL：下颌缘；CS：面颊部皱纹

表 5-1　中下面部衰老量化评分标准表

评分项目	标准	分值
泪槽畸形（TTD）	泪槽畸形形成	1分
眶颊沟（OMF）	眶颊沟水平部出现（OMF1）	1分
	眶颊沟垂直部出现（OMF2）	1分
颊中沟（MCF）	颊中沟形成	1分
鼻唇沟（NF）（将鼻翼外侧至口角外侧的鼻唇沟平均分为上、中、下三段，以及延续段）	上段鼻唇沟皱褶或嵴的出现（NF1）	1分
	中段鼻唇沟皱褶或嵴的出现（NF2）	1分
	下段鼻唇沟皱褶或嵴的出现（NF3）	1分
	鼻唇沟皱褶或嵴向颏沟延续（NF4）	1分
颏沟（CG）	颏沟的出现	1分
口下颌沟（LF）（将口下颌沟平均分为上、中、下三段）	上段口下颌沟的出现（LF1）	1分
	中段口下颌沟的出现（LF2）	1分
	下段口下颌沟的出现（LF3）	1分
下颌缘（SL）	下颌缘曲线不流畅（SL1）	1分
	下颌缘出现囊袋样改变（SL2）	1分
面颊部皱纹（CS）	面颊部皱纹的出现	1分

总计：15分

分度标准为：无衰老：总分=0分；轻度衰老：0<总分≤5；中度衰老：5<总分≤10；重度衰老：10<总分≤15。其中无衰老主要发生在25岁以下，轻度衰老主要发生在26～45岁，中度衰老集中在46岁以上，而重度衰老主要集中在56岁以上。

点评

　　由于面部年轻化治疗一般分区域、分部位进行，各亚区域衰老程度的不同直接影响治疗方式的具体选择，因此，分部位、区域的评估更具有实际意义。此种分类方法亦是一项十分有意义的尝试，而且数字化评估结果也是众多医生希望得到的，似乎对路径化更有意义。

（二）额眉上睑部（上面部）评估

　　面上部的提肌（额肌）与降肌（皱眉肌、降眉肌、降眉间肌及眼轮匝肌眶部）肌力间平衡的改变，会导致眉下垂。为对抗下垂，出现额肌的过度活动而产生早期为动态、后期为持续性的额纹。由于眉内中 2/3 有致密的结缔组织与骨膜紧密相连，而外 1/3 缺乏上述的连接，并且额肌对眉的上提主要作用于眉内中 2/3，因此眉下垂主要表现为眉外侧下垂。皱眉肌将眉向内及向下牵拉，导致眉间纵行或斜行皱纹的出现。降眉间肌则导致鼻根部水平皱纹的出现。

关于此区域皱纹的分级描述可分为文字描述、图片描述以及两者结合。

1971 年，Daniell 介绍了一种皱纹分级标准，之后也有人对他的这种分级方式进行了适当改进和修正，使之更为适用。具体如下：0 级，无皱纹；Ⅰ级，2～3 条浅皱纹，长度 < 1.5 cm；Ⅱ级，2～6 条浅皱纹，长度 < 3 cm；Ⅲ级，数条较深皱纹，长度达 4 cm，同时伴有浅皱纹。但是由于皱纹的数量以及长度、深度的测量标准较难界定，而且也不够直观，更多学者主张采用文字与图片描述相结合的方式。以下是谭军教授团队界定并应用的鱼尾纹分级方法，很为实用（图 5-3 ）。

同样，笔者团队界定的以下分级标准亦很实用，便于具体治疗方案的制订。该分级标准将额纹、眉间皱纹和鱼尾纹分为 4 级，如图 5-4 所示。

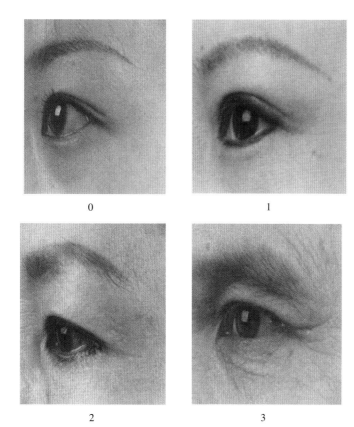

图 5-3　鱼尾纹分级判定标准

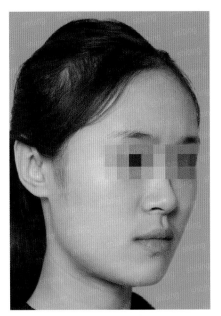

0分：面部肌肉活动时亦无皱纹出现

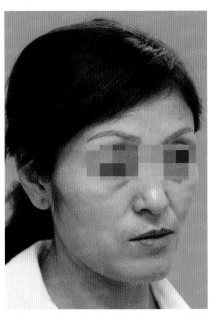

1分：该部位面部肌肉活动时可见细而浅的皱纹，活动停止，皱纹也随之消失

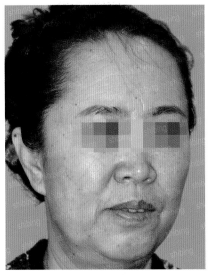

2分：该部位静态时已能看到皱纹，当牵拉和伸展皱纹两侧皮肤时，皱纹消失

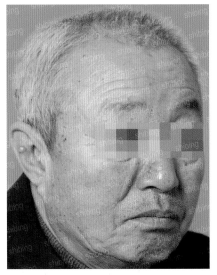

3分：该部位静态时皱纹粗深，牵拉两侧皮肤时也不消失

图 5-4　额纹、眉间皱纹和鱼尾纹的评分标准示例

（三）下睑部及中面部评估

睑部及中面部的衰老主要表现在"三沟"的形成，容量的丢失，皮肤的松弛以及颧点的移位。

1. 眶颧沟（泪槽及睑颊沟）

眶颧沟的内 1/3 即为泪槽、鼻颧沟，中外侧为睑颊沟。眶颧沟的主要成因是由于眶隔脂肪的脱垂，眼轮匝肌支持韧带以及眼轮匝肌的松弛和退行性变，将皮肤固定在下眶缘下方的上颌骨及颧骨表面，以及颊部的下降和沟下容量的缺失。

2. 颊中沟

颊中沟即为颧骨内下侧的凹陷，是由于颧骨前区的软组织松弛坠积（颧前间隙的存在）而形成的新月体样畸形。它的上界即眶颊沟，下界称为颊中沟，即颧弓韧带的浅表止点连线。

3. 鼻唇沟

表情肌长期反复运动使得皮肤皮下组织与 SMAS 表情肌之间产生剪切应力及向下移位，鼻唇沟部位上下两种质地、结构密度相差较大的组织间产生相对运动，形成了鼻唇沟皱褶。

（1）鼻唇沟是上唇表情肌活动的产物。多条面肌参与鼻唇沟的构成，按其对鼻唇沟形成机制方面的重要性，依次为：提上唇鼻翼肌、上唇提肌、颧小肌、口角提肌、颧大肌、颊肌、笑肌等。正是由于这些表情肌长期、持续的活动，最终产生并加深了鼻唇沟。

（2）鼻唇沟代表着两个皮肤区域的结合线，鼻唇沟外（上）侧区域无表情肌附着，没有肌肉支持；在沟的内（下）侧，表情肌伸入皮肤，支持该区域抵抗重力和老化过程中的松弛效应。老化过程中，没有受到支持的鼻唇沟外侧皮肤和软组织的下降速率，远大于内侧的皮肤和软组织。正是由于这种两个相邻皮肤区域下降速率的差异，产生并加深了鼻唇沟。

在对面部脂肪分布的观察中，有学者发现鼻唇沟内、外侧分别为无脂肪区和多脂肪区。在鼻唇沟内侧，口轮匝肌和提上唇鼻翼肌表面，几乎无皮下脂肪，真皮与肌纤维紧密连接；鼻唇沟外侧区域为多脂肪区，皮下脂肪最厚，其皮下有颧脂肪垫，其深面又是颊脂肪垫。因此学者们认为，鼻唇沟内外侧脂肪分布的差异也是鼻唇沟产生并加深的机制之一。

上述鼻唇沟形成机制的两种观点结合起来，共同解释了鼻唇沟的形成机制，即在形态学差异的基础上，表情肌的收缩始动了鼻唇沟的动态变化过程。

笔者团队将鼻唇沟形态的评分标准分为 4 个等级，如图 5-5 所示。

建议

1. 1 分者可以埋置平滑线或浅层填充透明质酸或脂肪。

2. 2 分者中下面部悬吊线提升辅以平滑线浅层布线，或者深层注射填充。

3. 3 分者中下面部悬吊线提升辅以平滑线浅、深层布线，同时建议浅、深层共同注射填充。

4. 容积缺失

随着老化的进程，首先是皮下脂肪萎缩，最初是硬度降低，然后是厚度变薄，最后导致皮肤松弛、冗长；其次是肌肉、骨及软骨的吸收和萎缩，导致面部容积丢失，使表面的皮肤失去深部组织的支撑作用，松弛更加严重。

笔者团队界定的中面部松弛评分标准如图 5-6 所示。其中 1.5 ~ 2 分为轻度，2.5 ~ 3 分为中度，3.5 ~ 4 分为重度。

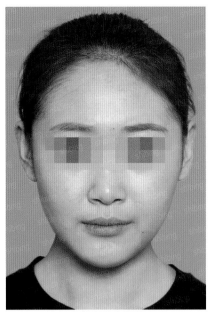

0分：微笑时，仅见轻微的鼻唇沟折痕

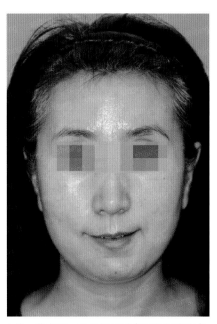

1分：静态时，未见明显的鼻唇沟折痕和鼻唇沟嵴，微笑时可见明显的折痕

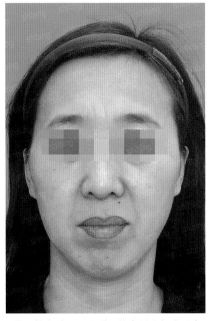

2分：静态时，可见明显的鼻唇沟折痕及鼻唇沟嵴，但鼻唇沟嵴不超过鼻唇沟

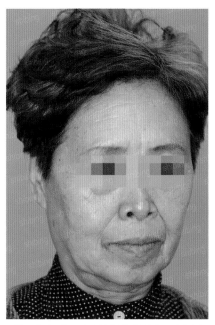

3分：静态时，可见较深的鼻唇沟，鼻唇沟嵴向下超过鼻唇沟

图 5-5　鼻唇沟评分分级示例

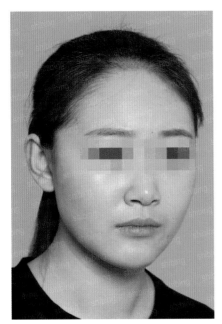

0 分：无

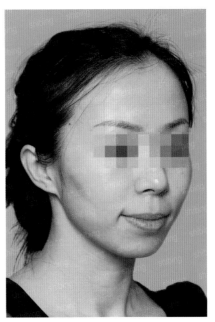

1 分：局部，鼻唇部早期褶皱

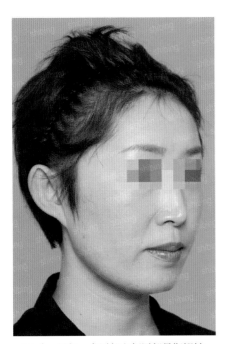

1.5 分：局部，鼻唇部和颊唇部早期褶皱

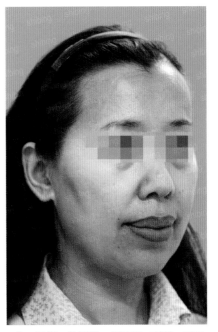

2 分：局部，鼻唇部、颊唇部、下颊、颏下早期褶皱

图 5-6　中面部松弛评分分级示例

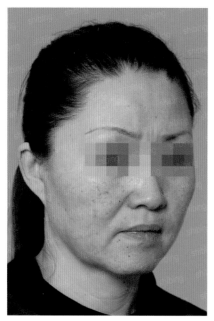

2.5分：局部，鼻唇部、颊唇部、下颊、颏下明显的褶皱

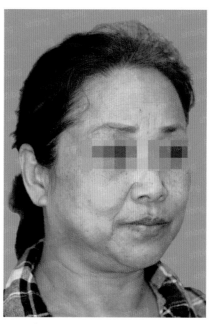

3分：鼻唇部、颊唇部、下颊、颏下明显的褶皱，颈部早期松弛带

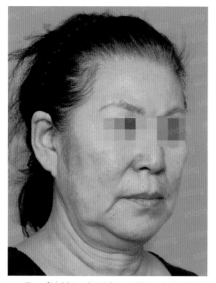

3.5分：鼻唇部、颊唇部、下颊、颏下明显的褶皱，颈部松弛带

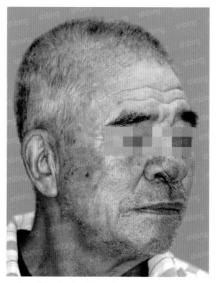

4分：明显的鼻唇部、颊唇部皱褶，下颊、颏下、颈部冗余和松弛带

图5-6（续）

点评

松弛往往和皱纹共存，而且也是面部衰老的五个部分中很重要的两个部分。在路径选择中需要综合考量。

5. 颧突突起度评分标准

笔者团队界定的颧突突起度评分标准如图 5-7 所示。

建议

颧突突起度评分为 2 分或 3 分这两种情况除了埋线提升、局部平滑布线外，均建议行颧脂肪垫和眶颧沟区填充等联合治疗。

（四）下面部评估

下面部老化表现为腮腺及下颌部软组织向内下方移位，下颌脂肪堆积，颈阔肌松弛，颌颈角变钝。

笔者团队界定的下颌缘形态的评分标准如图 5-8 所示。

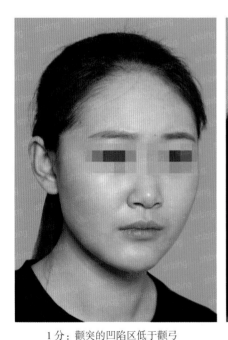 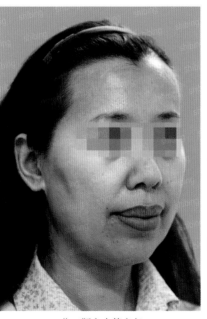 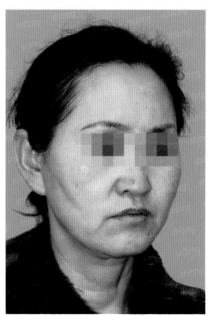

1 分：颧突的凹陷区低于颧弓　　2 分：颧突中等突起　　3 分：颧突的凸起区低于颧弓

图 5-7　颧突突起度评分示例

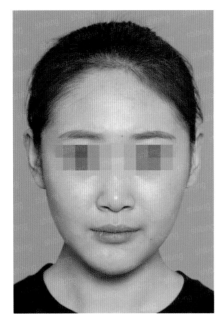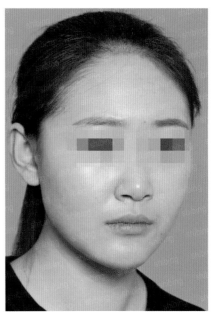

0 分：端坐平视和低头位时，下颌缘处均无皱纹

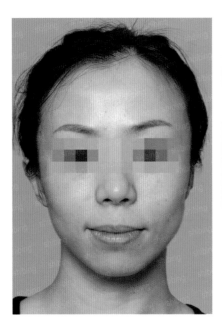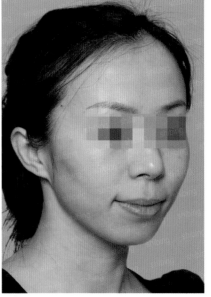

1 分：端坐平视时，下颌缘清晰，皮肤无皱纹，低头位时出现细而浅的皱纹

图 5-8　下颌缘评分分级示例

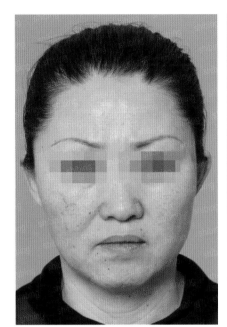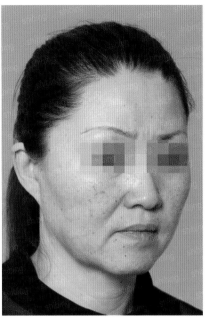

2分：端坐平视时，下颌缘不明显，皮肤有细而浅的皱纹，仰头位时皱纹消失

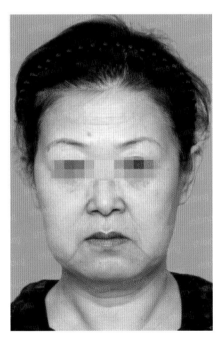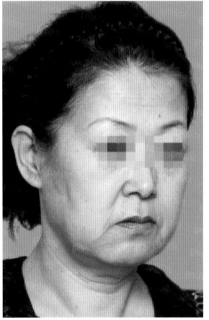

3分：端坐平视时，下颌缘赘肉明显，皮肤有粗深的皱纹，仰头位时皱纹不消失

图 5-8　（续）

点评

埋线悬吊对于改善颌颈角及下颌缘的锐利清晰是十分有效的。但是对于评分为 3 分者，效果不会十分优秀，仍需要行开放性手术治疗。这一点要和求美者具体交代清楚。而在颈部皮肤较薄的前侧面，随着衰老的加重，变得愈发菲薄，而此时平滑线的埋置通过刺激胶原合成和血管生成，可以较好地矫正此缺陷。

附：面部年轻化治疗分级路径甄选

一、中上面部衰老综合分级评估建议

	上面部	中面部（眶周）	中面部
轻度	动态皱纹： 额纹 眉间纹	轻度上睑松弛（眉下垂） 遗传性眼袋（脂肪疝出） 动态鱼尾纹	轻度或活动性鼻唇沟、眶颧沟
中度	静态皱纹 眉改变（形态、位置）	上睑松弛明显 松弛性眼袋 静态鱼尾纹出现	容积分布改变（欠饱满） 出现"三沟征"（眶颧沟、鼻唇沟、颊颏沟）
重度	静态皱纹增多、加深 额、眉下垂明显	眼形改变（"三角眼"） 眶周横竖交错细纹 鼻根部静态横纹	容积量明显减少，颧点下移，出现"三凹征"（眼窝凹陷、颞部凹陷、颧弓下凹陷）

二、面部年轻化治疗路径建议

治疗路径建议（一）：

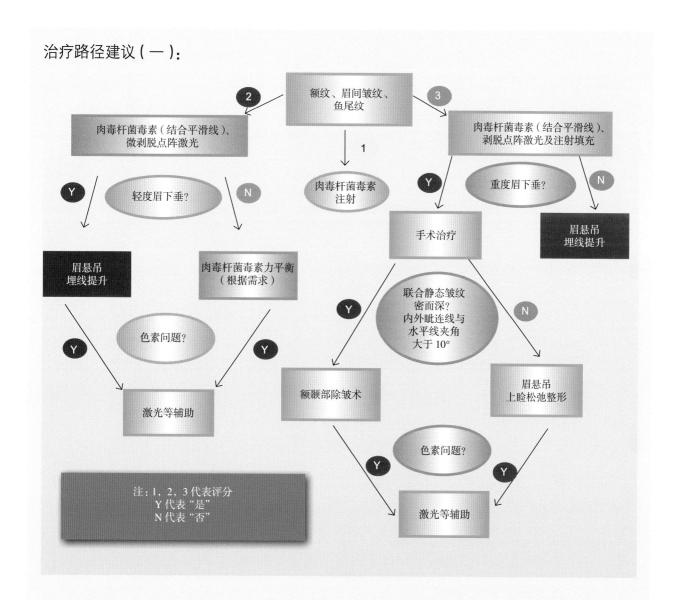

注：检查时需要充分考量皱眉肌、降眉肌与降眉间肌肌肉的功能及其对所在区域表面皮肤的牵拉作用，在治疗过程中要慎重选择最佳方法。对于较深的纵行眉间皱纹，需要放松降眉间肌，之后进行皮下 PPDO 线埋置，或者联合透明质酸填充，最后亦可应用局部激光修复治疗。而过度减弱降眉肌的力量也可以导致眼轮匝肌内侧力量代偿增加，导致眉毛向内侧歪斜。发生此类情况可应用悬吊线在额部眉间区域向上提升，矫正眉部的内下移位。亦适用于肉毒杆菌毒素用量过大或力平衡失衡等情况。

治疗路径建议（二）：

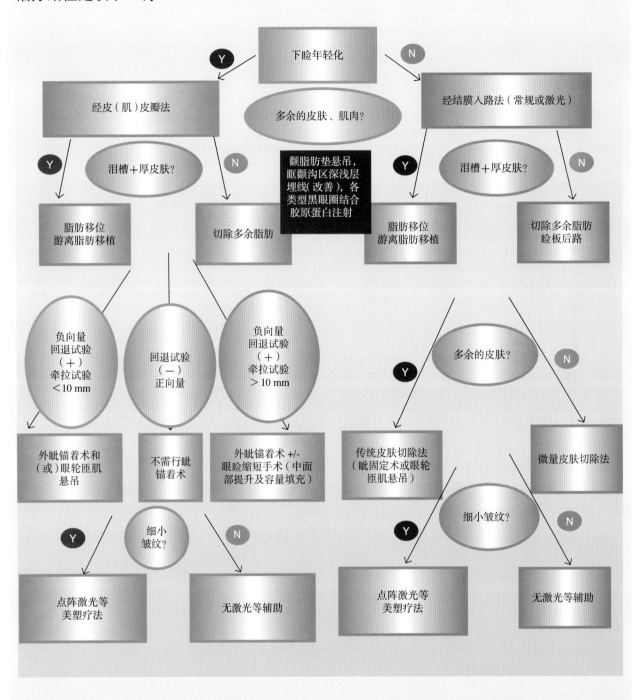

治疗路径建议（三）：

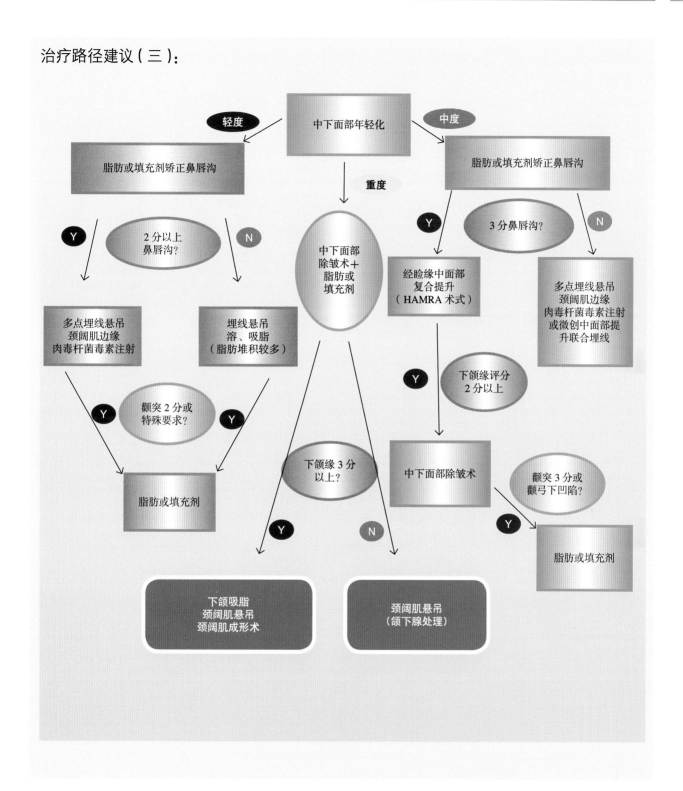

（石冰　公美华　杨柠泽）

参考文献

[1] Alexiades-Armenakas M, Rosenber D, Renton B, et al. Blinded, randomized, quantitative grading comparison of minimally invasive, fractional radiofrequency and surgical face-lift to treat skin laxity. Arch Dermatol, 2010, 146(4): 396-405.

[2] Barton FE Jr. Rhytidectomy and the nasolabial fold. Plast Reconstr Surg, 1992, 90: 601.

[3] Rohrich RJ, Ghavami A, Constantine FC; et al. Lift and fill facelift: integrating the fat compartments. Plast Reconstr Surg, 2014, 133(6): 756e-767e.

[4] 田雅光, 刘晓燕, 陶凯, 等. 脂肪来源干细胞辅助下的面部年轻化治疗. 中国组织工程研究, 2012, 16(49): 9257-9264.

[5] Yuan ZW, Yang PY, Feng GZ. Zhonghua Zhengxing Waike Zazhi, 1999, 15(4): 271-273.

[6] 袁志伟, 杨佩瑛, 冯光珍. 鼻唇沟除皱术的局部解剖学与临床应用研究.中华整形烧伤外科杂志, 1999, 15(4): 271-273.

[7] Yan YJ, Qiao Q, Wang XJ, et al. Zhongguo Shiyong Meirong Zhengxing Waike Zazhi, 2006, 17(3): 164-166.

[8] 闫迎军, 乔群, 王晓军, 等. 个性化治疗面部老化的观察研究. 中国实用美容整形外科杂志, 2006, 17(3): 164-166.

[9] Bahman Guyuron. Plastic Surgery (Volume Five, Aesthetic Surgery). Amsterdam: Mosby, 2000, 2427-2434.

[10] Jordan JR. Direct Cervicoplasty. Facial Plast Surg, 2012, 28: 52-59.

[11] Dayan SH, Bagal A, Tardy ME. Targeted solutions in submentoplasty. Facial Plastic Surgery, 2001, 17: 141-149.

[12] 谭军. 激光皮肤再生美容. 长沙: 湖南科学技术出版社, 2014, 14-25.

第 6 章

线技术面部年轻化解剖学基础

引言

线技术虽然不是开放性治疗手段，但是各类线的埋置、固定以及走行一定要在不同层次中完成。各解剖层次虽不是直视下操作分离，但在设计及穿行中，必须心中、手中充分掌握与感知各层次的局部解剖结构，才能在保证安全的前提下完成此微创手术。面部年轻化领域知名专家Mendelson 教授、Rohrich 教授、王炜教授、高景恒教授以及王志军教授给学界带来了全面、详实、实用的解剖学描述。同时，笔者在相应部分对线技术操作的要点予以了提示和说明。

面部解剖结构是面部安全手术的基石，也是理解面部衰老病理机制的基础。遵循面部解剖和衰老因素的改变规律，可以更有效、更符合逻辑地设计出面部年轻化方案，获得一个自然、和谐的面部年轻化效果。

一、面部的分区

按照传统的面部分区法，可以将面部分为面上 1/3、面中 1/3 和面下 1/3。从功能的角度考虑，沿眶外缘垂线可以将面部分为正面部和侧面部两区（图 6-1 ）。此外，该分界线深层还分布着一组面部支持韧带。

正面部的高度进化产生了面部表情和交流。正面部的大多数表情肌分布于眼周和口周的筋膜浅层。这些部位的活动度较高，主要用于精细运动，因此是最容易出现组织松弛和老化的部位。

正面部的软组织又进一步分为：一般骨性结构上的软组织和骨性腔隙（眼眶和口腔）上的括约肌及软组织。与前者不同，后者无深筋膜层的支持，被覆于骨性腔隙周围的软组织支撑来源于腔隙外缘。软组织从腔隙外缘向中央的过渡在年轻人的外观上难以察觉。但随着年龄增加，这种过渡逐渐显现，成为面部衰老的重要表现。

侧面部是相对"静止"的部位，主要功能为咀嚼。该部位的解剖结构为位于深筋膜深层的颞肌、咬肌、腮腺及其导管。此区唯一的浅层肌肉是位于面下 1/3 的颈阔肌，并且一直向上延续至口角。

二、面部的5层组织结构

面部的组织结构主要分为 5 层：皮肤、皮下组织、肌肉腱膜层、网状组织层和深筋膜层（图 6-2）。5 层组织结构在头皮表现得非常清晰，因此该部位也是面部解剖层次学习的最佳部位。疏松的

网状层（第 4 层）使得浅层（前 3 层）和深层（第 5 层）的组织之间可以滑动；并且，该层无其他的组织结构，因此为血管走行提供了重要的空间。沿上颞线和眶上缘，头皮和前额的软组织被各种韧带紧密地锚着在骨性组织上。韧带有三种存在形式，包括隔（颞上隔等）、粘连增厚区（侧眶增厚区）和真性韧带（颧弓韧带等）。

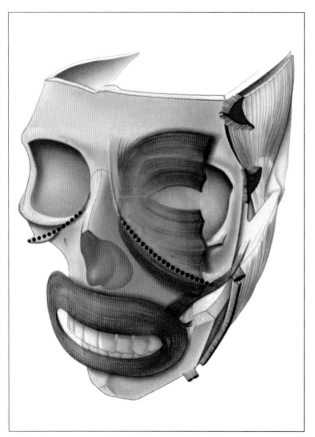

图 6-1 面部区域：垂线形的支持韧带（紫色）将面部分为正面部和侧面部（阴影）。支持韧带的分布位置由上而下分别为颞部、眶外侧、颧部、咬肌部和下颌。颊中部凹槽（虚线）将颊中部倾斜地分为两部分：眶周（绿色）和口周（黄色）

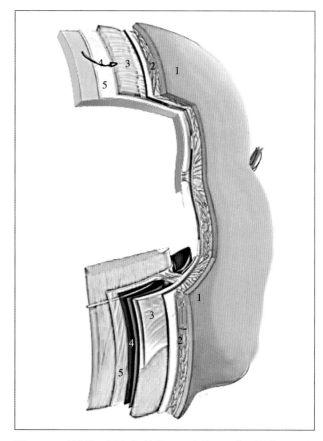

图 6-2 面部的 5 层组织结构：1. 皮肤；2. 皮下组织；3. 肌肉腱膜层；4. 网状组织层；5. 深筋膜层

提示

在额部布线提升时：

1. 虽然第 4 层疏松、间隙清楚，似乎利于安全布线走行，但是缺少固定绞索的组织，很难固定。

2. 提拉固定效果显著的层次位于第 2 和第 3 层之间，也就是在额肌浅层的脂肪间隔，因此针在穿行中如果十分顺畅、无阻力，往往层次不准确。在此层穿越时需要边走行、边不断调整。

3. 需要布平滑线时，则应在第 2 层或第 1 层的深层。

（一）皮肤

表皮层富含多种细胞，主要包括分化的角质细胞、黑素细胞和朗格汉斯细胞。真皮层富含血管网，其厚度与皮肤活动度呈反比。前额真皮最厚，而眼睑部的真皮最薄。真皮越薄，意味着皮肤的老龄化越严重。

（二）皮下组织

皮下组织由脂肪和皮肤纤维韧带组成。脂肪主要提供组织容积，皮肤纤维韧带用于连接真皮及其深层的 SMAS 筋膜。头皮的皮下组织厚度均匀，并与浅层真皮牢固结合。面部皮下组织的厚度和附着有明显的差异。某些特殊部位如眼睑和唇部，皮下组织非常薄。鼻唇沟周围的皮下组织较厚。通常，在这些皮下组织层较厚的部位，比如鼻唇沟周围，纤维韧带会被明显拉长。

皮肤纤维韧带是指穿过皮下组织向浅层走行的支持韧带，在面部不同部位，其数量、比例和分布也不尽相同。皮下组织与浅层的真皮附着较紧密，而与深层的 SMAS 筋膜附着较薄弱。原因

在于数量较少的粗大纤维韧带穿过 SMAS 筋膜后，会分成许多细小的"微韧带"止于真皮。这也解释了紧贴 SMAS 筋膜的深面分离很容易，而近浅面，真皮层的分离难度较大。根据纤维韧带深面解剖结构的不同，其在方向和密度上也有所差别。第 4 层组织中的纤维韧带呈垂直分布，为浅层的软组织提供了最致密和有效的支撑。因此，在上述部位进行手术松解须锐性分离，比如颧骨体表面的韧带结构。

在第 4 层组织中，支持韧带之间存在组织间隙。组织间隙保证了浅筋膜层的活动度。皮下脂肪通常位于组织间隙的浅层，纤维韧带比较疏松，且与其方向平行。因此，术中用手指将其钝性剥离即可。

点评

皮下层纤维韧带的不同密度和方向，是划分皮下脂肪区域的解剖学基础，如面部脂肪间隔的划分。随着年龄的增加，纤维韧带会逐渐弱化和失去张力。因此，穿过韧带进行线材的埋置、提升与固定，对于韧带本身也是有提紧作用的；而且对于软组织提升又可以部分起到悬浮固定的作用。通过解剖可以发现，用于提拉固定的线材埋置层次多数应该位于 SMAS 浅层。

（三）肌肉腱膜层

绝大多数的表情肌位于肌肉腱膜层，并且着重分布于眶周和口周。额肌可以使前额的软组织产生移动，并与深层的帽状腱膜之间有一个滑动层（第 4 层）。根据该层肌肉的不同，各区筋膜的名称也不同：头皮部称为帽状筋膜，颞部为颞浅筋膜，眶周为眼轮匝肌筋膜，面中下部为 SMAS 筋

膜，颈部为颈阔肌筋膜。

该层组织内的扁平肌位置较表浅，额肌、眼轮匝肌、颈阔肌分别被覆于面上部、中部和下部。通常肌肉未直接附着于骨骼，而是借助于垂直分布的支持韧带与骨骼相连。额肌沿上颞线经颞上隔固定，眼轮匝肌的外侧增厚部经颧弓韧带固定，颈阔肌上缘经咬肌韧带固定。深层肌肉位于骨性开口周围，提供了重要的括约肌功能。面上部有皱眉肌和降眉间肌；口周的提肌肌群包括颧大肌、颧小肌、提上唇肌和提口角肌，降肌肌群包括降口角肌、降下唇肌、口轮匝肌和颏肌。

（四）网状组织层

该层为面部除皱术剥离的 SMAS 筋膜深层，内含重要、复杂的结构：①软组织间隙；②支持韧带；③某些起点于深层骨骼的肌肉经该层止于浅层软组织；④面神经分支（由深至浅穿过该层）。

面部的软组织间隙有两种：①骨性腔隙的表面，如眶隔前间隙和口腔前庭间隙；②骨骼表面的间隙（下述），为其表面浅层筋膜的移动提供了保证（图 6-3）。

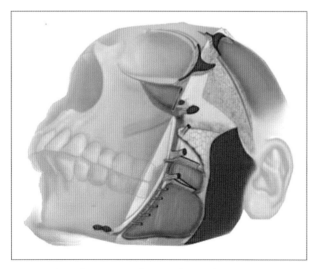

图 6-3　侧面部的 4 层解剖学形态。蓝色为间隙，红色为韧带

点评

从功能上讲，网状组织层的组织间隙确保了眼周和口周肌肉的表情运动，以及表情肌深层的咀嚼功能。组织间隙周围有面部支持韧带围绕，起到了加强其外围的作用。由于此层结构较为疏松，不利于绞索提升，而且重要结构较多，损伤后后果较为严重，因此此层不能布线，但是间隙本身的解剖位置对于布线有很强的指导意义，如可在其浅面或侧面布线等，以获得相应的提升效果。

外耳正前方 25～30 mm 的颈阔肌后缘是韧带附着的过渡区。Furnas 医生将其描述为颈阔肌耳前筋膜（platysma auricular fascia，PAF）。该部位的真皮、皮下组织、SMAS 筋膜以及腮腺薄膜紧密连接，融合成了支持韧带。

骨性开口表面和周围的活动度较大，韧带紧密地围绕在其周围，并位于深筋膜的深层，以便于支撑眼睑和唇的开闭动作。此外，支持韧带也伴行面神经分支由深至浅入肌，这对于外科医生来说非常重要。

（五）深筋膜层

深筋膜是面部软组织的最深层，由覆盖骨骼的骨膜形成。侧面部的咀嚼肌（颞肌和咬肌）被覆于骨骼表面。深筋膜代替了腱膜覆盖在肌肉表面。颧弓上方是颞深筋膜，颧弓下方是咬肌腱膜。腮腺筋膜也是深筋膜的一部分。封套筋膜是颈部的深筋膜，被覆于肩胛舌骨肌表面，其分开后形成了下颌下间隙，内含颌下腺。深筋膜较薄，但结实，为支持韧带提供了牢固的附着。某些有开闭动作的骨性开口部位无深筋膜，代之为源于骨性腔隙的睑结膜或口腔黏膜构成的活动衬里。

三、骨性腔隙相关的解剖

眶部、口腔和鼻腔周围的组织结构与其他部位不同，通常只有浅面 3 层，其中 SMAS 层含有括约肌（轮匝肌）。这些肌肉向中央分布直至软组织开口的边缘，如眼睑和唇。为了支撑该部位的软组织，支持韧带沿骨性开口的边缘分布，并变得致密、紧缩，如眶缘（图 6-4）。这也是眶周韧带的解剖学基础。例如，下睑部位的眼轮匝肌支持韧带可以使眼轮匝肌附着于眶缘的骨膜上。

从胚胎发育来看，眼睑和唇部的深层软组织来源于骨性腔隙部分，而不是来自于面部软组织。眼睑区的深层肌肉、腱膜（上睑提肌和 Müller 腱膜）和脂肪等组织的支撑，依赖于眶隔筋膜系统。上、下睑游离缘的支撑来自于与睑板之间的韧带，以及内、外眦韧带和眶缘的附着。

上睑睑板前的浅、深层组织结构（前片和后片）相互融合。但眶缘和下睑板前的前、后片是分离的，即睑板前的眼轮匝肌未与眶隔相互附着。这是下睑睑板前间隙的重要应用解剖。上睑无睑板前间隙，这是因为此处的肌肉下脂肪垫被覆于眶上缘和眶隔表面，并与浅层筋膜（眼轮匝肌的深筋膜）相连直至提上睑肌插入眼轮匝肌的位置。

口腔前庭包括上颌骨和下颌骨。随着年龄的增加，其范围和表面软组织出现明显缩小的趋势。组织间隙深层的骨骼也不能再提供韧带附着，用于支撑大面积的浅层软组织。唇部及其邻近颊部区的组织活动性较大，老龄化后松弛性改变也较明显。因此，下面部提升手术可以较大程度上改善此类老化改变。

提示

下睑睑板前间隙的存在说明眼轮匝肌睑部与眶隔无相互粘连，使得在此处布平滑线层次比较好掌握，而且加固眶隔的作用已较为明显，不会造成闭眼的不适。

正因为唇部及其邻近颊部区的组织活动性较大，老龄化后松弛改变明显，所以各类型的悬吊提升线在口周的提拉效果亦很显著，但是必须在线材穿行起点有锚定点，否则很易复发下垂。目前建议布线远端止点可以跨越鼻唇沟口角连线。

四、面部的组织间隙

第 4 层组织位于 SMAS 筋膜的深面，其间大部分是"组织间隙"。间隙四周巧妙地分布着一些加固的支持韧带。间隙内无重要的组织结构穿过，并且所有的面神经分支位于其外，因此，解剖学上称这些间隙为组织分离的"安全间隙"。与其周围的坚固韧带相比，间隙的被覆组织最缺乏支撑，年老时也最容易形成组织松垂。术中将某些移位的组织间隙正确复位后，才可以在直视下将其周围的支持韧带精准松解。此外，应注意保护紧贴韧

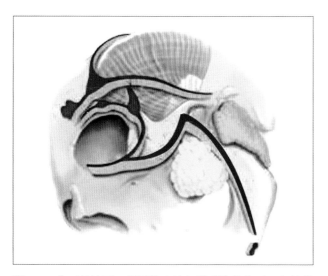

图 6-4　位于骨性开口周围的支持韧带系统稳定开口上的软组织

带周围的重要解剖结构。现将具有重要外科意义的组织间隙简述如下。

（一）上部颞间隙

上部颞间隙（upper temple space）将颞顶筋膜和颞深筋膜分离，间隙内有重要的解剖结构。颞上沟是其与前额的分界线（图6-5）。该间隙在前下部被颞下间隔和颞部下三角区分离。在三角区组织间隔融合粘连，形成了颞（眶）韧带。上部颞间隙为眉外侧和上颊部提供了安全的手术路径，术中可以很容易地将其钝性分离。解剖结构明确，也可以将间隙周围的韧带精准地锐性分离松解。

颞上间隔锐性分离时，注意保护沿其内侧0.5 cm处走行的眶上神经的侧（深）支。颞下间隔是一个重要的解剖标志，此处面神经颞支平行于其下方走行。松解颞下间隔时，须将上部颞间隙顶部的被覆组织掀起。面神经颞支位于间隙顶部的颞浅筋膜下缘和颞下区底部深层。在解剖其过程中很容易看到哨兵静脉。注意该静脉不能作为确定面神经颞支的标志，因为神经走行于静脉头侧，在静脉与颞下间隔之间又在颞浅筋膜下的脂肪层内走行。

临床意义

上部颞间隙的解剖结构有两处值得注意：

1. 颞韧带融合在眉外侧区域，一般情况下并不产生松弛，而且本身致密，因此在行埋线提眉时，一定要将远端穿刺点穿至眉下脂肪垫，如果穿至韧带中，不仅提拉无效，而且有损伤面神经的危险。

2. 面神经颞支走行于该间隙下方，在行颞区布线时须在皮下走行，否则仍有损伤其危险。有时局部麻醉药注射较深或量较大时，亦可以造成其一过性麻痹。

（二）颧前间隙

颧骨体浅面有一个"三角形"的间隙，即颧前间隙（prezygomatic space），其深面是颧肌的起点（图6-6）。该间隙的存在保证了眶下部眼轮匝肌可以在颧肌表面自由活动。浅层眼轮匝肌的收缩提升

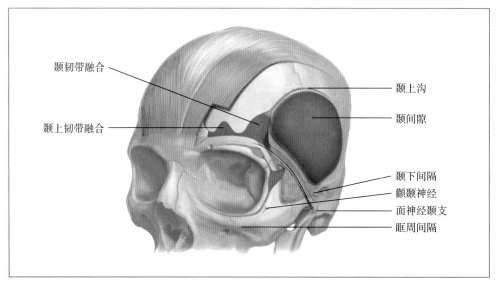

图6-5　上部颞间隙和颞支持韧带。该组织间隙的上界为颞上沟和颞下间隔，上述延伸形成了颞韧带融合。颞间隙内无重要结构穿过

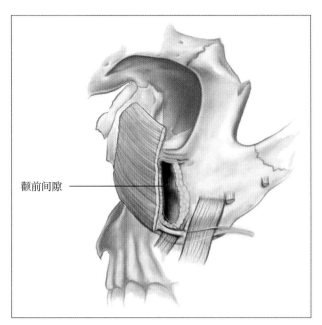

颧前间隙

图 6-6　颧前间隙位于颧骨体上

了颧部软组织，助以形成鱼尾纹下方的"颧部微笑线"（zygomatic smile lines）。随着年龄增加，间隙基底部逐渐松垂，导致眼轮匝肌发出更大的收缩力和运动度，继而加重了颧线。老年人的颧前间隙畸形，在临床上称为"颧部堆积""颧袋"和"颧新月畸形"等，其解剖学本质是间隙部位的组织堆积、臃肿。这种畸形表现为严重的组织松弛，治疗方法是将其基底部收紧。

临床意义

　　颧前间隙的存在使斜向上方提紧眼轮匝肌成为可能，也使得弧线设计上推内收颧脂肪垫成为可能。利用此间隙有两个关键穿刺点，可以使眼尾上扬、下睑紧致及眶颧沟变浅。

　　1. 通过将悬吊线穿刺到眼轮匝肌眶部和颧脂肪垫交界处，向外上绞索提拉。

　　2. 通过将悬吊线穿刺到眶外侧增厚区，斜向上绞索提拉。

　　另外，在行悬吊线收紧该部位基底部时，可预先将针适当弯曲出一定弧度，更利于在该部位穿行时与基底部弧线重叠，提升收紧效果更加自然有效。

（三）上颌前间隙

　　上颌前间隙（premaxillary space）是上颌骨表面的四边形空间，位于颧前间隙内侧，基底部由提上唇肌构成。该间隙的存在保证了间隙顶部的眼轮匝肌与底部的提上唇肌运动无干扰。图 6-7 描述了上颌前间隙的解剖结构。

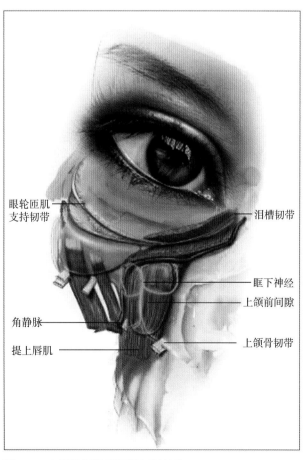

眼轮匝肌支持韧带

泪槽韧带

眶下神经

上颌前间隙

角静脉

提上唇肌

上颌骨韧带

图 6-7　上颌前间隙及周围解剖结构

临床意义

随着面部老化，上颌前间隙顶部组织会逐渐松弛下滑，使得鼻唇沟进一步加深。而在此间隙上方脂肪间隔内布悬吊线提升，可以部分改善鼻唇沟的加深，但是由于没有强有力的悬吊固定点，容易下垂复发。而且若为PPDO材质，由于刺激组织增生和胶原合成明显，不宜多布线，否则重量的增加会加重下垂。目前应用的提升颧脂肪垫的弧线设计法效果较为确切，但是建议利用鼻旁的上颌骨韧带（颊上颌韧带）以增加内收和防止下垂。

临床意义

下部咬肌前间隙是面部最大的组织间隙。随着年龄老化，中下面部松垂严重，即为间隙顶部逐渐松弛下滑的原因，从而出现木偶纹、口角囊袋和下颌袋。因此，在其表面的脂肪间隔内布线提升，效果亦十分理想。

另外，对于有"笑厣"的求美者，在行埋线悬吊时，应尽量避免穿过或接近"笑厣"区域，以免影响"笑厣"形态。但是通过临床观察，影响只是暂时的，特别是PPDO线材。

（四）下部咬肌前间隙

下部咬肌前间隙（lower premasseter space）位于咬肌下半部浅层，被覆于咀嚼肌深筋膜上（图6-8）。顶层由颈阔肌构成，该层移动的软组织确保了张口时表面软组织无牵拉或扭曲。下颌韧带为咬肌前间隙的前下角提供了相对牢固的附着，因此，在表情肌活动时该出上方容易显现出"笑厣"。

（五）中间咬肌前间隙

中间咬肌前间隙（middle premasseter space）是一个矩形空间，近心端位于下部的咬肌前间隙（图6-9），基底部是咬肌，顶部是SMAS筋膜。

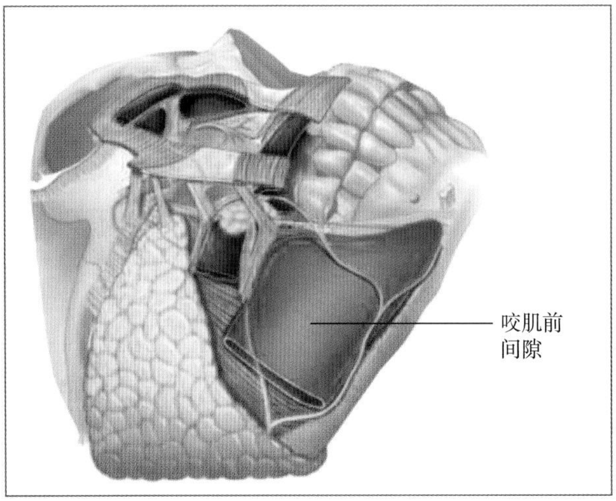

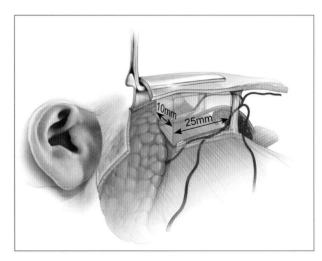

咬肌前间隙

图6-8 菱形咬肌前间隙位于咬肌下半部

图6-9 中间咬肌前间隙位于腮腺凹陷内

临床意义

在 SMAS 下除皱术中，中间咬肌前间隙是分离的安全平面，面神经分支都走行于间隙上缘或下缘，腮腺及其导管也紧贴其上缘走行。但是此间隙较小，埋线提拉时没有下部移动明显。

（六）颊间隙

颊间隙（buccal space）位于咬肌前缘内侧的深筋膜深层（第 5 层），内含下颌下腺。该间隙的位置在年轻人的口角上方。内部的颊脂肪垫保证了颊部和鼻唇沟软组织的自由活动，以及缓冲下颌过度活动对该处组织的影响。颊脂肪垫被覆于咬肌下部表面，下垂后导致木偶线和下颌松垂。

临床意义

随着年龄增加，颊间隙周围组织尤其是其下方的咬肌皮肤韧带逐渐磨损，颈阔肌和咬肌之间的组织连接松弛，继而导致间隙空间增大，颊脂肪垫下垂，并低于口角连线水平。

对于颊脂肪垫较发达且下垂明显的求美者，在行埋线提升治疗时，有专家建议可在此区域向更深层次走行，穿过或部分穿过颊脂肪垫，将下垂的颊脂肪垫提升，从而改善木偶线和下颌松垂。

虽然此层次较深，却有损伤面神经的可能性；而且腮腺导管紧贴颊脂肪垫上方或横跨其走行，稍有不慎亦有损伤腮腺导管的可能；再者，此处咬肌皮肤韧带密集又松弛，虽然提拉空间较大，但是此处

软组织相对较薄，容易牵拉皮肤而产生凹陷，因此布线不能过于表浅，而且提拉力度不宜过大。

五、面部的脂肪间隔

面部皮下脂肪存在于不同的解剖间隔内，而且分为深、浅两个层次。脂肪间隔离断、移位与容积的变化是软组织移位的重要原因之一。随着年龄增加，脂肪间隔的变化决定了面部老化的外观。本部分将详细描述面部重要的脂肪间隔。

（一）浅层脂肪间隔

1. 鼻唇脂肪间隔

鼻唇脂肪间隔位于内侧颊脂肪间隔前，并与下颌脂肪重叠（图 6-10、图 6-11）。眼轮匝肌支持韧带为其上界，眼轮匝肌下脂肪为外界。颧大肌

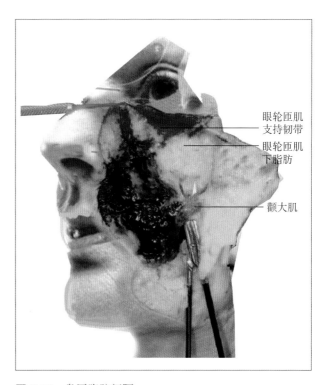

图 6-10　鼻唇脂肪间隔

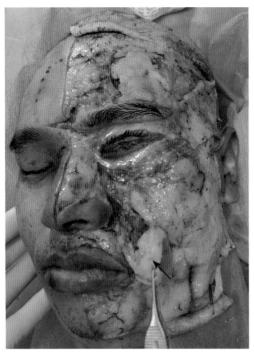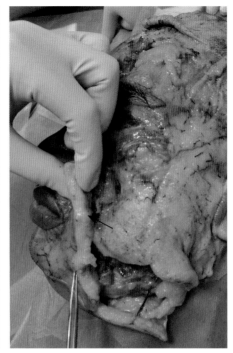

图 6-11　鼻唇脂肪间隔（箭头）解剖实体图

下缘附着于鼻唇脂肪间隔。

不同个体的间隔容积无明显差别，但其与内侧颊脂肪间隔的被覆程度却有所不同。

临床意义

　　我们经常可以看到：在某些年轻患者，由于鼻唇沟脂肪间隔容积相对大，鼻唇沟较为明显；而某些年长患者虽然衰老明显，但由于此脂肪间隔容积相对小，反而鼻唇沟不是很深。这说明了此脂肪间隔与鼻唇沟的形成关系密切。

　　若鼻唇沟脂肪间隔与内侧颊脂肪间隔重叠较多，晚期会下垂明显，鼻唇沟加深较重。但是，通过颧脂肪垫的悬吊提升，改善的效果会更明显。一般来说，皮肤松垂严重、较为瘦弱的人群，两个间隔重叠的概率较低，反之较高。

　　无论重叠如何，目前解决鼻唇沟的方案已经从其外上方提升，发展为穿越鼻唇沟到上唇后反折向颊外侧，效果更为确切。但前提是，无论此脂肪间隔厚度有多大差别，均一定要从其中央穿越此脂肪间隔，之后将其向上的推拉固定才能更好地解决鼻唇沟问题。

2. 颊脂肪间隔

颊脂肪间隔由 3 个间隔构成：内侧颊脂肪间隔、中间颊脂肪间隔和外侧颞 - 颊脂肪间隔。

内侧颊脂肪间隔位于鼻唇沟外侧（图 6-12、图 6-13）。其上界为眼轮匝肌支持韧带和外侧眶间隔，下界为下颌脂肪，外界为内颊隔。内侧脂肪间隔邻近中间脂肪间隔的部位，对应着腮腺咬肌韧带的位置。

中间颊脂肪间隔位于内侧颊脂肪间隔与外侧

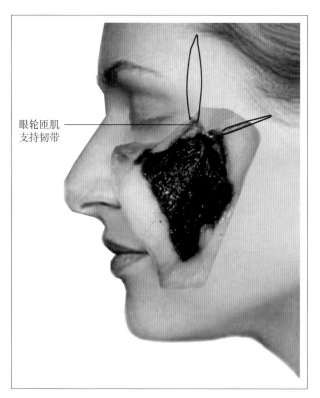

眼轮匝肌
支持韧带

图 6-12 内侧颊脂肪间隔

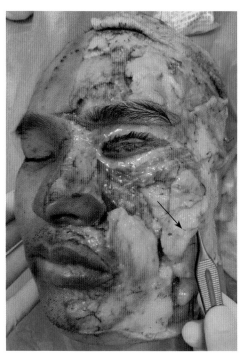 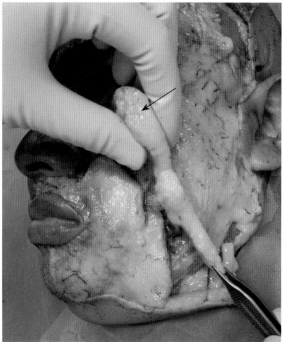

图 6-13 内侧颊脂肪间隔（箭头）解剖实体图

颞 – 颊脂肪间隔之间（图 6-14、图 6-16），上界为
上部颊间隔。该间隔上部与颧大肌附着。内侧和中
间脂肪间隔相交，形成了一个致密的筋膜系统。

外侧颞 – 颊脂肪间隔是颊脂肪间隔的最外侧
（图 6-15、图 6-16）。该间隔位于腮腺浅面，并与
颞脂肪和颈部皮下脂肪相连。

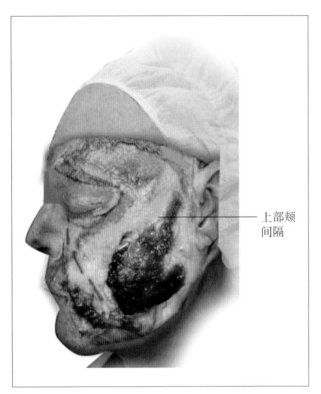

图 6-14　中间颊脂肪间隔

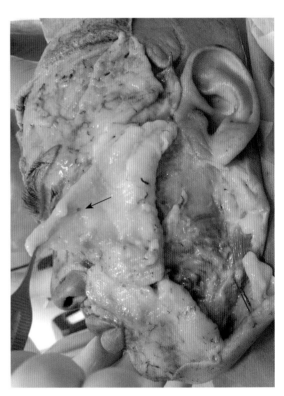

图 6-16　中间颊脂肪间隔和外侧颞 – 颊脂肪间隔（箭头）
解剖实体图

上部颊间隔

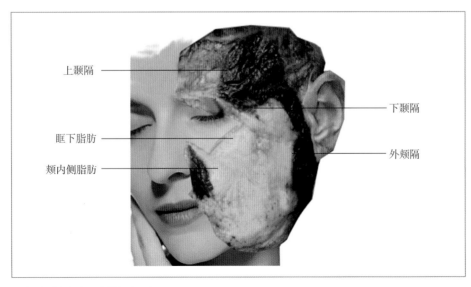

上颞隔

眶下脂肪

颊内侧脂肪

下颞隔

外颊隔

图 6-15　外侧颞 – 颊脂肪间隔，跨前额与颈区

临床意义

1. 内侧颊脂肪间隔即为颧脂肪垫（俗称"苹果肌"），此间隔向上对眶颧沟、向下对鼻唇沟的形成起着十分重要的作用。对其行斜向上的提升，不仅能改善颧袋、收紧眶隔、缩短下睑缘与眶颧沟距离，从而改善眶颧沟，对中面部年轻化作用明显，而且对鼻唇沟亦会有所改善。但却有使面颊增宽的不足，目前采用的弧线提升内收颧脂肪垫的方法可以解决此问题，后文会有详述。

2. 中间颊脂肪间隔形似"乒乓球拍"，它的提升对于下面部年轻化意义重大，改善也十分明显。但是内中交界有多数咬肌皮肤韧带，在此处埋线提升很容易出现凹陷。

内、中间隔经常会存在局部容量不足，影响最终年轻化和美化效果（主要是因为先天因素，据文献报道，随着衰老进程，浅层脂肪的容量并没有明显减少，只有下移的变化），因此评估后，可以合并多数平滑线埋置或者应用填充剂增加容量，不仅可改善沟槽，还可以完善美学平面。

3. 外侧颞 - 颊脂肪间隔形似"如意"，由于较长，一般分成上、下两个部分。上部分可作为提升眉尾的布线平面，而下部分对于改善颌颈角和下颌缘流畅度十分重要。

事实表明，在脂肪间隔内布线的提升要比跨间隔布线更为容易，效果更为明显，因为间隔间均为韧带所在处。

3. 前额和颞部脂肪间隔

前额由 3 个脂肪间隔组成：中央脂肪间隔、中间脂肪间隔（图 6-17）和外侧颞 - 颊脂肪间隔。

前额中央脂肪间隔位于前额中线处（图 6-18、图 6-20），邻近于中间脂肪间隔，下界为鼻背，外界是致密的筋膜层（中央颞隔）。

前额中间脂肪间隔位于中央脂肪间隔的外侧（图 6-19、图 6-20），下界为眶上的眼轮匝肌支持韧带，外侧为上颞隔。

外侧颞 - 颊脂肪间隔为前额的第 3 个脂肪间隔，是颊脂肪间隔的最外侧，跨前额与颈区（图 6-15）。上界为上颞隔和下颞隔，内侧的隔膜屏障称为外颊隔。

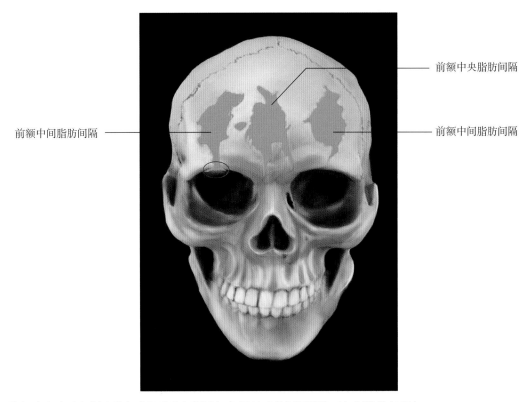

前额中央脂肪间隔

前额中间脂肪间隔

前额中间脂肪间隔

图 6-17　前额中央脂肪间隔和前额中间脂肪间隔（红色圈显示此间隔脂肪可与眶脂肪相通）

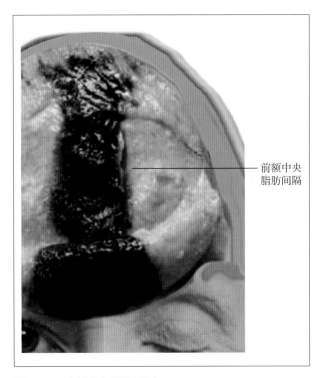

前额中央
脂肪间隔

图 6-18　前额中央脂肪间隔

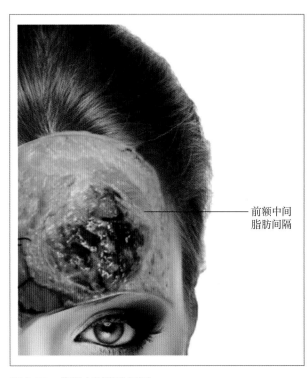

前额中间
脂肪间隔

图 6-19　前额中间脂肪间隔

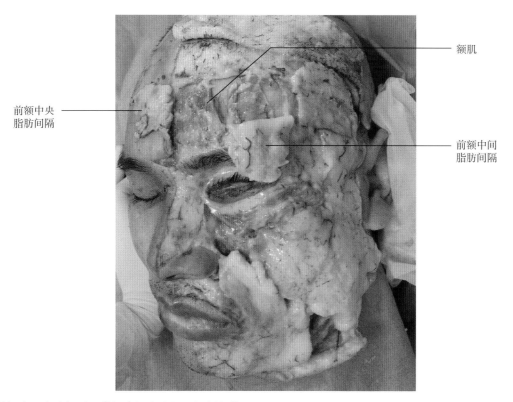

额肌

前额中央
脂肪间隔

前额中间
脂肪间隔

图 6-20　前额中央脂肪间隔和前额中间脂肪间隔解剖实体图

临床意义

　　一般情况下，新鲜实体解剖由于经常出现液化，较难分离出完整的额部脂肪间隔。许多医生认为这两个脂肪间隔意义不大，其实不然。

　　1. 衰老造成的整体眉下垂以及各种原因造成的单纯眉头下垂，均可以通过线技术得到矫正，而布线的层次正应该在这两个脂肪间隔内，否则效果不良，而且易发生并发症。

　　2. 眉间、额部正中以及眉上区域不够饱满时，可以在此层次进行埋线填充。

　　3. 对注射美容效果不良的原因有提示作用。若注射肉毒杆菌毒素效果不理想，很可能是因为位置过浅，将药物注射在此层次中而对肌肉不产生作用。

4.眶周脂肪间隔

眶周包括3个脂肪间隔：眶上脂肪间隔、眶下脂肪间隔和眶外脂肪间隔（图6-21、图6-22）。

眶上脂肪间隔以眼轮匝肌支持韧带为界，并围绕眶上缘走行。眼轮匝肌支持韧带呈圆形结构（跨上、下眶），并融合进入内眦和外眦。

眶下脂肪间隔较为薄弱，下界为眼轮匝肌支持韧带或颧隔。该脂肪间隔是临床上出现眶周瘀斑的主要部位。

眶外脂肪间隔的上界为颞下间隔，下界是颊间隔上部。颧大肌与其附着。值得注意的是，颧肌附着于多个脂肪间隔。

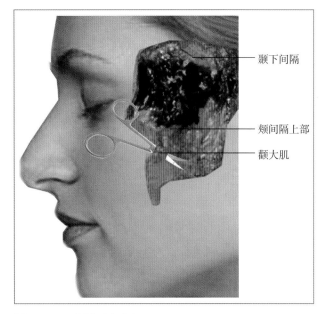

颞下间隔

颊间隔上部

颧大肌

图 6-21 眶周脂肪间隔

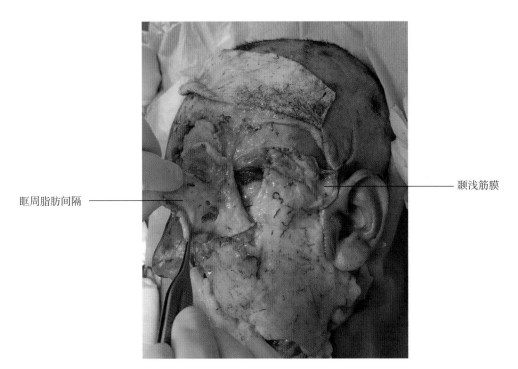

眶周脂肪间隔

颞浅筋膜

图 6-22 眶周脂肪间隔解剖实体图

临床意义

1. 眶上、下脂肪间隔都很菲薄，但在实际操作中均可利用和获益。

2. 单独眶上区域本身无提升的需求与可能，而且多数医生认为上睑活动太过频繁而容易出现各类并发症，所以并不赞同眶上区域埋线与直接悬吊。但是眶上凹陷出现率较高，所以在上眶壁前及内侧骨膜平面上以及皮下、眼轮匝肌表面均可以布平滑线来改善。

3. 眶下区域容易产生淤青的部位多半在眶颧沟区域，埋线无论对于改善眶颧沟、脂肪膨出以及黑眼圈均有很大作用，主要原因在于其改善血液循环及刺激胶原合成作用。

4. 眶周脂肪间隔虽然十分菲薄，但是在向外上方提紧布线时必须经过该区域，而在其下面就是有面神经额支存在的颞浅筋膜层。因此，该区域布线原则是宁浅勿深。

5. 下颌脂肪间隔

下颌脂肪间隔是面部脂肪的最下部，与鼻唇脂肪间隔分离，并附着于降口角肌（图6-23、图6-24）。

该脂肪间隔的上界为唇部的降肌，下界为颈阔肌的膜状融合，内界为降口角肌。解剖横断面可以明确显示鼻唇脂肪间隔和下颌脂肪间隔的差别。

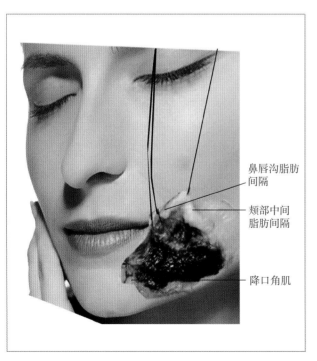

鼻唇沟脂肪间隔

颊部中间脂肪间隔

降口角肌

图 6-23　下颌脂肪间隔

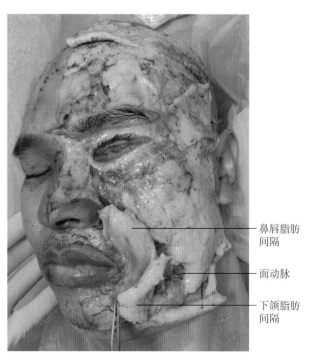

鼻唇脂肪间隔

面动脉

下颌脂肪间隔

图 6-24　下颌脂肪间隔解剖实体图

■ 临床提示

　　下颌脂肪间隔是产生口角囊袋（木偶纹）的主要原因。斜向上方的悬吊提升可以较为有效地改善此类畸形与老化表现。但是从解剖层面可以发现，此区域与唇部降肌和降口角肌关系密切，操作不当可以使悬吊线埋入相关表情肌，造成在做口部动作时出现异常运动、凹陷与震颤，而且较难在短时间内恢复，需要引起高度重视。目前的下面部埋线提升设计中有跨越鼻唇沟口角囊袋的设计，从下唇出针后再度反折回面颊，上推组织后改善口角囊袋。这样的操作难度较大，要求准确度高、层次清晰。一定要在此脂肪间隔中往返穿越，过浅或过深均容易产生并发症，甚至将线穿入口腔中。

（二）深层脂肪间隔

1. 额部深层脂肪间隔

　　2017 年，Cotofata 医生首次发现并具体描述了额部深层脂肪间隔，共有 3 个脂肪间隔，分别为：额部中央深层脂肪间隔和两个额部侧方深层脂肪间隔（图 6-25）。额部深层脂肪间隔位于额肌下、帽状腱膜上，下界为额中隔，上界不超过颞上间隔最高点，侧界为颞韧带融合。额部中央深层脂肪间隔与额部侧方深层脂肪间隔的界限为眶上血管神经束。

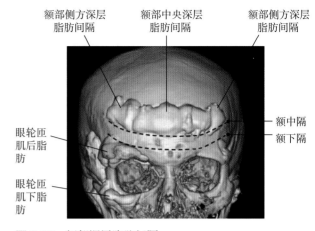

图 6-25　额部深层脂肪间隔

■ 临床提示

　　额部深层脂肪间隔较薄，而且与额肌及帽状腱膜粘连紧密，很难分离，牵拉后联动一体，移动较为困难。如将线材埋置进此层，首先较难掌握层次，其次很难进行提拉固定和复位。但是此层确实是填充的层次，无论是平滑线材，还是各类填充剂，均可以植入此层。脂肪填充时可能多数填充在骨膜上层；但是在填充剂填充时，特别是锐针垂直进针时可以填充在此层。

2. 面颊部深层脂肪间隔（图 6-26）

（1）眼轮匝肌下脂肪：掀开眼轮匝肌眶部，可见较为致密的眼轮匝肌下脂肪（suborbicularis oculi fat，SOOF）（图 6-27），分为内侧和外侧两个部分。内侧部分与鼻唇沟脂肪间隔毗邻，外侧部分与颊外侧深层脂肪间隔相连。

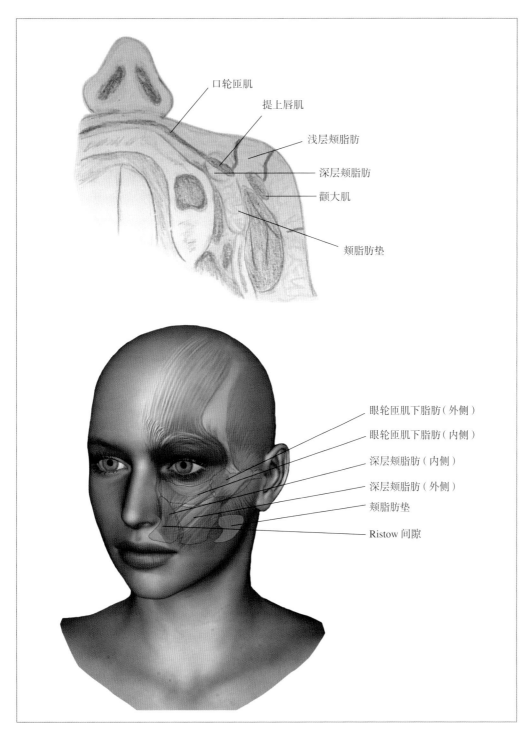

口轮匝肌
提上唇肌
浅层颊脂肪
深层颊脂肪
颧大肌
颊脂肪垫

眼轮匝肌下脂肪（外侧）
眼轮匝肌下脂肪（内侧）
深层颊脂肪（内侧）
深层颊脂肪（外侧）
颊脂肪垫
Ristow 间隙

图 6-26　面颊部深层脂肪间隔

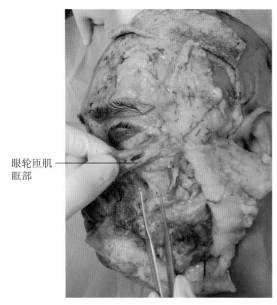
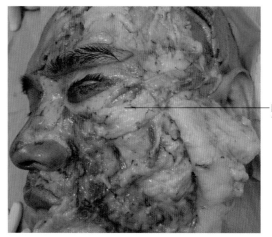

眼轮匝肌眶部

眼轮匝肌下脂肪

图 6-27　眼轮匝肌下脂肪解剖实体图

（2）深层颊脂肪间隔：分为内侧和外侧两个部分（图 6-28）。内侧部分位于表浅鼻唇沟脂肪间隔深层，与颧大肌及颊脂垫相连，同时围绕提上唇肌和提上唇鼻翼肌，深层为颊上颌间隙，是在浅层脂肪与骨膜之间。

外侧部分厚薄不一、变化较大，上与SOOF外侧衔接，内侧与颧大肌毗邻，下与颊脂垫相接。这部分脂肪间隔与上颌骨直接相接，这一点与内

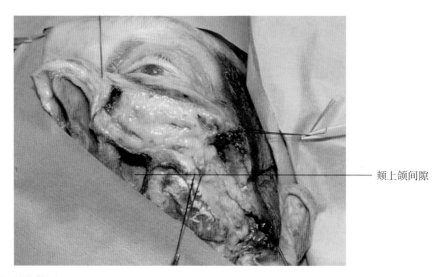

颊上颌间隙

图 6-28　深层颊脂肪间隔解剖实体图

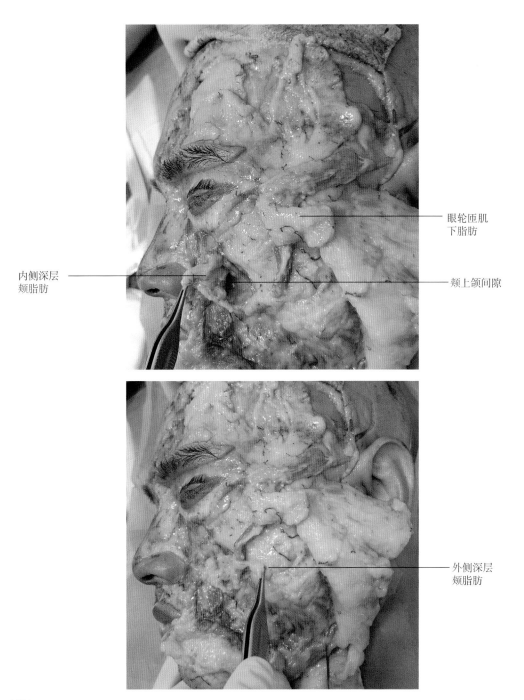

眼轮匝肌
下脂肪

内侧深层
颊脂肪

颊上颌间隙

外侧深层
颊脂肪

图 6-28 （续）

侧部分有本质差别。

（3）颊脂肪垫：为第5个深层脂肪间隔，为面部最深、最长的脂肪间隔，上与颊深层脂肪间隔外侧部分相连，中间可见腮腺导管骑跨，内侧与面静脉毗邻，外侧为腮腺外侧缘，深层延伸向外上与颞深脂肪垫相通（图6-29）。

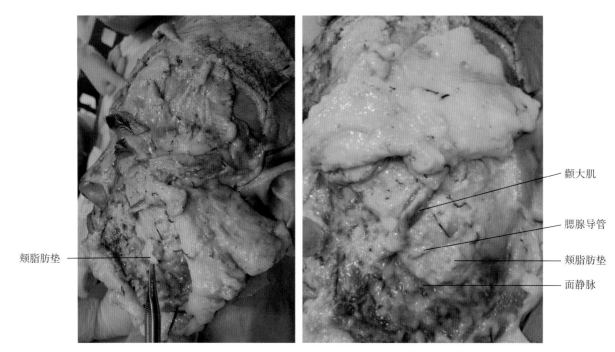

颊脂肪垫

颧大肌
腮腺导管
颊脂肪垫
面静脉

图 6-29   颊脂肪垫解剖实体图

临床提示

深层脂肪间隔对于埋线本身意义不大，因为其一，深层脂肪根据文献报道并非随着衰老进程而出现明显的下垂，而是容积的减少，因此用线进行提升本身意义不大；其二，深层脂肪位于面部第4层，重要的血管、神经分布密集，埋线极易产生严重并发症，因此不建议在此层布线。但是了解它的意义为：

1. 能够科学地分析已经出现的并发症的原因所在，为救治提供解剖基础，比如判断面神经、腮腺导管以及颧大肌等损伤的原因。

2. 由于深层脂肪的萎缩造成了浅层脂肪的坍塌下降，因而产生了面部外观的松垂，也就是我们目前认知的假性松垂概念。因此从解剖学依据来看，浅层次可以用线材进行提升，而深层次却要用脂肪或者填充剂进行填充，而填充的部位就和深层脂肪间隔关系密切，尽可能填至上述位置更符合解剖学规律，会使外观呈现更加自然的年轻化效果。

六、面部的支持韧带

　　面部皮肤支持韧带与手指 Grayson 韧带和 Cleland 韧带的功能相似，是皮肤和 SMAS 与周围组织结构的固定装置。Furnas（1989 年）描述了颧弓韧带、下颌骨韧带、颈阔肌 - 耳韧带、颈阔肌 - 皮肤前韧带、颈阔肌 - 颧颊部韧带（咬肌皮肤韧带）的解剖，同时我们也描述了和线技术相关的颊上颌韧带、颈阔肌悬韧带和泪槽韧带以及眶外侧增厚区等（图 6-30）。

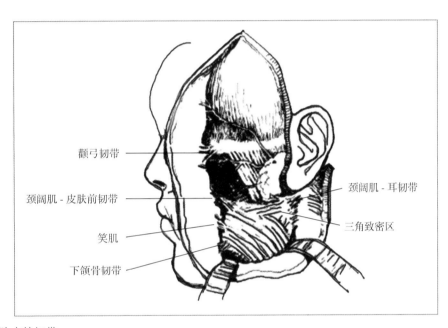

图 6-30　面部皮肤支持韧带

（一）颧弓韧带

　　颧弓韧带（zygomatic ligaments，ZL）为 2～3 束腱性致密结缔组织束带（图 6-31），位于耳屏间切迹游离缘前方 4.3 cm 处，恰好在颧小、大肌起始部后方，始于颧弓前端下缘，穿过各层软组织抵止于真皮。神经、血管和颧弓韧带毗邻关系密切：①面神经颧支通过颧弓韧带下方，到达韧带前方的颧小、大肌和眼轮匝肌深面；②面横动脉多数经过颧弓韧带的下方，少数穿过韧带中部，如经过下方则距离韧带下缘不超过 1.0 cm；③细小的感觉神经支和面横动脉分支伴随颧弓韧带斜向浅面的皮下、皮肤。面神经颞、颧支和面横动脉走行于颧弓韧带附近时，位于 SMAS 的深面。

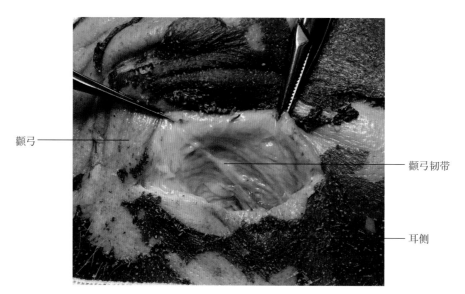

颧弓

颧弓韧带

耳侧

图 6-31 颧弓韧带垂直剖面解剖实体图

临床提示

　　颧弓韧带是面部最粗大、分布最广的真性韧带，与面部衰老及沟槽形成关系密切，如颊中沟的形成（颧弓韧带的内侧皮肤止点）。

　　1. 在开放性除皱术中，无论是皮下还是 SMAS 下剥离，均须将 ZL 剪断，才能获得较充分的视野与深层次解剖的可能。而韧带中固定包含血管，常常需要在直视下止血。

　　2. 因此，在埋线悬吊起始，理论上均主张回避和绕开此韧带，以减少并发症。但是事实上不经过其不太可能，特别是外上部分，而且也会部分影响提升效果。重要的是目前的观点是韧带可以作为悬吊路径导引和悬浮辅助固定点。

　　3. 临床上减少并发症的方法主要是注入肾上腺素溶液，局部稍多隆起；穿刺稍深，达到既不凹陷，又不明显出血。

　　4. 此处越衰老，越凹陷明显，在真皮下布线基本不会有改善，应该在 SMAS 平面水平填充或者植入。

（二）下颌骨韧带

　　下颌骨韧带（mandibular ligaments，ML）位于下颌体前 1/3 的条状区域，在下颌骨下缘上 0.6 cm，距下颌角点 5.3 cm（图 6-32）。下颌骨韧带起始于下颌体骨面，穿过肌层和皮下脂肪抵止于真皮。下颌骨韧带由平均 12 束（8～15 束）的结缔组织小带组成，小带呈双排平行并列。

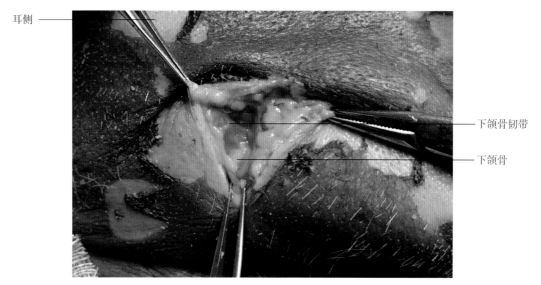

耳侧

下颌骨韧带

下颌骨

图 6-32　下颌骨韧带垂直剖面解剖实体图

临床提示

　　一般来说，埋线提升下面部或改善口角囊袋无须离断该韧带，但是如欲矫治颌下颈阔肌松垂和"火鸡颈"畸形，又不愿采用颈部入路时，则一定要剪断下颌骨韧带。

　　目前各类线材问世，有很多可以单独解决颈部松垂的方法，而多数设计方案均要利用此韧带的穿越后固定作用。这里要提示的是，面动脉与其毗邻走行，一定注意避免损伤。

（三）颈阔肌 - 耳韧带

　　颈 阔 肌 - 耳 韧 带（platys ma-auricular ligaments，P-AL）是指颈阔肌后上缘连于耳附近的一层薄的但坚韧的结缔组织结构（图 6-33）。该结构在颈阔肌后缘、上缘均与面部 SMAS 及腮腺包膜、胸锁乳突肌腱纤维、颈阔肌悬韧带等组织结构紧密融接，在耳垂下后方形成一略呈尖向下的三角形致密区。将连接于颈阔肌后上缘与致密区的那部分 SMAS 称为颈阔肌 – 耳韧带。SMAS 及颈阔肌 - 耳韧带等各层组织紧密愈着，须锐性分离。将颈阔肌 - 耳韧带离断后，须将断端重新拉紧固定在三角形致密区或乳突区的筋膜、骨膜上。此即韧带的重建技术，以保持颈阔肌的弓状后上缘形态，提紧颈阔肌。

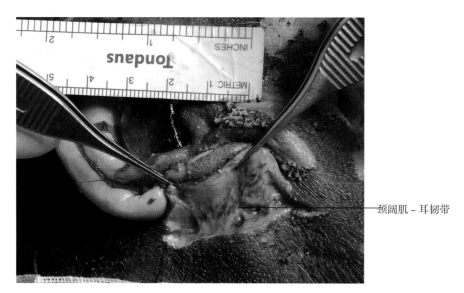

颈阔肌 – 耳韧带

图 6-33 颈阔肌 – 耳韧带垂直剖面解剖实体图

临床提示

颈阔肌 - 耳韧带宽大、强韧，对于维持下面部及颈部年轻状态意义重大。如若穿越此韧带在口角外上方斜向上提拉，不仅可以改善口角囊袋，而且对于下面部提升后的快速下滑起到很好的抑制作用。同时，颈部提升的绝大多数方案中均有线材需要穿越此韧带，以利于较强劲的提拉与固定。

（四）颈阔肌 – 皮肤前韧带

颈阔肌 - 皮肤前韧带出现率低，约为 20%。此韧带起于颈阔肌前上缘，斜向前上止于浅层的真皮。皮下潜行分离时，颈阔肌 - 皮肤前韧带可能将分离平面导向分离层次过浅，致使分离层次错误。

（五）SMAS– 颧颊部韧带

SMAS- 颧颊部韧带（SMAS-malar ligaments,

SMAS-ML）也称为咬肌皮肤韧带（图 6-34）。该韧带纵向排列于咬肌前缘。最上一组偏后，位于耳下基点前 4.2 cm 的咬肌起始部表面，其余均位于下颌角点前 3.9 cm 的垂线上。其由多条致密结缔组织束带组成，平均 6.8 束，粗细不等、长短各异，最上和最下两组短而粗韧，中间的较细长、薄弱。最上一组多为 1 束（1～2 束），起于近咬肌起始部的咬肌筋膜表面，斜向前、浅方向，止于 SMAS。最下一组多为 2 束（1～3 束），起自下颌体近上缘骨面，斜向上、浅方向，止于颈阔肌。中间的几束起于咬肌筋膜前缘和（或）颊咽筋膜，分别在颊脂肪垫的上、后、下缘走向浅面的 SMAS。

该韧带与神经、血管的关系较密切。最上一组的上方紧邻面神经颧支和面横血管分支。少数情况下，血管经过韧带的下方。腮腺管也横行于最上一组的附近。最下一组的上方有面动脉、面前静脉经过，下方有面神经下颌缘支经过。有时，血管、神经通过韧带的束与束之间，中间的几束排列于咬肌前缘，因此，面神经颧支由后向前通过这种栅栏样结构到达前方的颊脂肪垫浅面。

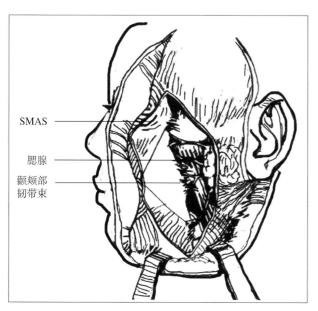

图 6-34　SMAS- 颧颊部韧带

SMAS

腮腺

颧颊部
韧带束

临床提示

　　文献报道，除皱术中离断 SMAS- 颧颊部韧带证实对矫治面内侧区老化征象非常有效，包括鼻唇沟。

　　此韧带在咬肌前缘分布较广，虽然较细，但是本身所在区域组织较薄，所以较为表浅。临床意义在于在口角旁和颧脂肪垫下缘区域埋线提升须小心，易沟住韧带而产生凹陷，要力度适中，边观察、边操作。

（六）颈阔肌悬韧带

　　颈阔肌悬韧带（suspensory platysma ligaments，

SPL）位于腮腺、颌下腺与胸锁乳突肌前缘之间，上段位于腮腺与胸锁乳突肌之间，附着于 SMAS 的深面；下段位于下颌角及颌下腺与胸锁乳突肌之间，附着于颈阔肌深面。其由双层纤维性筋膜构成，前层为腮腺包膜与颌下腺包膜相互移行部分，后层是增厚的胸锁乳突肌纤维鞘。深面从上到下分别起始于茎突下颌骨韧带表面，茎突舌骨肌、二腹肌后腹表面；浅面附着在 SMAS（上段）和颈阔肌（下段）的深面（图 6-35）。

　　该韧带和附近的神经、血管关系密切：①面神经颈支出腮腺叶下极，紧贴该韧带前面下降一段距离后，分支入颈阔肌；②颈外静脉在该韧带后方的胸锁乳突肌浅面下降；③耳大神经在该韧带后方前上行，距耳垂点 2.0～3.6 cm 范围内斜穿该韧带上段，分支入腮腺等；④面前静脉沿颌下腺上缘后行穿过该韧带中、下段，汇入颈外静脉。另外，颈丛的部分皮神经也向前穿过该韧带下段。

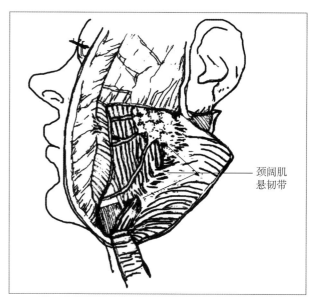

颈阔肌
悬韧带

图 6-35　颈阔肌悬韧带

临床提示

颈阔肌悬韧带的作用似乎是在下颌角上、下方向深面牵拉悬吊颈阔肌 -SMAS，保持了颈侧区具有的从低到高的圆滑美感曲线。皮肤和颈阔肌的松垂会破坏此区域的曲线。

但是在悬吊埋线过程中，一般不能深入到此层次，而且这样的作用效果和肉毒杆菌毒素抑制颈阔肌的运动效果还是有差距的。

（七）泪槽韧带

泪槽韧带（tear trough ligament）是一个真实存在的骨皮韧带，起自上颌骨，穿过并连接面部的 5 层软组织，止于泪沟部的真皮。这条韧带是泪槽畸形的解剖学基础（图 6-36）。泪槽韧带在外侧面延续为眼轮匝肌支持韧带，后者已经被证实是形成睑颊沟的解剖学基础。泪槽韧带和眼轮匝肌支持韧带的延续解释了该部位的老年性变化：泪槽和睑颊沟连在一起，形成了一个明显的皮肤沟槽，称为眶颧沟。这说明了面部软组织支持韧带在形成面部皮肤沟槽的过程中具有重要的作用。

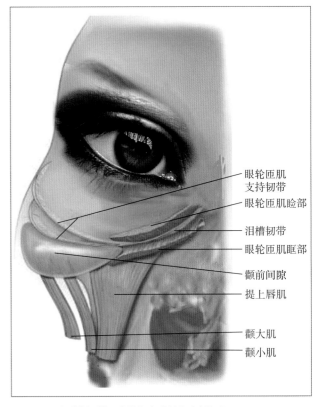

图 6-36　泪槽韧带、泪槽畸形的解剖基础

眼轮匝肌支持韧带
眼轮匝肌睑部
泪槽韧带
眼轮匝肌眶部
颧前间隙
提上唇肌
颧大肌
颧小肌

（八）颊上颌韧带

颊上颌韧带起于颧 - 上颌骨缝骨膜，止于其浅面皮肤，固定皮肤，相对薄弱（图 6-37）。

临床提示

在下睑年轻化手术中，离断泪槽韧带，眶颧沟就有可能消失或改善。但是在微创领域，离断较为困难。技巧在于在其本身或浅面加固皮下支撑力，阻挡脂肪疝出，改善血液循环及黑眼圈形成，提升胶原的合成亦会潜移默化地改善眶颧沟的加重。具体操作见后文详述。

临床提示

在中面部年轻化手术中，考虑到东方人不喜欢高颧骨及外展的颧弓，因此设计了很多提升及内收颧脂肪垫的方法。无论怎样的设计，均为依靠倒刺的内固定，而无明确的悬吊点。如果在近鼻旁出针或布线时穿越颊上颌韧带，可以适当地提升固定力量，但要注意鼻旁的内眦血管。

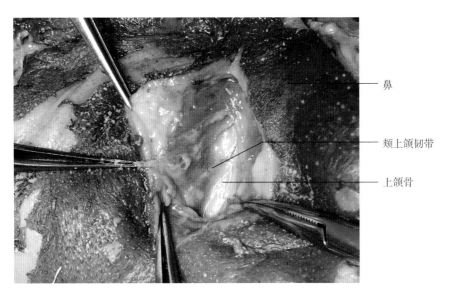

　鼻

　颊上颌韧带

　上颌骨

图 6-37　颊上颌韧带垂直剖面解剖实体图

（九）眶外侧增厚区（眶外侧假性韧带）

眶外侧增厚区起于眶外上颞嵴骨膜，止于对应眶外侧真皮，有小动、静脉及感觉神经支穿行（图 6-38）。

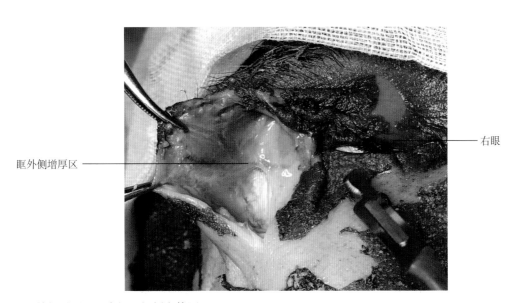

眶外侧增厚区

　右眼

图 6-38　眶外侧增厚区垂直切面解剖实体图

临床提示

　　东方人一般喜欢上扬的眼角，内、外眦连线要有近10°的上扬。在衰老进程中，眼角会进一步下垂，很多求美者有这样的需求。这时若从外上方颞部布线穿越眶外侧增厚区，提拉后效果十分确切，但操作中要小心面神经额支及哨兵静脉等结构。

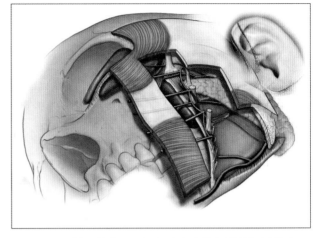

图 6-39　面神经分支、组织间隙和支持韧带的解剖关系

七、面神经分支

　　面神经的危险区在许多文献中都有描述，但仅限于面神经在体表投影标志点走行路线的二维描述。面神经分支从腮腺穿出后在前面部走行于第5层组织内，并穿过第4层组织抵止于表情肌的深层。因此，在第4层组织移行处，很容易损伤面神经分支，但组织移行位置较为规律，通常都靠近支持韧带附近（图 6-39 ~ 6-41）。

（一）颞支

　　从面部皮肤上标记面神经的颞支：沿 Pitanguy 线走行，从耳屏下 0.5 cm 至眶上缘外 1.5 cm。传统的教材认为，颞支穿出腮腺后紧贴深筋膜走行，位于 SMAS 筋膜的深面，并横跨颧弓。由于颞支在此走行表浅，术中不主张把 SMAS 筋膜横断，称为 SMAS 筋膜的高位横断（即位于或高于颧弓）。

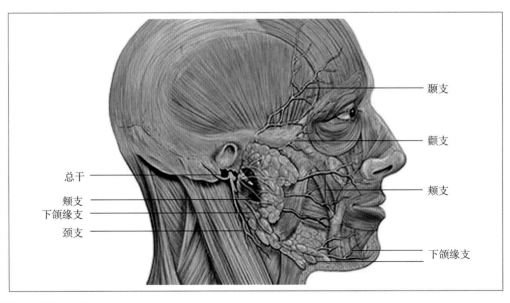

图 6-40　面神经分支示意图

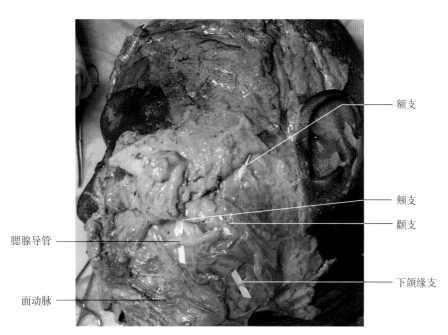

图 6-41　面神经分支解剖实体图

事实上，颞支横跨颧弓的层次较深。颞支在颧弓下方穿出腮腺，并于其上 2 cm 进入颞浅筋膜的深面。在该区域，颞支走行于颞浅筋膜与颞深筋膜之间（第 4 层）。整条神经由筋膜和脂肪层保护，并沿腮腺咬肌腱膜向上延续，称为腮腺颞肌筋膜。

（二）颧支

面神经颧支穿出腮腺后走行于深筋膜的深面，紧贴颧骨下方和腮腺导管头端。其与面横动脉水平走行于咬肌表面。颧支在颧大肌和颧小肌下方走行，在颧弓韧带附近移行到肌肉深面，支配该肌。在颧大肌外缘常发出一个分支支配眼轮匝肌，并在其下外侧入肌。在该部位将组织垂直分离时，注意勿损伤该分支。

（三）颊支

上颊支穿出腮腺后沿腮腺导管浅面走行进入咬肌腱膜，并紧贴中部咬肌前间隙上缘。到达咬肌前缘后，上颊支与咬肌腱膜深面分离，而靠近咬肌韧带的上点。

下颊支穿出腮腺后向下行走，约在耳垂水平走行于咬肌腱膜深面，接近中部咬肌前间隙下缘。在咬肌前缘下，颊支从深部移行至 SMAS 筋膜的深面，靠近咬肌韧带的下点。面神经进入第 3 层软组织后，各神经分支之间相互连接，最终进入各自支配的表情肌。

（四）下颌缘支

下颌缘支支配的目标肌缺少其他神经分支的交叉支配，因此损伤后果最为严重。下颌缘支位于颈阔肌 - 耳筋膜内，走行于下颌韧带前。多数情况下，该分支位于咬肌前间隙下缘，并具有一定的活动度。在此处，下颌缘支行走的路径变化较大，有时位于下颌骨的下方。一般情况下，在该神经分支附近无须进行组织分离。

（五）颈支

颈支刚浅出腮腺的一段距离是垂直下降走行，浅面与颈阔肌之间有薄层疏松结缔组织。越过面前静脉的浅面斜向前下到达颌下腺鞘膜与颈阔肌之间，陆续分支进入颈阔肌。颈支在下颌角至颌下腺的一段距离时邻近颈阔肌悬韧带的前面。

临床提示

埋线面部提升损伤神经的概率较低，但是也不能忽视。

1. 额支较为表浅，在中面部布线提升容易产生一过性或永久损伤。

2. 下面部若想提升颊脂垫，则位置较深，风险较大，容易伤及腮腺导管和面神经颊支。

3. 重点仍在腮腺前缘，不可穿刺过深和密集布线，否则几个面神经分支均有损伤可能。

八、面部组织结构的老化改变

年轻面容通常圆润、饱满；而老年面容表现为萎缩和松垂特征，外观疲惫。面部老化表现在各个面部解剖层次，最先始于骨骼。浅层组织的变化不易直接测量，通常根据经验判断。第 2~4 层组织相关的老化变化主要表现为组织间隙表面软组织的堆积、松垂，以及周围皮肤沟槽的组织缺失。此类沟槽是组织间隙周围和插入真皮的支持韧带收缩所致。组织松垂的程度反映了组织退化、松弛所致的组织延长，但尚不清楚多少组织容量（骨骼和软组织）才能引起"明显的"组织松垂。对于老化改变相关解剖的综合理解，是进行合理面部年轻化治疗的基础。

（一）皮肤

皮肤老化受基因、环境、激素变化和新陈代谢等各种因素的影响。随着老龄化的进程，柔软

的皮肤变薄、变平，逐渐丧失了弹性和结构规律。细胞外基质的萎缩表现为真皮内成纤维细胞数量、胶原含量（以 Ⅰ 型和 Ⅲ 型胶原为主）和弹力纤维的减少。光老化和自然的皮肤老化都有重要的分子生物学水平特征，如信号转换的变化、促基质金属蛋白酶的表达，以及胶原合成减少和结缔组织损伤等，使两者很容易区别。氧化应激是皮肤老化的重要过程，可以引起过氧化氢和其他活性氧的增加，以及抗氧化酶的减少，上述变化又导致了基因和蛋白质的结构发生变化。加速皮肤老化的环境因素如吸烟，可以使皮肤老化提前 10~20 年，主要机制可能是胶原酶的增加和皮肤血液循环的减慢。面部表情肌的收缩是一种独特的皮肤折皱方式。随着皮肤深层的胶原弱化和厚度变薄，真皮逐渐丧失对抗肌肉收缩的坚韧度，导致皱褶线永久地停留在皮肤上，即使无面部表情，皱纹仍然存在。

提示

皮肤的衰老改变除了与细胞数量减少及质量降低有关外，与细胞外基质成分关系密切，涉及胶原、胶原酶及诸多生长因子的表达与代谢。主要表现为合成减少、代谢增加。前文介绍了在埋入 PPDO 线后发现，胶原（Ⅲ型）表达增加、透明质酸和受体表达增加以及血管内皮生长因子（VEGF）含量增多，解释了埋线术后皮肤质地、弹性等改善。

（二）皮下组织

皮下组织内的纤维组织和脂肪的分布形式有所不同。在某些特殊部位，皮下脂肪堆积、隆起，可以形成特殊的解剖结构，比如颊脂肪垫和鼻唇脂

肪（nasolabial fat）。皮下结构的边界和支持韧带的位置相关，支持韧带向浅层走行并插入真皮内。年轻时，结构移行是平滑过渡的，不易被察觉。随着老龄化的进程，这些结构部位出现明显的凹凸不平。一系列的原因导致了上述脂肪结构的错位，比如脂肪下垂、选择性的萎缩或增生、支持韧带的弱化等。也有学者证实，皮下脂肪是非活动层，不会随着年老而下垂，因此老年人的脂肪下垂较轻微。此外，明确分区的支持韧带可以将脂肪固定至相应位置。

（三）肌肉

随着老化的进程，骨骼肌会缩小 50%，这可能也适用于咀嚼肌（颞肌和咬肌）。年老时，面部表情肌仍被持续使用，因此其退化进程不如骨骼肌明显。年老时，眼轮匝肌无明显的组织学变化和肌纤维减少，以及与周围组织粘连、下垂等改变。上唇的提肌肌群如颧大肌、提上唇肌的长度、厚度和体积等，也基本保持不变。相对来说，上唇的口轮匝肌会出现厚度减少、肌束变小和肌膜增厚等改变。

（四）面部软组织间隙和支持韧带

各种纤维连接系统逐渐变细，韧带强度下降、松弛性增加。组织间隙也逐渐扩大，但间隙空间的增加要大于松弛度增加。韧带位于组织间隙的周围，因此固定部位的组织常出现臃肿、膨出。老年人的组织间隙很容易分离，并且间隙边界也随着韧带松弛而扩大；而年轻人的组织间隙不容易打开和钝性分离。

（五）骨骼

随着年龄增加，面部骨骼会出现戏剧性的老化变化，这对面容老化的改变起到了决定性作用（图 6-42、图 6-43）。出生时，面部骨骼发育尚不完全，因此婴儿和儿童常出现短暂的颊中部隆起

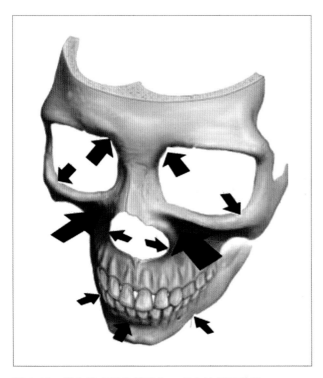

图 6-42　箭头代表易出现吸收、老化的颅面骨骼

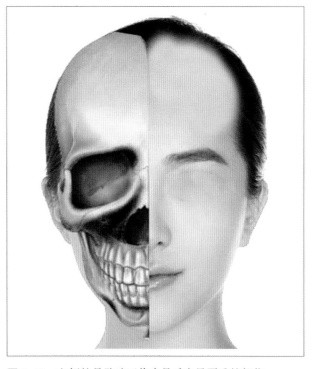

图 6-43　左侧的骨骼暗区代表骨丢失最严重的部位

（midcheek segments）。但随着生长发育，这一特征逐渐消失，骨骼的突起部分逐渐出现。此后，随着一些部位的继续扩展，某些特定部位的骨骼出现明显的吸收，比如眶上缘内侧、眶下外侧部、面中部骨骼。尤其是上颌骨包括梨状孔和下颌骨的颏部等部位。

骨骼形成不足对表面软组织会产生重要的影响。尤其在面中部，上颌骨的后缩会加重泪沟和鼻唇沟。面中部骨骼退缩伴外突消失，会产生明显的组织下垂、老化。面部骨骼后缩导致许多支持韧带的起点继发性错位，同时还造成皮肤内缩。面部突起区之间凹陷部位的面积会逐渐扩大。对于先天性的骨骼结构弱小或不足，相关畸形部位的深层骨骼整形是矫治此类早衰面容的首要目标。

临床提示

骨骼的老化、吸收在面部年轻化领域似乎并未引起足够的重视。事实上，这种改变无疑使面部衰老雪上加霜（即使并无100%因果关系）。

在我们利用PPDO线的埋置填充作用时，是否可以考虑应用粗细及长短适中的平滑线植入到萎缩或后缩的骨骼骨膜表面（或直接埋入相应部位的骨膜下），既起到填充作用，也会因后期的代谢矫正部分畸形。

九、面部衰老的各区解剖学改变

（一）颞部和额部

颞部的皮肤较薄，并且缺少深层坚固组织的支撑。因此组织附着较松弛，这也表明深层存在颞间隙。颞间隙的范围广泛，周边有呈中隔状的颞韧带。该韧带不延续至松弛的皮下组织层（第2层）。这与其他的面部韧带附着于真皮有所不同。因此，除皱术中颞深层分离对皮肤的提紧效果不如其他部位好，比如颊部。

皱眉肌收缩会表现出悲伤或愤怒的表情。其横头止于眉中部，收缩时产生纵行的眉间纹。皱眉肌的斜头、降眉肌和眼轮匝肌内侧纤维的联合作用，产生斜行的眉间纹伴降眉头。降眉间肌可以在鼻根部产生横行皱纹。眼轮匝肌外侧部和皱眉肌横头可以降低眉尾。眉尾下垂伴局部皮肤松弛，导致假性的上睑皮肤过多。额肌附着于眉内、中1/3皮肤，可以提眉。该肌收缩形成横行的额纹。其拮抗肌群是皱眉肌、眼轮匝肌和降眉间肌。

临床提示

相对而言，眉内侧段很少出现老化下垂，而是表现为逐渐上升的趋势。机制是额肌的慢性激活，额肌力量的增加可以在上睑提肌的肌力减弱时提升眉/眼睑部的组织。解剖学上，额肌的外侧终止于颞融合线（上颞间隔），眉外侧也无提肌拮抗降眉肌，加之重力的作用，这就解释了眉外侧段首先出现下垂的原因。

因此，通常提升眉的方法有：松弛皱眉肌、降眉间肌（眉头提升）；减少眉内侧上部额肌的力量（利用代偿），以及松弛眉尾下眼轮匝肌（眉尾提升）。而后或同时辅以悬吊线埋置提升。

（二）中颊部

光滑、饱满的中颊部（midcheek）是年轻的标志。中颊部是面中部的前面部分，呈"倒三角"形。

其上侧是下睑的睑板前部分，内侧是鼻外缘和鼻唇沟，外侧是侧面颊。随着老龄化，中颊部最早出现老化改变，并被 3 条皮肤沟槽分隔：鼻颊沟（泪槽）、眶颊沟和中颊沟，分隔面容表现为"疲劳"的外观。

中颊部的软组织由 3 处"隆起"构成，每处都覆盖于一个特定的中颊部骨骼上（图 6-44）。睑颊区位于眶下缘的突起上，颧区位于颧骨表面，鼻唇区位于上颌骨表面。骨骼边缘是 3 个骨性开口，即眼眶、鼻腔和口腔。

中颊部存在很多空腔，并且缺少骨性支持，因此具有先天的弱势。中颊部老化改变有 3 个诱发因素：①中颊部软组织呈楔形，上薄下厚；②骨骼先天性后倾，上部是眶下缘，外突较明显；③上颌骨逐渐出现骨吸收，导致重度后缩。此种退缩不均匀，在上颌骨的内侧和下侧尤为显著。老化早期，上颌骨退缩伴中颊部软组织轻度下降，继而导致上颊部的容积减少。后期，覆盖眶下缘的少量眶脂肪逐渐暴露，尤其是眼睑中央的深层脂肪团。此时，视觉印象表现为下睑"被拉长"。此外，中颊下部的软组织团块增厚，可以掩饰部分上颌骨吸收外观，但仍表现为明显的软组织下垂。

上述 3 个部位中，下睑区的老化改变最显著。

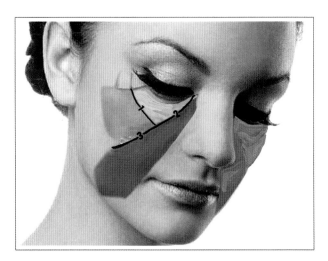

图 6-44 绿色：睑颊部；黄色：颊部；紫色：鼻唇部

该部位存在 2 条横跨下睑的沟槽，不同时期的老化表现也不尽相同。上方为下睑板沟（infratarsal groove），位于睑板和眶隔的交界处，是下睑板突起的下界。该突起在年轻人清晰可见。眼睑位于其上，而颊部位于其下，又称为高睑颊沟（high lid-cheek junction）（俗称"眼台"的下缘）。下睑板沟的位置不会随着老化而改变，通常只会逐渐淡化。下方是睑颊沟（lid-cheek junction），位于眶隔下缘和颊部之间，随着老化逐渐显现、加深并下移。

早期将睑颊沟描述成"C"形，由于其逐渐下移，尤其是中央部分下移较重，逐渐变成"V"形。内侧是由逐渐加深的鼻颊沟和眶颊沟构成。"V"形的中央最低点是鼻颊沟向颊部延续变成中颊沟的部位。此沟槽将中颊部分为颧部和鼻唇部。这种区域性的变化不伴皮肤下垂。眶颊沟日益显现，逐渐取代了下睑板沟，成为下睑和颊部之间一个新的分界线，以往对此描述为"随着老龄化，眶颊沟逐渐加长"。事实上这是不正确的，年轻时是下睑板沟，而年老后是可见的眶颊沟。为了矫正老化的睑颊部，需要矫正下垂的眶颊沟和过长的下睑，以获得一个"睑颊一体化成形术（blending the lid cheek junction）"的效果。

临床提示

通过三种操作来达到睑颊一体化的目的：

1. 悬吊颧脂肪垫向外上转移。

2. 埋置线于颧脂肪垫多层次，使容量增加。

3. 眶颧沟区整体双层次埋置平滑线。

4. 严重者可以辅助自体脂肪或填充剂注射填充。

（三）下面部

随着老龄化，下面部逐渐出现下颌松垂和木偶纹。下颌松垂是下咬肌前间隙顶部扩张，伴下颌骨体部组织松垂所致。咬肌间隙的顶部逐渐出现松弛，间隙前缘和下缘变薄。对于这种松弛，附着于咬肌和下颌骨的支持韧带却相对坚固，并且浅筋膜与深筋膜也牢固附着。咬肌前间隙前缘和颊脂肪下方的咬肌韧带变弱、扩张，是形成木偶纹的解剖学基础。下颌韧带是木偶纹（上方）和下颌松垂（下方）的分界线。下颌松垂外突越显著，下颌韧带牵拉皮肤的位置也越清晰。

临床提示

改善颊脂垫的下移和咬肌前间隙顶部的收紧，是矫正下颌松垂的解剖学方法。而这正是悬吊线的核心作用。对于咬肌韧带变弱、扩张及交错的细纹，可以应用适当数量的平滑线解决。

建议

基于解剖学特点的埋线面部年轻化设计

1. 埋置层次

（1）皮下（第2层）：是悬吊埋置术中最常用的埋置平面。该平面在面神经分支浅层，因此安全性较高。皮下埋置可以在浅层进行，也可以在深层。浅层有较为致密的网状纤维组织；深层位于SMAS筋膜的浅面，纤维组织较少，但较粗大。皮下组织深层的坚固度不均匀：某些部位，

比如面部间隙的表面比较疏松，穿线也较为容易；但支持韧带周围的组织附着致密，穿刺是有明显阻力的，例如颧突下的颧弓韧带处。相比之下，下面部咬肌前间隙的皮下层分离与纵横埋线均非常容易。

（2）SMAS筋膜深层（第4层）：除皱手术时，头皮区通常使用此分离平面。但是在埋线提升时却因为组织结构稀疏，不利于绞索固定，而往往不在此层次。但是对于填充而言，仍然可以选择。不过该层是面部手术剥离最危险的层次，因为面神经分支走行其内。神经分支从第5层穿出，到达第3层的目标肌。但对面部三维解剖结构充分理解，也可以在第4层进行安全操作。该层的重点是组织间隙，由于间隙是天生存在的，无论分离或埋置均是安全的。前述组织间隙的周围分布着坚固的支持韧带，这是一个重要的解剖学特征。SMAS筋膜深面的某些组织间隙可以安全和无创地应用，包括：眉外侧的颞深间隙、下睑的眶隔前间隙和中颊部的颧前间隙，后两者应用较多。悬吊与埋置线均可以安全操作。在寻找这些间隙时，韧带起着很大作用，而且线可以穿过其中，起到指示和固定作用，不过一定是有经验的美容外科医生操作方可。

（3）第5层：即骨膜下埋置。面神经的危险区位于该层浅面，因此此层亦很安全。但在此层用线提升似乎"杯水车薪"，力量不足，无法固定，而且亦会存在十分明显的"提升滞后"，因此多用埋置线埋置以部分解决骨骼萎缩及矫正表面软组织缺失。

2. 缝线相对固定的位置

韧带或深筋膜无疑是悬浮固定的重要结构，如颈阔肌 - 耳筋膜（platysma auricular fascia，PAF）、颧弓韧带、眶外侧韧带或增厚区、咬肌皮肤韧带以及颞肌筋膜等，便于缝线的走行指引与固定。有学者从这个角度出发，认为应使用不可吸收的编织线缝合，周围形成的纤维鞘有类似韧带的结构特点。但是实际上，在可吸收线材代谢后仍然可以刺激血管生成以及胶原合成（瘢痕形成），基本上可以达到同样的效果。目前，笔者较为倾向于采用可吸收线与不可吸收线联合使用的方式来完成整个面部的操作，均不可数量过多，可以取长补短，效果叠加。

参考文献

[1] Wong CH, Mendelson B. Facial Anatomy and Aging. Hoboken: Wiley, 2015:921-939.

[2] Rorrich RJ, Pessa JE. The fat compartments of the face: anatomy and clinical implications for cosmetic surgery. Plast Reconstr Surg, 2007, 119: 2219-2227.

[3] 王炜. 面部皱纹及轮廓的整形与美容. 整形外科学. 杭州: 浙江科技出版社, 1999.

[4] 高景恒. 美容外科相关解剖学. 美容外科学. 2版. 北京: 北京科学技术出版社, 2012.

附：颞区的局部解剖

引言

颞区本身较少进行埋线操作，之前的手术设计和操作与颞区，特别是深层次颞区，关系不大，因此在解剖章节并未做出详细描述。但是随着埋线技术的不断发展及线材设计的不断更新，我们发现，无论是采用锚型线的锚定技术，还是逆向提升技术，均需要利用颞部深层结构，而且颞部解剖复杂，血管、神经分布较多，对于线技术及注射技术要求均较高，极易发生严重的甚至灾难性并发症。因此，笔者特意邀请吴溯帆教授增加撰写了"颞区的局部解剖"这部分内容，相信读者会有诸多裨益。

颞区是头面部一个比较复杂的解剖部位，主要体现在层次繁多的筋膜、错综分布的动静脉、细小羸弱的面神经这几个方面。在头面部的大部分区域，软组织分为皮肤、皮下脂肪、SMAS、深层脂肪、骨膜5个层次；而在颞区，软组织层次可以多达10层，而且其中还密布着复杂的血管和神经。

颞区的软组织形状有如开口向上的扇贝，上浅下深，覆盖在颞骨外，其长度和宽度大约为10.5 cm×8.5 cm（图6-45）。其上半部分宽而薄，解剖结构相对简单，组织层次较少，血管和神经也较少；而下半部分窄而厚，解剖结构复杂，组织层次多，血管和神经粗大而丰富。上、下部分的分界线在颧弓上方约3 cm处，此处又称为颞深筋膜的融合线，是颞深筋膜分为深、浅层的位置。

颞区上部的软组织有6层：①皮肤；②皮下脂肪；③颞浅筋膜；④颞深筋膜；⑤颞肌；⑥骨膜。颞区下部的软组织有10层：①皮肤；②皮下脂肪；③颞浅筋膜；④颞中筋膜；⑤颞深筋膜浅层；⑥颞脂肪垫（颞浅脂肪垫）；⑦颞深筋膜深层；⑧颊脂肪垫颞突（颞深脂肪垫）；⑨颞肌；⑩骨膜。对于整形外科医师来说，需要特别关注颞区下部的解剖结构，此区域对于实施整形手术、埋线、注射操作都有着很大的限制。

一、颞区的皮肤

颞区的皮肤较薄，过发际线后的头皮上有头发生长，皮下脂肪很菲薄，皮肤和颞浅筋膜之间的连接致密，其间并没有疏松的层次可以提供给临床医生实施钝性分离。在标本解剖时，很难将皮下脂肪分离出来，常常会剥破头皮或误伤到头皮的毛囊（图6-46）。分离皮肤和颞浅筋膜时，需要使用剪刀或手术刀进行锐性剥离。

> **提示**
>
> 在模拟注射操作时，使用钝针试图插入皮肤和颞浅筋膜之间，而事实上却注入了颞浅筋膜层内。如果使用套管针携带锯齿线，试图进入皮下层，也常常会进入颞浅筋膜层。所以我们在操作线材时，先在皮下注入一定量的麻醉肿胀液，让层次更为清晰些；穿针布线时一定尽量较浅，以免损伤颞部血管，甚至面神经额支。

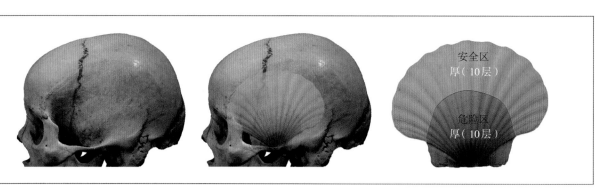

图6-45　颞区示意图。颞区软组织呈由浅入深的放射状分布，犹如扇贝形结构，上半部分软组织较薄，层次较少，是安全区；下半部分软组织较厚，层级较多，是危险区

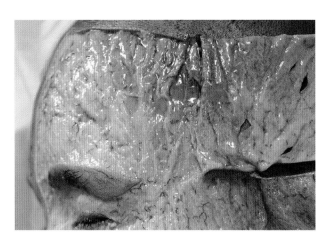

图 6-46　颞区的皮肤和皮下脂肪。颞区的皮肤较薄，皮下脂肪也很菲薄，皮肤、皮下脂肪、颞浅筋膜之间连接紧密

二、颞区的脂肪

颞区的脂肪分以下 4 层：皮下脂肪、颞浅脂肪垫、颞中筋膜内脂肪和颞深脂肪垫。

1. 皮下脂肪

颞区的皮下脂肪层（subcutaneous fat）非常菲薄，在部分区域甚至缺如。

2. 颞浅脂肪垫

颞浅脂肪垫（superficial temporal fat pad，STFP）位于颞深筋膜的深、浅层之间，前上部分以脂肪为主，后下部分以致密结缔组织为主（图 6-47）。前下部较厚，后上部较厚。其上界是颞深筋膜的融合线，下界是颧弓上缘，前界达到颞窝的前界，和眼轮匝肌下脂肪（SOOF）相延续，后方在耳屏前 2 ~ 3 cm 处移行为筋膜板。颞浅脂肪垫内含有横行的脂肪间隔，并含有颞中动脉和颞中静脉，颞中静脉的管径达 5 mm，由前上斜向后下行走，可能穿过颞深筋膜深层，有可能进入颞深脂肪垫，最后注入颞浅静脉。颞中静脉最高点距离颧弓上缘 2.4 cm。颧弓上方的脂肪垫厚度为 0.5 cm。

3. 颞中筋膜内脂肪

颞中筋膜内有一层菲薄的脂肪，包裹着面神经的颞支，这层脂肪在层次上是和 SOOF 的外侧

部延续的。

4. 颞深脂肪垫

颞深脂肪垫（deep temporal fat pad，DTFP）属于颊脂肪垫的延续，从颧弓深面穿入颞区，位于颞深筋膜深层和颞肌之间的层次，比颞浅脂肪垫小、薄。其间混有少许颞肌。最高处为颧弓上方（1.77 ± 0.52）cm，前界至眶缘，后界至耳轮脚。向下穿过颧弓与颊脂肪垫相连（图 6-48）。其深面为颞肌。Stuzin 认为，在颧弓上方 2 ~ 4 cm 的颞肌都被颞深脂肪垫覆盖着。

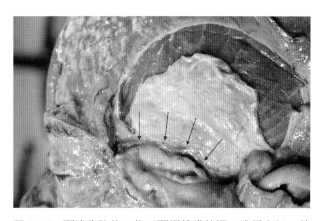

图 6-47　颞浅脂肪垫。位于颞深筋膜的深、浅层之间，其间有颞中静脉（蓝色箭头）通行

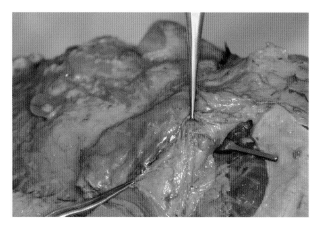

图 6-48　颞深脂肪垫和颊脂肪垫。颞深脂肪垫位于颞深筋膜的深面，其下部穿过颧弓深面，与颊脂垫相通

三、颞区的筋膜

颞区的多层筋膜结构是其特有的解剖特征，在普通的解剖教科书中，通常只描述了颞浅筋膜和颞深筋膜两层，后者在颞区的下半部又分为浅层和深层两层。而一些专注于此的学者在研究中发现，在颞深筋膜和颞浅筋膜之间，还有一层菲薄的筋膜组织，本文中称其为颞中筋膜。

1. 颞浅筋膜

颞浅筋膜（superficial temporal fascia）又称为颞顶筋膜（temporoparietal fascia），覆盖整个颞区。其上界和帽状腱膜相延续，前面与额肌相延续，向下与 SMAS 相连，实际上颞浅筋膜就是 SMAS 的一部分，也可以理解为颞浅筋膜就是 SMAS 层越过颧弓向颞区的延伸。其内为致密结缔组织并含有肌性成分，此外还含有重要的血管如颞浅动、静脉。颞浅筋膜与皮肤之间基本没有脂肪，连接致密，无法钝性分离。但颞浅筋膜和颞深筋膜之间非常疏松，易于分离。在颞区上部，颞浅筋膜的深面就是颞深筋膜，其间完全没有其他组织结构，且易于分离；在颞区下部，颞浅筋膜的深面是菲薄的颞中筋膜，是疏松的筋膜，其间行走着面神经的颞支，无血管通过（哨兵静脉除外）（图 6-49）。

2. 颞中筋膜

颞中筋膜（intermediate temporal fascia）只存在于颞区的下半部分，并非覆盖整个颞区，其位于颞浅筋膜的深面，仅仅存在于面神经颞支分布的狭窄区域，是一小片薄薄的疏松结缔组织。颞中筋膜的深面与颞深筋膜浅层之间有疏松结缔组织，为帽状腱膜下的疏松结缔组织的延续，容易分离，是良好的解剖平面。

3. 颞深筋膜

颞深筋膜起自颞上线，覆盖颞肌。向前在眶上缘和眶外侧缘与骨膜相延续，向后至颞窝后与骨膜相延续。颞深筋膜在颞区的上半部是单层，紧贴

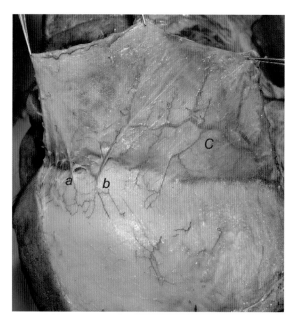

图 6-49　颞浅筋膜显露。一个标本的右侧额颞部，将颞浅筋膜和额肌同时掀起，可见颞浅动脉额支（c）和同侧的眶上动脉（b）以及滑车上动脉（a）有吻合，颞浅静脉额支有一小段伴行。颞浅筋膜和其深面的颞深筋膜之间是疏松结缔组织，容易分离，是一个自然的外科平面

颞肌；在颞区的下半部分为深、浅两层，两层之间包裹着颞浅脂肪垫（其间有颞中静脉通过）。颞深筋膜深层比浅层厚，是致密的腱膜性组织，下为颞深脂肪垫，与颊脂垫相通。

四、颞区的血管

1. 动脉

颞区的动脉血供来自于颞浅动脉、颞中动脉、颞深前动脉和颞深后动脉。大部分动脉有伴行静脉，也有少数动脉（如颞浅动脉的额支）没有伴行静脉。颞区的动脉与来自颈内动脉的眼动脉及颅内动脉有丰富的吻合支。

（1）颞浅动脉（superficial temporal artery）：是颈外动脉的终支之一，平下颌颈的后方起始，外径 1.9 mm，于颞下颌关节与外耳道间在腮腺深面上行，出腮腺上缘，越颧弓根后分为额支和顶

支。额支向前上方与眼动脉的分支眶上动脉有吻合，提供额部的血供；顶支向上后与耳后动脉及枕动脉的分支有吻合。颞浅动脉的额支常缺少伴行静脉。

（2）颞中动脉（middle temporal artery）：来自上颌动脉，多在颧弓平面的位置发自颞浅动脉，外径 1.2 mm，穿过颞深筋膜后贴颞深筋膜的深面走行，在颞肌后缘分为浅支和深支。

（3）颞深动脉：颞深动脉来自于上颌动脉，位于颞肌的深面，部分贴骨膜行走，分为颞深前动脉和颞深后动脉，营养颞肌。

（4）颧眶动脉：外径为 1.1 mm，在颧弓的稍上方起于颞浅动脉，沿颧弓上缘前行，经颞筋膜的浅、深两层之间至眶外侧，分支分布于颞区皮肤及眼轮匝肌，并与眶下动脉、眼动脉及泪腺动脉的分支吻合。

2. 静脉

颞区的静脉与动脉同名，主要是颞浅静脉、哨兵静脉、颞中静脉、颞深前静脉和颞深后静脉，它们收集静脉血进入翼丛或下颌后静脉，最终注入上颌静脉。

（1）颞浅静脉（superficial temporal vein）：颞浅静脉是颞浅动脉的伴行静脉，在耳前的主干位置始终伴行在颞浅动脉周围，上行分为额支和顶支后，额支伴行不密切，有时甚至缺如。

（2）颞中静脉（middle temporal vein，MTV）：颞中静脉是颞区较恒定的一支重要静脉，在解剖标本中几乎均可观察到（图 6-50、图 6-51）。颞中静脉收集额部、眉部、上下睑、外眦、眶周及颞区（包括哨兵静脉）等处的静脉血，汇集成其主干，向外下方走行于颞深筋膜的浅层和深层之间的颞浅脂肪垫内，在接近颧弓处走向浅面，越过颧弓，穿出颞浅筋膜，汇入颞浅静脉主干，之后同上颌静脉一起汇入下颌后静脉（retromandibular vein）；同时，颞中静脉还与颞深静脉有交通支。所以，颞中静脉的整个行走路径是一个类似田径跑道的圆弧形，从眶外侧向耳前是水平走行，至耳前转为向下走行。其水平行走的路线，投影在皮肤上位于颧弓上方一横指的水平。颞中静脉至面神经颞支的平均距离为 13 mm。

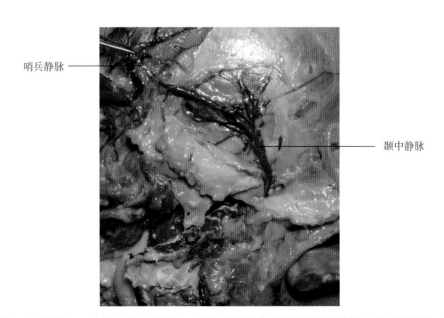

图 6-50　颞中静脉和哨兵静脉。一个标本的左侧颞区，颞中静脉收集眶外侧的浅层静脉包括哨兵静脉，行走在颞浅脂肪垫内，弧形向下、向后行走，汇入下颌后静脉

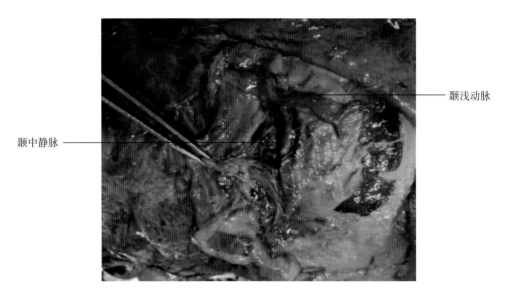

图 6-51 颞中静脉和颞浅动脉对比。另一个标本的左侧颞区，对比来看，颞中静脉管径确实很粗大

警示

颞中静脉对于注射填充的意义重大，它可能和颞区注射脂肪引起肺栓塞有关。在新鲜标本上观察，这条静脉的直径达 5 mm 以上，即使大颗粒的脂肪也能进入管腔。由于其位于颞深筋膜深、浅层之间的颞脂肪垫内，固定而不易滑动，故容易被针头刺破；此外，其周围有脂肪垫和筋膜包裹，没有缓冲腔隙，一旦破裂并被脂肪颗粒包绕，即可将脂肪颗粒吸入管腔，并转送至下颌静脉而进入体循环，脂肪颗粒从右心房进入右心室，再被冲击至肺动脉，即可引起肺栓塞。这种解剖学特征可能就是脂肪注射引起肺栓塞的解剖学机制。临床上实施脂肪注射时，应该避免刺破颞区的血管，尤其是颞中静脉行走的区域和层次。

（3）哨兵静脉（sentinel vein，STV）：哨兵静脉位于颧、额、颞区的交叉区域，收集了额颞区及眶周的小静脉后汇聚而成，自眶外侧区的皮下层向外下方走行，依次穿过颞浅筋膜和颞深筋膜浅层，进入颞浅脂肪垫，汇入颞中静脉，并随颞中静脉向下行走，汇入颞浅静脉或下颌后静脉。哨兵静脉是面部为数不多的穿越不同层次的血管，是颞区深、浅层之间重要的交通静脉。

哨兵静脉的名称源于其对面神经颞支的重要定位作用，在额颞部手术时起到了警示神经位置的"哨兵"作用。因为面神经颞支在颧部分叉后常朝向哨兵静脉所在的位置走行，两者最接近处通常只相距数毫米。哨兵静脉的确切节段尚无统一标准，对于那段由浅入深的穿越静脉是比较公认的，而有人则认为眶外侧缘的皮下静脉也可称作哨兵静脉。

哨兵静脉的主干直径大约 3 mm，恒定出现于眶外侧，其位置大致在颞深脂肪垫前方以及颧额缝后方 1～2 cm 的范围内。Trinei 于 1998 年的研究描述了哨兵静脉的位置为：将眶上缘外侧凹陷点与颧弓尾部连线，颧弓上缘与眶外侧缘所成角的顶点与同侧颏孔连线，上述两条线的交点处外上方约 7 mm 处为哨兵静脉的位置。

（4）颞深静脉：分为颞深前静脉和颞深后静脉，位于颞肌内及颞肌的深面。

五、颞区的神经（见前文）

六、颞区的肌肉

颞区的肌肉主要指颞肌，它是参与协助咀嚼的肌肉。在肉毒杆菌毒素注射咬肌导致咬肌力量减弱时，可发生代偿性增大。颞肌的肌膜和颞深筋膜的深层连接紧密，难以分开。颞肌内有丰富的动、静脉。颞肌的深面是骨膜，与颞骨连接紧密，不易分离，需要锐性分离，故注射材料难以进入骨膜深面。注射材料如果进入这个层次，难以均匀铺开，通常会逆行移动到肌肉的内部。

提示

本部分的撰写希望给大家以下的提示与建议：

1. 眶外侧区有较为恒定的哨兵静脉及面神经颞支，它们的关系密切，有一损俱损的可能性。损伤会造成严重肿胀，青紫消退很慢，或造成患侧眉毛无法上提，额纹消失。因此，在眶外侧颞区布线及皮下注射时一再强调走行偏浅，建议先注入肿胀液及使用半钝针操作。

2. 颞中静脉的解剖位置对于注射操作有极其重要的警示作用。

3. 在进行锚型线锚定及反向提升固定时，要注意以下几点：

（1）颞浅动脉位置相对恒定，一般在锚定区域以下分为额支与顶支。由于其管径较粗，损伤后血肿十分严重，一定要尽量避免。因此，无论是锚型线锚定缝合，还是逆向提升布线，最好在两支分叉的三角形区域内操作，损伤的可能性大大降低，而且可以先行注入含肾上腺素的麻醉药。

（2）在此区操作的目的是为了锚定，所以锚定一定要确切，否则层次不准确，效果会受到很大影响。锚定缝合一定要穿越颞深筋膜浅层后再打结，而且不要过甚地勾住颞肌，以免产生活动时的不适感。

（3）在逆向提升布线时的注意点类似。到达三角区后，针从皮下层向深部穿向颞深筋膜浅层，有突破感后横行推行 2 cm 左右推针，尽量减少倒刺线穿入颞肌的概率。

（石冰　吴溯帆　龙剑虹　吴华　赵烨　刘宁　刘锐；

审校：王志军）

参考文献

[1] 齐向东, 胡志奇, 钟世镇. 面神经分支在颞区的显微解剖学. 中华整形外科杂志, 2003, 19(3): 217-219.

[2] 姜平, 钟世镇, 徐达传, 等. 面神经额支的定义及与颞区软组织层次关系.中国临床解剖学杂志, 2003, 21(2): 118-120.

[3] 王志军, 王毅彪, 夏成俊, 等. 颞区筋膜结构分析. 中国美容整形外科杂志, 1992, 3(4): 205-207.

[4] X Jiang, DL Liu, B Chen. Middle temporal vein: a fatal hazard in injection cosmetic surgery for temple augmentation. Jama Facial Plas, 2014, 16(3): 227-229.

[5] Tansatit T, Apinuntrum P, Phetudom T. An anatomical study of the middle temporal vein and the drainage vascular networks to assess the potential complications and the preventive maneuver during temporal augmentation using both anterograde and retrograde injections. Aesth Plast Surg, 2015, 39(5): 791-799.

[6] Yang D, Yang JF, Morris SF .The fascial planes of the temporal region related to the frontal branch of the facial nerve. Plast Reconstr Surg, 2011, 127(2):991-992.

[7] Agarwal CA, Mendenhall SD III, Foreman KB, et al. The course of the frontal branch of the facial nerve in relation to fascial planes: an anatomic study. Plast Reconstr Surg, 2010, 125(2): 532-537.

[8] Trussler AP, Stephan P, Hatef D, et al. The frontal branch of the facial nerve across the zygomatic arch: Anatomical relevance of the high-SMAS technique. Plast Reconstr Surg, 2010, 125(4): 1221-1229.

[9] Abul-Hussan HS, von Drasek Ascher G, Acland RD. Surgical anatomy and blood supply of the fascial layers of the temporalregion. Plast Reconstr Surg, 1986, 77(1):17-28.

[10] Erika Cvetko . A case of an unusual arrangement of numerous tributaries to the middle temporal vein and its fenestration. Surg Radiol Anat, 2013, 35(4): 355-357.

[11] Tansatit T, Apinuntrum P, Phetudom T. An anatomical study of the middle temporal vein and the drainage vascular networks to assess the potential complications and the preventive maneuver during temporal augmentation using both anterograde and retrograde injections. Aesth Plast Surg, 2015, 39(5): 791-799.

[12] Yano T, Okazaki M, Yamaguchi K. Anatomy of the middle temporal vein: implications for skull-base and craniofacial reconstruction using free flaps. Plast Reconstr Surg, 2014, 134(1): 92e-101e.

[13] Jung W, Youn KH, Won SY, et al. Clinical implications of the middle temporal vein with regard to temporal fossa augmentation. Dermatol Surg, 2014, 40(6): 618-623.

[14] Yano T, Tanaka K, Iida H, et al. Usability of the middle temporal vein as a recipient vessel for free tissue transfer in skull-base reconstruction. Ann Plast Surg, 2012, 68(3): 286-289.

[15] Henry SL., Weinfeld AB, Sharma SK, et al. The reliability and advantages of the sentinel vein as a microsurgical recipient vessel. J Reconstr Microsurg, 2012, 28(5): 301-304.

第 7 章

线技术面部年轻化麻醉方法

一、美容外科的麻醉特点

1. 美容外科中的求美者多为身体健康者且所接受的手术为体表手术，故麻醉相对比较安全、简单。

2. 美容外科手术多为体表中小手术，且求美者多为成人，故局部麻醉最为常用。

3. 来美容外科就医的求美者可能有心理障碍，故麻醉及手术前要做充分的解释工作，医患双方进行充分的心理沟通，取得求美者的信任与合作。

4. 局部麻醉多为手术医生自己操作。美容外科医师不仅要完成手术，还要熟练掌握局部浸润麻醉技术，而且要对麻醉效果及求美者的安全负完全责任。

5. 小儿、老年、特异体质、高度紧张型的求美者，以及须做复杂的大型美容外科手术的求美者，应尽可能收入医院，在麻醉专科医师的配合下完成手术，以提高安全性。

二、常用麻醉方法的选择

1. 成人体表手术中，小手术多选择局部麻醉，局部麻醉下可合用强化麻醉完成大手术。少数操作复杂、时间长的大手术适用全身麻醉或椎管内麻醉。

2. 根据求美者的精神状态及意愿，对于心理安慰无效的紧张个体，局部麻醉下可完成的手术可配合基础麻醉。对过分恐惧疼痛，不愿觉察手术的求美者，可根据求美者的要求做全身麻醉。

3. 根据操作的要求，部分手术中需求美者配合，宜做局部麻醉。有的手术要求术区不能因局部注药而变形，便于即时观察手术效果，应尽可能选择神经小分支的阻滞麻醉。

4. 为了减少麻醉并发症，提倡应用可靠的局部麻醉。

5. 对于惧怕疼痛，不能忍受局部麻醉或神经阻滞麻醉的求美者可进行静脉麻醉。

三、麻醉前检查与准备

1. 体格检查

（1）常规身体及专科检查：术前应重点检查口腔、鼻腔及颈部情况。有些先天性呼吸道畸形者可造成气道插管及面罩通气困难，术前要予以详细的安全评估。

（2）心血管系统检查：包括测血压、心率、脉搏，检查胸廓形状、心尖搏动，听心音，并结合心电图作综合评估。

（3）呼吸系统检查：术前明确是否有急慢性炎症、哮喘，是否有气道阻塞，颈部及下颌是否活动受限，并结合必要的胸部影像学检查及肺功能测定。

2．实验室检查

常规进行系列术前检查，包括血常规、肝肾功能及电解质、凝血功能、血糖、乙肝、获得性免疫缺陷综合征（AIDS）、丙肝、梅毒和大小便常规检查等。

3．术前准备

术前必须解除患者的思想顾虑和焦急情绪，从关怀、安慰、解释和鼓励等方式着手。晚间给予促睡眠药，手术日晨麻醉前再给予适量镇静催眠药。成人一般应在麻醉前至少 8 h 开始禁食、禁水（静脉镇痛麻醉）。入手术室前嘱其排空膀胱，将活动义齿摘下，以防麻醉时脱落，或误吸入气管或嵌顿于食管。

四、麻醉方法

单纯面部埋线悬吊创伤小，手术时间较短，没有切开、分离、缝合等步骤，通常采用局部浸润麻醉。如患者过于紧张或对局部麻醉难以耐受时，可辅以清醒镇痛麻醉。

（一）清醒镇痛麻醉

清醒镇痛分六级。Ⅰ级：患者焦虑、躁动不安；Ⅱ级：清醒、安静、合作；Ⅲ级：安静入睡，仅对指令有反应；Ⅳ级：入睡，对叩眉间和声觉反应敏感；Ⅴ级：入睡，对叩眉间和声觉反应迟钝；Ⅵ级：深度睡眠或意识消失，处于麻醉状态。

理想的清醒镇静、镇痛的目标：起效迅速而平稳；良好的镇静、镇痛作用；术后恢复快而完全，无意识障碍；无头痛、恶心、呕吐、尿潴留等并发症。

清醒镇痛麻醉后离院标准：生命体征稳定；神志完全清醒；肌张力，咳嗽、吞咽能力恢复；无显著恶心，可以进食；自行排尿无困难。

方法：常规禁食、禁水 6 ~ 8 h，无术前用药；鼻导管持续吸氧 4 ~ 6 L/min；静脉输注瑞芬太尼 6 ~ 18 μg/（kg·h），小剂量丙泊酚 0.5mg/（kg·h）术中维持，待患者进入分级评分Ⅱ级时开始手术，手术结束后停止给药；患者入室后连接监护仪，监测并记录麻醉前 5 min、麻醉后 5 min 以及手术全程的收缩压（SBP）、舒张压（DBP）、心率（HR）、呼吸（RR）、血氧饱和度（SpO_2）；观察并记录术中和术后呼吸抑制、不良反应及麻醉并发症情况。

优点：镇痛满意率达 95% 以上；术后恢复迅速、术中、术后并发症少；术中可沟通配合；尽早离院。

建议及推荐

目前有麻醉医生推荐使用下述麻醉方法，即在保证安全和麻醉效果的前提下，适当缩短禁食时间，并可以限定性进少量流食，减少求美者禁食、水的不适，而且在术中可配合医生进行治疗，也缩短了在院的术后观察时间。采用的药物有氟比洛芬酯、瑞芬太尼（建议少量，间隔给药）等。手术时间要求限制在 30 min 之内。同样需要严格进行生命体征监测。

（二）神经阻滞麻醉

常用的神经阻滞麻醉剂是 1.0% ~ 1.5% 利多卡因 +1 ：（100万 ~ 200 万）肾上腺素。

常用的神经阻滞麻醉包括以下几种（图 7-1、

7-2)：

1. 颏神经阻滞

（1）标志点：颏神经从下颌骨颏孔管穿出，颏孔管从后上向前下走行，其开口在下颌第一、第二前磨牙下方，牙面至下颌缘中点处。

（2）麻醉方法：左手示指触摸颏孔，在颏孔后上方向前下穿刺，进入颏孔后注药 1 ml，或在相当于颏孔处的骨面上注药 2 ml。

2. 眶下神经阻滞

（1）标志点：眶下管由外上向内下走行，其开口眶下孔在眶下缘下部 0.6~0.8 cm 处。

（2）麻醉方法：左手示指扪及眶下孔，在鼻翼外侧 0.5~1.0 cm 处进针，与皮肤呈 45° 刺向眶下孔方向，注药 1ml，阻滞眶下神经。

3. 鼻背神经阻滞

（1）标志点：鼻骨与鼻翼软骨交界处，距鼻中线 6~9 mm 处。

（2）麻醉方法：左手拇指和示指触及鼻中线，触知鼻骨下端，在鼻骨中线外 6~10 mm 处注药 1~2 ml。

4. 眶上神经和滑车上神经阻滞

（1）标志点：眶上神经从眶缘中内 1/3 交界处的眶上切迹（或孔）穿出，距中线 2.5 cm。滑车上神经在眼眶上鼻角处出眶，距中线 1.7 cm。两条神经均位于骨膜浅面。

（2）麻醉方法：左拇指保护眶缘，左示指扪及眶上孔处，垂直进针至骨面有异样感或针进入眶上孔时注药 1~1.5 ml 阻滞神经；退针至皮下，沿眶缘向内侧进针至眼眶上鼻角处，注药 1 ml 阻滞滑车上神经，或在眶缘上鼻角处穿刺注药阻滞滑车上神经。

5. 颧颞神经阻滞

（1）标志点：颧颞神经从颧颞孔穿出后进入颞窝，在颞肌前缘距颧弓上方 2 cm 处穿出至颞浅筋膜层浅面。

（2）麻醉方法：在颧颞神经穿出点垂直进针约 0.5 cm 深，注药 1 ml。

6. 颧面神经阻滞

（1）标志点：将左手示指放在眶下、外侧壁交界处，颧面神经正好位于指尖外侧约 1.5 cm 直

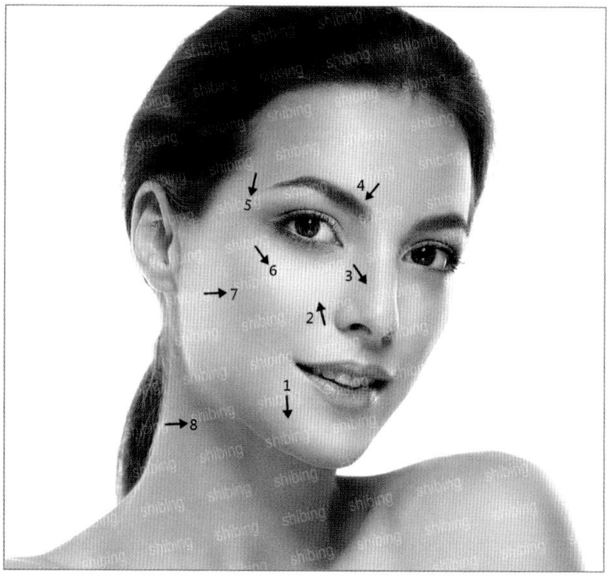

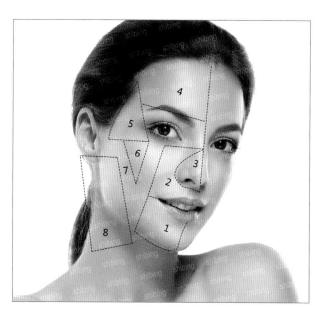

图 7-1　8 条阻滞神经侧面观
1.颏神经；2.眶下神经；3.鼻背神经；4.眶上神经束；5.颧颞神经；6.颧面神经；7.三叉神经的下颌神经；8.耳大神经

图 7-2　8 条神经阻滞范围
1.颏神经；2.眶下神经；3.鼻背神经；4.眶上神经束；5.颧颞神经；6.颧面神经；7.三叉神经的下颌神经；8.耳大神经

径的范围内。

（2）麻醉方法：在颧面神经标志点位置注药1～2 ml。

7．三叉神经的下颌神经阻滞

（1）标志点：耳屏前2.5 cm处，乙状切迹中间。

（2）麻醉方法：长注射针头接5 ml注射器，塑胶薄片穿于针头作为长度标记，自乙状切迹垂直刺入至翼板，塑胶薄片随针头进入而后退。退出针头接近皮肤表面，在第一次穿刺方向向后倾斜10°～15°，改变进针方向，停在触及翼板的同一进针深度回抽，无血注药3～4 ml。

8．耳大神经阻滞

（1）标志点：外耳道下方6.5 cm胸锁乳突肌中线上。

（2）麻醉方法：在肌肉的浅筋膜表面注药2～3 ml。

（三）局部浸润麻醉

常用普通麻醉液的配制：2%利多卡因5 ml，0.75%布比卡因10 ml，肾上腺素0.125～0.5 mg，生理盐水80 ml，终容量100 ml，利多卡因浓度为0.1%，沿进针点及标线行皮下线性注射。

提示

1．根据大量病例观察，局部浸润麻醉辅助清醒镇痛麻醉是比较理想的组合。因为穿刺线较多、较深，局部麻醉注射时间较长，面积也较大，患者痛感会比较明显，配合度会大大降低。清醒镇痛麻醉不仅可以缓解患者的紧张情绪，明显增加配合度，而且术后总体反馈评分会明显增加。同时，局部浸润麻醉也是不可或缺的，它不仅可以使穿刺层次更清晰，而且肾上腺素的作用可以明显减少出血和造成血肿的可能。

2．建议全面部局部浸润麻醉的配方为：2%利多卡因10 ml，肾上腺素0.125 mg，生理盐水40 ml，终容量50 ml。

3．按照术前设计画线区域注入麻药，注入层次为穿刺布线层次。

4．韧带区域须稍微在较深层次多注入麻药，以使该区域饱满。避免穿刺之凹陷发生。

5．需要等待15 min后再开始手术，否则止血效果不良。

（吴玉家　石冰）

第 8 章

线技术面部年轻化外科技术

第1节　临床应用及设计的总体原则

一、适应证及禁忌证

（一）适应证

1. 下面部面形改变（"V"脸，年轻人）。

2. 眉下垂。

3. 额部（眉间区）的下垂。

4. 鼻唇沟加深。

5. 中下面部松垂，下颌（口角囊袋）及颏颈角增大至消失。

6. 早期颈阔肌及颈部皮肤松弛。

7. 轻度眶颧沟形成。

8. 轻度下睑脂肪疝出。

9. 黑眼圈形成。

10. 局部（颞部、面颊、颧脂肪垫等）轻度凹陷。

11. 对于细小静态皱纹、粗大毛孔以及肤色及皮肤弹性也有一定程度的改善。对于严重的松弛、

沟槽、皱纹、容量过多或过少以及皮肤的表浅色素等，可以联合其他治疗方式（详见联合应用章节）。

（二）禁忌证

1. 面部皮下脂肪量过多或过少（图8-1、图8-2）。

2. 颏下脂肪过多。

3. 面部皱纹明显、松弛严重（赘皮过多）。

4. 颈部皮肤松弛严重（火鸡脖）。

5. 面部患有囊性痤疮、湿疹、牛皮癣、感染等严重皮肤疾患。

6. 曾经接受过除皱手术及面颊溶脂术。

7. 曾经接受过较为大量的填充剂注射或脂肪移植。

8. 患有严重的全身性疾病。

9. 正在应用抗凝药物。

10. 对手术的预期效果过高。

11. 有瘢痕疙瘩或瘢痕增生史。

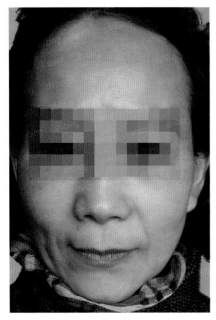 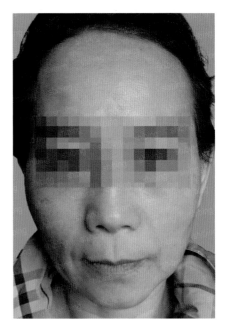

术前正位　　　　　　　　　　　　　　　术后 3 个月正位

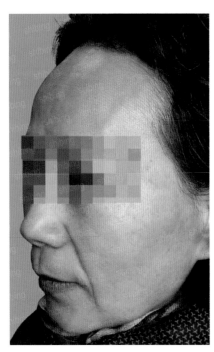 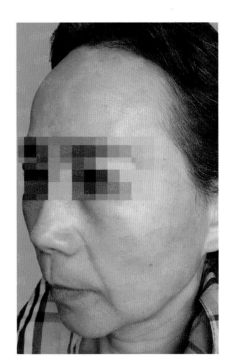

术前半侧位　　　　　　　　　　　　　术后 3 个月半侧位

图 8-1　54 岁女性，面部消瘦，接受了中下面部埋线提升术，术后只有轻度改善，整体效果欠佳，特别表现在鼻唇沟及口角下颌缘区域

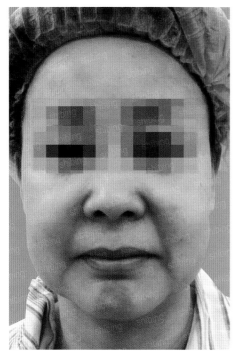
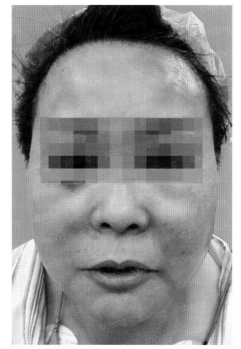

术前正位

术后即刻正位

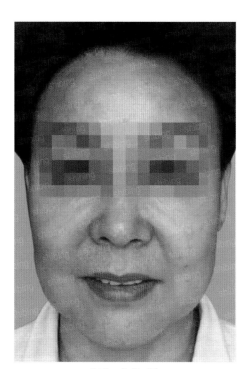

术后 6 个月正位

图 8-2 58 岁女性，面部皮下脂肪量较大，接受了全面部埋线提升术。术后见中面部包括眶下改善较为明显，但是下面部特别是鼻唇沟及口角囊袋改善欠佳

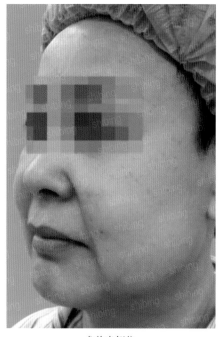 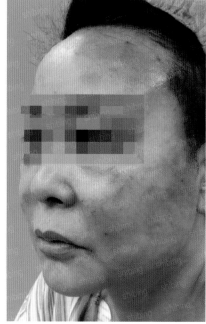 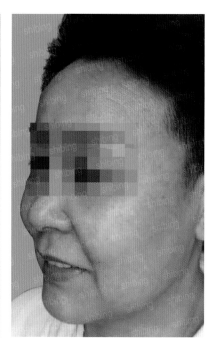

术前半侧位　　　　　　　　　　　术后即刻半侧位　　　　　　　　　术后6个月半侧位

图 8-2 （续）

点评

　　随着微创技术的不断完善与发展，以及求美者要求的不断提高，传统意义上的绝对适应证与禁忌证似乎有些模糊。有些不是最佳适应证，或是相对禁忌证，但是求美者拒绝医生的建议，执意要求采用某种方式，而且目的是以轻度改善、不易察觉为主（比例相当高）。需求是硬道理，最后医生仍然要妥协，但是有以下几点需要注意：

　　1. 对于未予控制的糖尿病、血液性疾病、内分泌疾病、免疫性疾病患者，仍然是绝对禁忌证。

　　2. PPDO材质线材经大量观察证实，其可以刺激胶原增生和血管生成，因此对于面部脂肪较少的人群可以优先考虑使用，并且数量可增加；相反，如果面部脂肪较多，不仅建议多使用慢吸收线材，而且视情况可以先做吸脂或溶脂后再布线，效果会理想很多。

　　3. 对于接受过除皱手术或溶脂者，由于局部瘢痕较重，推与提的幅度很有限，而且还会将提拉线剪切甚至发生断裂，亦会影响最终效果，特别是半年内接受治疗者。

　　4. 鼻唇沟加深的机制十分复杂，并非单独使用埋线提拉以及局部布线填充就可以完全解决。术前须向求美者交代两点：①鼻唇沟完全消失并非正常解剖以及表情的需求，并不自然，轻度存在反而更和谐。②线技术治疗只能改善，效果完全确切还需要联合注射剂填充或脂肪移植。

5. 对于面部消瘦、皮下脂肪很少、以皮肤松弛为主要表现者，由于提拉线的绞索作用会减弱，短期内就会影响治疗效果，因此除了术前交代外，术中需要联合应用多种线材及微创手段以尽可能达到改善效果。

6. 效果的维持时间备受关注。PPDO 线材代谢较快，如单纯使用，提升效果会较快回落，但随着慢吸收线材的应用，提升效果维持时间在不断延长。而且目前多建议长、短效线材联合应用，在提升的同时，利用线材的增生刺激作用，使得整体面部年轻化效果的维持时间明显延长。期间也建议可附加其他微创治疗手段以巩固并达到更加明显、和谐的效果。

二、外科用线

近年来，随着国内线材的继续研发以及国家食品药品监督管理局（CFDA）对美容类线材进口的相继批准，不断有不同材质、设计多样的线材进入国内的医美市场。从早期的平滑线、螺旋线，逐渐增加到各种规格的锯齿提拉线，配套的针具也日渐丰富，有针线一体的悬吊线，也有单锐针双向倒刺线、双锐针双向倒刺线、冲压一体线以及特殊规格的片状及网状提拉线等，让医美工作者

有了更多的选择，埋线治疗的项目也更丰富，疗效也不断得到提高。各种线材均有其特点与优势，临床中往往需要联合应用、相互搭配，以达到最理想的即时与远期效果。下面分述如下：

（一）悬吊线系列

1. 套管针双向倒刺悬吊线

有锐、钝针两种类型，内埋置线常用0号和2-0号，长度为5 cm×5 cm 和 2.5 cm×2.5 cm 或双向倒刺（图8-3）。主要用于中下面部（5 cm×5 cm）以及额、眉部强有力的悬吊（2.5 cm×

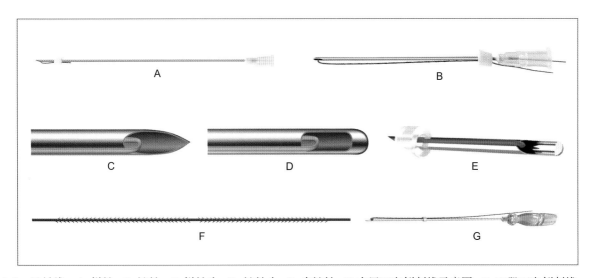

图8-3 悬吊线。A.锐针；B.钝针；C.锐针头；D.钝针头；E.半钝针；F.内置双向倒刺线示意图；G.双股双向倒刺线

2.5 cm），以矫正下垂。

为方便操作及减少并发症的发生，就有了半钝针悬吊线的问世，不仅减少了锐针损伤血管和神经的概率，而且穿刺时层次感较好，遇到韧带等致密组织时，穿刺也相对省力，避免了全钝针穿刺时阻力过大、穿刺过深或过浅。

为了更好的锚定，出现了逆向提拉线，常用规格有 2-0 号、0 号、1 号，长度有 3 cm×5 cm 和 3 cm×7 cm 双向倒刺，保证了在组织中的线材双向倒刺的均等，进一步加强了提升锚定效果。

为了减少损伤和操作次数，又研发了双股双向倒刺线，一次穿刺有两个线尾，可以即时打结固定，使单点推提效果更明显。

误区

有些医生十分认可钝针设计，认为其创伤小，损伤重要血管、神经的概率低。实际上这和外科剥离技术相似，锐性剥离比钝性剥离创伤要小得多，因此组织肿胀的程度较轻、恢复迅速。只要对解剖结构掌握清楚，血管、神经损伤的概率很小。而且，由于钝针的穿刺头宽，无法直接刺入，必须用刀辅助切口，走针时明显阻力增加。再者，多根线均要通过此切口，造成出口线的密集、肿胀，恢复会减慢。

但是，在有明确的血管走行区域及血管分布密集区域，锐针确实增加了出血及血肿的风险（颞区），因此也建议使用半钝针操作。

提示

由于眉外侧区、颞部、外眼角以及颧脂肪垫外缘距离发际穿刺点较近，如果应用大悬吊线，远端 5 cm 的倒刺有可能会留置在穿刺点外，影响双向绞索牵拉力的均衡而最终影响提拉效果，因此多主张使用倒刺线短的提眉线或逆向提拉线。

2. 无套管双向倒刺线

为倒刺双向排列，中间有 1~2 cm 无齿区，两端带有锐针或不带针，可根据不同治疗部位选取不同的线及针具。线与针之间有两种连接方式，即与针尾连接（单头双锐针双向倒刺线）和与针体中间连接（双头双锐针双向倒刺线），常用 2-0 号、0 号及 1 号，针和线的长度不等（图 8-4~8-7）。双向倒刺线使用范围较广，可用于面颈部提升及躯体组织下垂的提升。

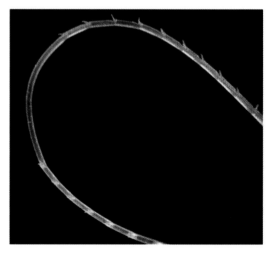

图 8-4　无针双向倒刺线

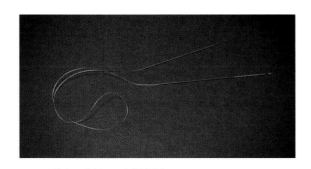

图 8-5　单头双锐针双向倒刺线

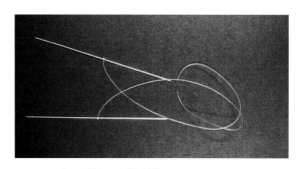

图 8-6　双头双锐针双向倒刺线

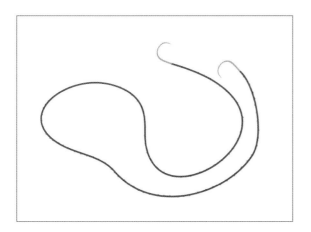

图 8-7　弯针双向倒刺线

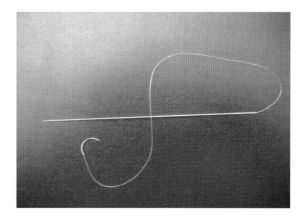

图 8-8　锚型线

3. 锚型线

为单向倒刺线，针线一体结构，近端连接弯针，远端连接直针（图 8-8）。常用于鼻唇沟、口角囊袋及下颌囊袋的矫正。弯针可将线体近端缝合固定在颞深筋膜，远端跨越靶组织再反折固定，线体两端都牢固锚定，收紧提升作用较显著。

4. 冲压一体线

主要用于中下面部提升，柱形网状提拉线可用于眉及额部的提升。

（1）鱼骨线：为单向倒刺，线、齿一体压制成型，抓力较强（图 8-9）。用于整形美容治疗的线材型号主要是 3-0 号、2-0 号、0 号和 1 号，需要用专用套管针将线体导入拟提升组织的远端。

（2）钥形线：由于线体类似古代的钥匙而得名，其特殊及规律的凸起及凹槽使得提升固定效果明显，而且更利于组织的长入，刺激胶原增生

明显（图 8-10）。此线需要套管针导入。

（3）超声波铸型线：为双向类鱼骨样倒刺，在超声波震荡下冲压成型，使得线材的张力明显增加，在近 5 kg 力作用下才会断裂，而且需要的粗度减少，2-0 号线完全可以达到提升效果（图

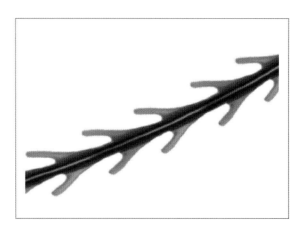

图 8-9　鱼骨线

8-11）。此线需要套管针导入。

（4）片型网状线（风筝线）：4根PPDO线连接在一起，组成网状纵横结构和双面超强锯齿相对结构，提拉组织同时防止下垂；超长双股线尾用于锚定；线体与组织接触面积增大，刺激组织增生效果显著（图8-12）。

（5）柱形网状线（HYBRID 360）：利用专利技术，将PPDO材料铸型成网状，而且中间带有倒刺，线体本身十分柔韧，利于操作，重要的是使得提升效果大大增强；网的微孔隙使得其与组织的融合更好，刺激组织增生的效果更加突出；而且此线材可进行剪切，故可以根据个人的特点和部位调节长度，获得更好的个性化手术效果（图8-13）。此线材需要特殊的导针导入。

（二）埋置线系列

1. 单股平滑线

有锐针和半钝针两种类型，内埋置线常用4-0号、5-0号和6-0号，长度为2.5 cm×2.5 cm双线和1.5 cm×1.5 cm双线（图8-14）。用途较为广泛，可用于悬吊线植入后的辅助交叉固定，凹陷处的填充刺激，眉间沟、鼻唇沟及眶颧沟区域的埋置。

2. 螺旋平滑线

有锐针和半钝针两种类型，内埋置线常用4-0号、5-0号和6-0号，长度为2.5 cm×2.5 cm双线（图8-15）。主要用于增加局部缝线与组织的接触面积，以刺激组织增生和改善血液循环。埋线部位有鼻唇沟和眶颧沟等。

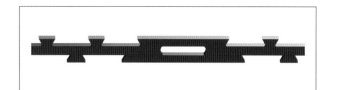

图8-10　钥形线

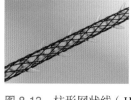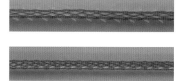

图8-13　柱形网状线（HYBRID 360）

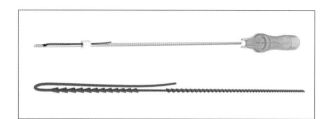

图8-11　铸型线

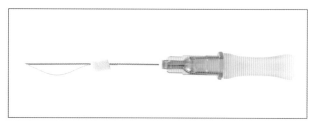

图8-14　单股平滑线

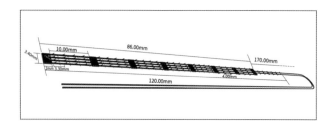

图8-12　风筝线

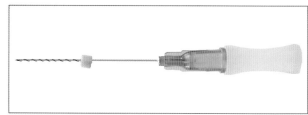

图8-15　螺旋平滑线

3. 多股平滑线（爆炸线）

为单股平滑线演化而来，将 10 根平滑线预置在一根钝头套管针内，内埋置线常用 5-0 号、6-0 号和 7-0 号，长度为 2.5 cm × 2.5 cm 等（图 8-16）。主要用于增加局部缝线与组织的接触面积，利于填充及刺激组织增生和改善血液循环。埋线部位有眉弓、"卧蚕"、鼻唇沟和颧颊沟等。

4. 网状埋置线

该线的特点为网状线材被覆在导针之外，头端封口（图 8-17）。植入体内后可以直接退针，也可以去除针芯，向内注入透明质酸等填充剂。其优势在于网状结构刺激组织增生作用明显，而且使得填充剂填充更加安全，形态不外扩，塑性稳定。

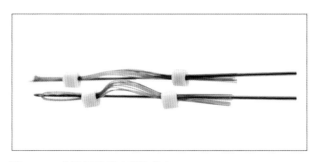

图 8-16　多股平滑线（爆炸线）

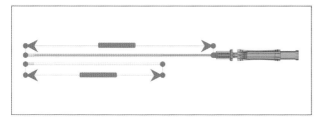

图 8-17　网状埋置线

三、埋置设计相关解剖

1. Rorrhich 提出的面部脂肪分割理论对于埋线提升具有深远的指导意义。而 Medelson 的面部组织间隙理论对各个脂肪间隔松垂乃至萎缩的原因给出了科学的阐明与解释。这两个理论的相辅相成与完美契合为提升线的具体埋置位置、数量、方向提供了理论依据。如下颌脂肪间隔从咬肌前间隙的表面下滑形成了口角囊袋或木偶纹；鼻唇脂肪间隔从上颌前间隙的表面下滑加重了鼻唇沟的形成；内侧颊脂肪间隔（颧脂肪垫）从颧前间隙表面的松垂与萎缩，又和颧点下移、颧袋形成、眶颧沟加深以及颧新月畸形出现息息相关。因此，多数操作在皮下层、SMAS 层表面以及部分 SMAS 层的埋线悬吊方法就应该由不同的脂肪间隔区域来决定。笔者结合以上观点将半侧面部划分为 10 个脂肪间隔分区（图 8-18）。

2. 从功能的角度考虑，面部应该划分为正面部和侧面部。正面部是高度进化的，主要用于面部表情的交流；而侧面部的主要结构和作用是咀嚼。这两个区域的分界线是沿着眶外侧缘的垂直线。在这条线的深层，则分布着一组面部支持韧带（图 8-19）。同时，重要的神经、血管等总是紧贴着支持韧带，而上述脂肪间隔的分割正是这些韧带。似乎如果避开这些韧带，就可以成功完成操作，但事实上在保证穿刺埋线的连续性原则上，不穿过这些韧带是不可能的。如何利用它们而又不发生并发症，是一直困扰我们的问题。结论是：在埋线悬吊操作中，韧带不仅可以作为设计和操作的引导，而且必须成为悬吊和固定的支持点，这是目前公认的观点（图 8-20）。

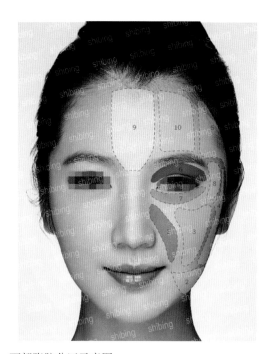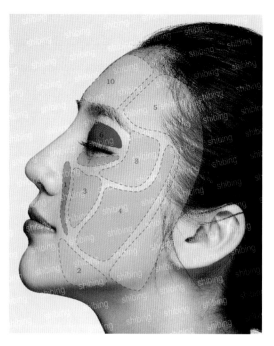

图 8-18   面部脂肪分区示意图

1.鼻唇沟区；2 下颌区；3.内侧颊区（颧区）；4.中间颊区；5.外侧颊区；6.上睑区；7.下睑区；8.眶外侧区；9.额内侧区；10.额中间区

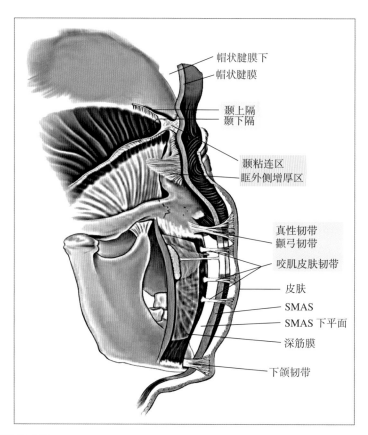

图 8-19   面部支持韧带三维示意图

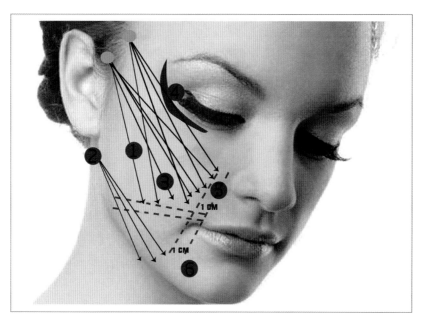

图 8-20　面部支持韧带作为设计引导和固定点
①颧弓韧带；②颈阔肌 - 耳韧带；③咬肌皮肤韧带；④眶外侧韧带；⑤颊上颌韧带；⑥下颌骨韧带

反思

对于面部韧带的认识到临床应用经历了否定之否定的过程：

1. 最初由于认识到韧带不仅坚韧，面积较广，穿之极易产生难以纠正的凹陷，而且其中包含较为固定和粗大的血管，因此在操作中尽量避开韧带。但是事实上，韧带从上到下、从左到右分布很广，想避开很难。若想如此，势必要更改埋线设计及减少线的埋置数量，最终会影响治疗效果。

2. 经过大量病例操作发现，局部明显的凹陷是可以避免的，而且只有经过韧带的穿刺绞索、悬浮固定，效果才是确切的。无论是辅助强劲的筋膜锚定，还是完全依赖韧带的相对锚定，均十分有意义。

四、埋置层次

根据以上对解剖层次的理解，为了达到优良的悬吊及年轻化效果，悬吊及埋置线可分布在四个层次：

1. 真皮下或皮下浅层

鼻唇沟区、下眶区、韧带区及凹陷处均可，一般选用平滑线和螺旋平滑线。目的：①辅助与维持悬吊线的提升效果，通常与悬吊线垂直埋置；②填充沟槽与凹陷处，如眶颧沟和颧弓韧带所在区域；③肤质改善，如淡化色斑与黑眼圈。

2. SMAS 浅层

多数区域可用悬吊线、平滑线和螺旋平滑线。绝大多数的悬吊提升效果均为此层次埋置的悬吊线所形成的，但是后两者线材很细，亦可以埋置在此层以起到刺激组织增生、矫正凹陷，使局部饱满的效果。

其中颧脂肪垫（内侧颊脂肪间隔）分为高深、低深及低浅区，可以共用悬吊线、平滑线和螺旋平滑线。由于颧脂肪垫分为深浅三个组成部分，而且其中并不含有重要的血管神经束，所以可以在多层次植入悬吊线和埋置线，不仅可以起到确切的提升效果，而且可以使其不断饱满，满足"苹果肌"的填充效果（图 8-21）。

3. SMAS 层

主要指眼轮匝肌睑部。采用 5-0 号、6-0 号平滑线植入眼轮匝肌内，用于加强其在下睑年轻化中的支持作用，防止眶隔脂肪疝出。

4. 骨膜浅层

随衰老进程，骨质亦有一部分丢失，多数平滑线（爆炸线）的埋置可以部分改善骨性支撑效果。

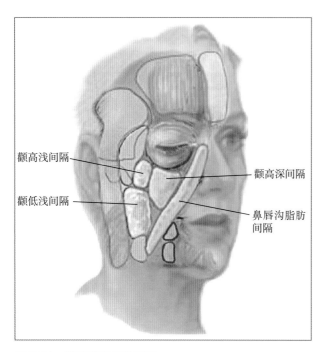

图 8-21　颧脂肪垫相关解剖

五、术前埋置设计

设计时，患者取坐位或半卧位。

1. 术前标记面部易发生并发症的区域，这些区域对于术前画线有警示和指导作用（图 8-22）。

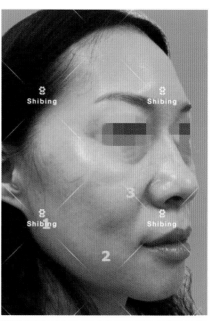

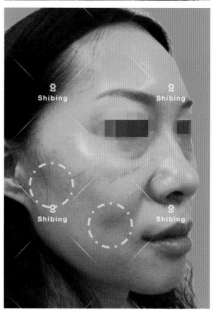

图 8-22　术前标记面部易发生并发症的区域。1.颧弓韧带区域；2.咬肌皮肤韧带区域；3.颊中沟

2. 悬吊线埋置总体设计方向

根据 10 个脂肪间隔分区，悬吊线也以 10 个区域进行埋置设计（图 8-23）。线的数量根据具体情况可变。为防止颞部变宽的垂直提升设计如图 8-24 所示（详见后续章节）。

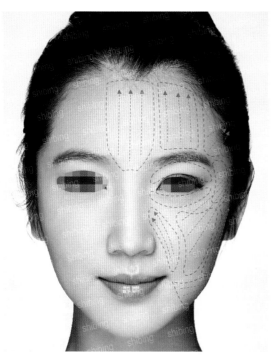

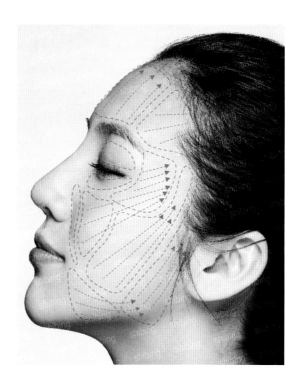

图 8-23　面部各区域悬吊线提升方向设计

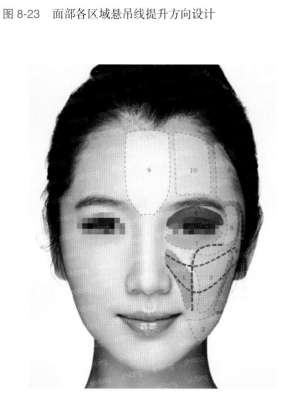

图 8-24　颊脂肪垫垂直提升方向设计

经验

1. 设计标记时，让患者保持坐位，显现最严重的松弛下垂状态。平卧位时，多数衰老的解剖位置会消失。

2. 设计画线时，用手将下垂组织复位到年轻状态，甚至有所超过，再按照如上描述的设计原则操作，以使操作后的实际效果更接近于术前设计。

3. 画线时，提前标记出韧带所在区域及面部明显凹陷处，操作时才会准确，并在保证效果的同时减少并发症发生。

第2节　全面部分区悬吊线和埋置线的设计及操作要点

一、全面部分区悬吊线设计及操作要点

面部的美学分区大致为三部分：额部发际线与眉头平行线之间为上面部，眉头平行线与鼻小柱基底之间为中面部，鼻基底与颏尖之间为下面部（图8-25）。根据求美者面部的具体情况与个人需求，面部可进行分区治疗，也可联合治疗。

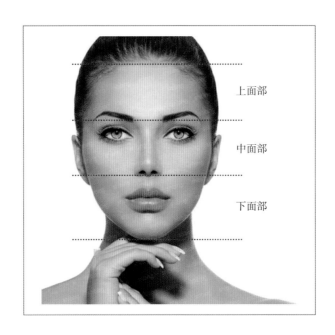

上面部

中面部

下面部

图 8-25　全面部美学分区

上面部埋线治疗

（一）整体提眉

•双针线法

1. 线材：12 cm × 12 cm 双针线。

2. 布线点：S 点为眉峰垂直向上与发际线的交叉点，E1、E4 点位于眉峰处，E2 点为眉尾处，E5 点为眉头处，E3、E6 点为出针点（图8-26）。

3. 操作步骤

（1）出入针点局部浸润麻醉。

（2）S 点破皮入针，刺破骨膜，在骨膜下潜

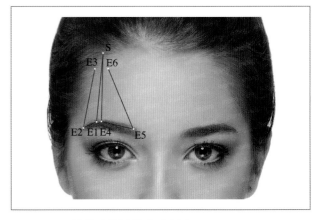

图 8-26　双针线法提眉设计示意图

行 1 cm 后转入额肌上额部脂肪间隔层，E1、E4 点出针，同孔、同层次进入，至 E2、E5 点出针，再同孔、同层次进针，E3、E6 点出针。

（3）患者坐立位，调整线体，确定眉形对称无误后，剪线。

● 网状悬吊线法

使用柱形或片型网状悬吊线，如图 8-27 所示，蓝色线表示两根网状线分别自箭头处在额部脂肪间隔层布线至眉头及眉尾的眉下脂肪垫，之后，远端两线尾（红色线）分别缝至骨膜后从同一孔穿出打结固定。该方法同样适用于眉间的垂直提升。

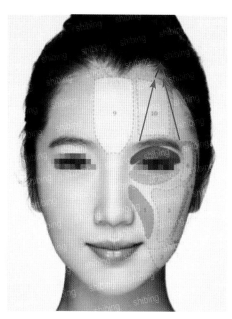

图 8-27　网状悬吊线法提眉设计示意图

（二）额部中间区提升

适用于额中央区域衰老性下垂、整体眉下垂严重及眉头区域低垂严重者，或者由于肉毒杆菌毒素注射后力失衡造成眉头继发性松垂，或者额部中央扁平、欠饱满者。进针点在额头发际内，走行在额肌上，远端可达降眉间肌复合体表面，可选用 0 号或 2-0 号双向倒刺提拉线 5 ~ 10 根（图 8-28）。

也可以采用双针线法，但是由于出针孔处较为暴露，易形成瘢痕，而且有眉间表情不自然的可能。

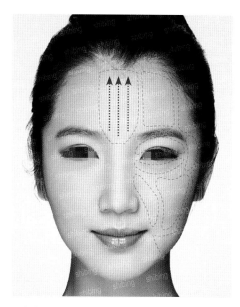

图 8-28　额部中间区提升示意图

（三）眉外侧区（颊外侧区上部、眉尾）提升

● 倒刺悬吊线法

主要用于纠正眉外侧缘下垂。此区位于颊外侧区上部，在一个脂肪间隔内。进针点可在颞上隔发际缘，层次走行在皮下，远端到达眉下脂肪垫处，最远点可到眉下 1 cm（图 8-29）。提升角度及力度需要事先沟通，以达到理想眉形。可用 2-0 号线 2 ~ 3 根。

● 双针线法

该方法在提升眉尾的同时，对于颞区有辅助的提升效果。

1. 线材：2-0 号 12 cm × 12 cm 双针线。

2. 布线点：S 点位于垂直眉尾上方、发际线内 0.5 cm，避开颞浅血管。E1 点为眉尾，S-E1 与 E1-E2 连线呈 15°。E3 点为 S 点向下垂直线与颧弓上缘的交叉点，S-E3 与 E3-E4 连线呈 15°（图 8-30）。

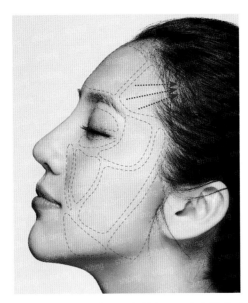

图 8-29   倒刺线法眉外侧区（颊外侧区上部）提升示意图

3. 布线设计：S → E1，E1 → E2，S → E3，E3 → E4。

4. 操作步骤

（1）S、E1、E3 点破皮，蚊式钳稍作皮下分离（可避免转折时形成皮肤凹坑）。

（2）双针均要刺破骨膜，在骨膜下潜行约 1 cm 后转入皮下及眶外侧脂肪间隔层，至 E1、E3 点出针。提紧线尾，将眉尾及颞部组织向 S 点推

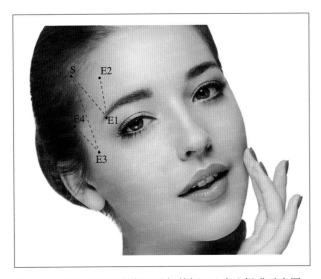

图 8-30   双针线法眉外侧区（颊外侧区上部）提升示意图

挤，适度提升至需要的高度。

（3）双直针再进入 E1、E3 点，分别从 E2、E4 点出针，要确定布线在同一层次。

（4）患者坐立位，调整两侧眉尾高度，确定对称后剪掉线尾。

注意事项

1. 各锚定及反折点破皮后，均须皮下稍作分离，确保回折线在同一层次，以免形成皮肤凹坑。

2. 锚定点穿刺后，须在骨膜下潜行 1 cm 后再转入浅层，这样锚定点不会因远端牵拉而下移。

3. 布线完成后，患者要取坐立位，调整眉尾高度，确定对称后剪线尾。

4. 埋线提眉要结合肉毒杆菌毒素注射额肌，效果更佳。

提示

眉外侧区和眶外侧区类似，患者或多或少希望眉部特别是中外侧部分的提升。由于远端固定提拉点组织较少，宽度小，走行部分组织菲薄，因此线的提拉绞索力相对较差；而且由于线埋置过浅可显露，用线须较细。

另外，强力的眉悬吊后，眉尾位置过高，过于张扬，感觉并不自然；而眉位置固定明显，并不随上提眉的活动而改变，有时亦会有凹陷存在。这一尺度需要较好把握才能更令人满意，因此沟通十分重要。

同时可以考虑提前或同时用肉毒杆菌毒素阻断眉下眼轮匝肌，利用肌肉力平衡辅助上提眉尾部。

中面部埋线治疗

(一)眶外侧区(眼尾)提升

主要用于眼角下垂及颧脂肪垫外侧三角顶端的下移。该部位进针点在颞部发际内,远端到达眶外侧韧带外缘(图 8-31)。一般需要用 0 号或 2-0 号线 2.5 cm×2.5 cm 3~4 根,同时可用 0 号线走行颧脂肪垫内 1~2 针。

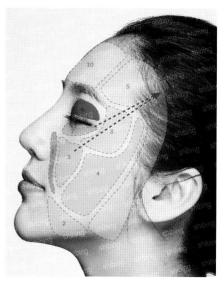

图 8-31　眶外侧区提升示意图

提示

眶外侧区提升对于提升眼角、改善内外眦连线与水平线夹角,以及改善疝出的下睑脂肪和眶颧沟起着重要作用。

操作时的关键点有两个:第一,至少有一针穿破眶外侧韧带(增厚区),斜向上提拉固定才有效;走行于颞部时要在颞浅筋膜浅层,到达眶缘时向深处穿出韧带,有明显的突破感。第二,有一针紧贴眼轮匝肌睑部,经眼轮匝肌眶部穿到颧脂肪垫上三角缘,这样可以有效地提拉颧脂肪垫向斜上方,特别对于眶颧沟改善明显,但是勿穿过眼轮匝肌睑部,否则眨眼时不适感强烈。

讨论

在既往开放性除皱手术中，眼角及中面部斜向上提拉会很显著，甚至是不自然的，线技术改变了这一点，十分温和自然。但是对于一些向上提升要求较高，或者松弛下垂较为严重者，似乎还是改善不足及维持不久，主要还是锚定的问题。因此，建议退针出线后，用 7 mm×20 mm 角针穿拉出缝合线，从穿针点重新进针，向下穿过颞深筋膜浅层出针，提紧后剪断并将线埋置，这样会增加提升效果（图 A~E）。

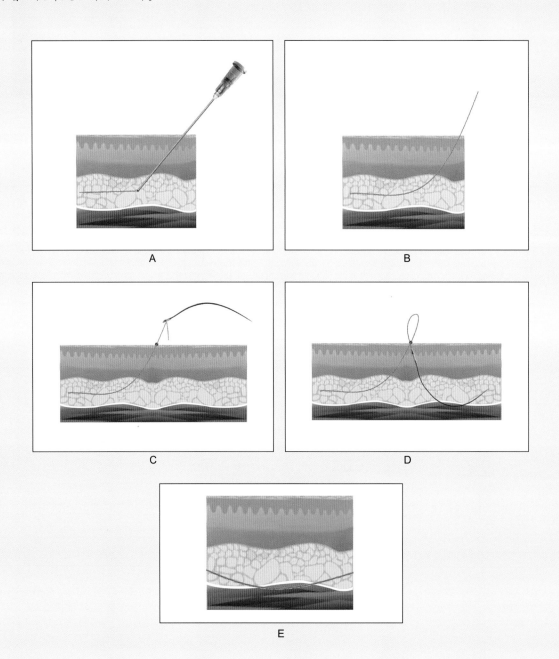

A

B

C

D

E

（二）颧脂肪垫（"苹果肌"）提升

随着年龄增长，中面部颧脂肪垫的下移以及深层脂肪间隔的萎缩，对于眶下区凹陷，眶颧沟形成，鼻唇沟渐进性加重关系十分密切。因此该部位的提升对于面部年轻化作用十分重要。

• 颧脂肪垫外展型提升

○ 锚型线法

1. 线材：0/2 号单向倒刺线，全长 31.6 cm，锯齿长 15.2 cm，近端为 4 cm 长弯针，远端为 15 cm 长可折弯直针，棱形针尖，利于穿刺（图 8-8）。

2. 设计原理：近端呈三角形缝合锚定在颞深筋膜，远端长直针走行在浅层脂肪间隔，拟治疗部位出针，将治疗区域组织推挤复位，远端呈 15° 反折再固定，这样线体近、远端都牢固锚定，效果确切。

3. 布线点与线的设计及操作（图 8-32）

（1）破皮针或皮肤打孔器在颞区拟锚定区设计成三角形的破皮点，远端出针点跨越鼻唇沟 1.5 cm。

（2）锚型线近端的弯针将线体缝合固定在颞深

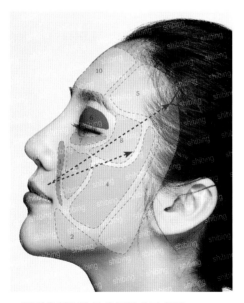

图 8-32 锚形线颧脂肪垫外展提升示意图

筋膜层，长直针走行在面部浅层脂肪间隔，在上唇设计点出针（鼻翼外缘垂直线与上唇交叉点的下 1/3 处），拉直线体，将治疗区组织向颞区推挤复位，长直针原孔呈 15° 反折至韧带区，出针剪线。

锚型线的应用体会

1. 最初的线技术主要是靠线的拉拽达到提升的效果，而锚型线是以组织复位及远近端筋膜、韧带牢固锚定来达到收紧提升的作用，在理念上有很大差异。因此，操作中要以推为主、拉为辅，否则极易产生并发症。

2. 锚型线近端呈三角形牢固锚定在颞深筋膜，不会因远端的表情活动被拖行下移，这是它最大的优势；而且线体远端呈 15° 反折，使线尾悬浮锚定在韧带区，更加强了锚定提升效果。

3. 由于此针与线均较长，穿行距离远，而且呈现弧度，并非平面，给操作带来很大难度，较难保证层次的准确，不平整、凹陷等并发症也较多，很多医生甚至望而却步。

4. 直针在皮下穿刺时，要顺应弧度，力争在同一层次穿行，深浅适度。如果皮肤出现凹陷，针体后退重新穿过，在凹坑处略深层走针，以免布线完成后凹坑难以纠正。

5. 对颧弓较宽的求美者进行治疗时，长直针跨越颧弓向远端走针时会较困难，可以将远端组织推进上提，边走针、边用左手下压针体，以使针体在同一平面顺利前行。

6. 布线反折出针点的设计要尽量远离颧弓、颧大肌的起点，以免颧大肌活动，线体末端顶起，形成与颧大肌活动同步的突起。可在颧弓韧带区出针，并且下压剪线，深埋入韧带内。另外，转折点进、出针时要稍远离真皮，否则凹陷明显。

○ 倒刺线悬吊提升法

1. 无眼尾提升需求者

（1）设计：标记出颧颊韧带及颊上颌支持韧带的大致走向，颞部发际线边为破皮锚定点。

（2）操作步骤：按图8-33所示将倒刺线置入，远端位于颧脂肪垫内，上面一根不要穿过眶颧韧带（颊中沟），而且层次偏浅，利于提升以改善眶颧沟；下面一根远端距颊上颌韧带颊部约1 cm。两线打结如眼尾提升法。

2. 同时提升眼尾者

此方法可以和眼尾提升法联合使用，设计点和上图相比有所下移。建议远端止点需要穿入鼻唇沟脂肪间隔，这样上推提紧后对于改善鼻唇沟效果显著（图8-34）。

○ 柱形网状线及片型网状线法

远端止点处理同上，区别在于颞部出针后，两端线至少有一针穿过颞深筋膜锚定，而后再两两打结固定，可以三角形走线，也可以直线走线，推荐前者，提拉力更均匀（图8-35）。此法提升锚定效果更为理想。线体需要特殊导线器导入（参见线技术面部年轻化应用历史章节）。

• **颧脂肪垫垂直内收型提升**

○ 双弯针双向倒刺线法

1. 线材：0号双弯针双向倒刺线，7 cm × 7 cm 或 14 cm × 14 cm。

2. 针具：12 cm 19 G 锐性导引针一根。

3. 确定安全线及布线点（图8-36）

（1）外眦与耳垂连线（颧韧带作为锚定点），S1点距外眦1.5 cm（避开眼轮匝肌限制韧带），S2点与S1点相距1 cm。

（2）内眦向鼻翼做垂线（内眦血管偏外侧），E1点平行于S1点，E2点平行于S2点。

（3）E3点位于颧脂肪垫下缘0.5～1 cm。

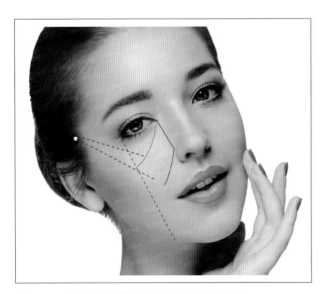

图8-33　倒刺线法颧脂肪垫外展提升示意图

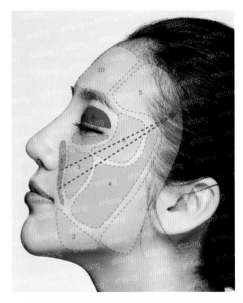

图8-34　与眼尾提升联合法颧脂肪垫外展提升示意图

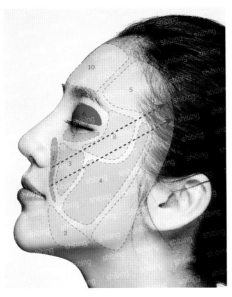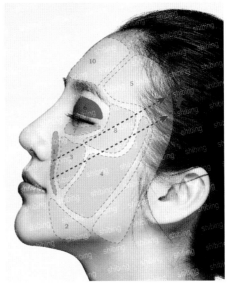

图 8-35　网状线法颧脂肪垫外展提升示意图

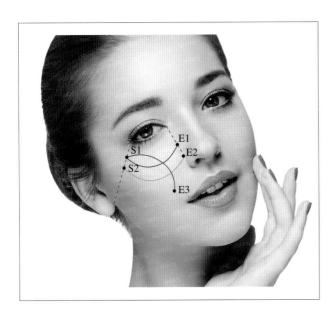

图 8-36　双弯针双向倒刺线法颧脂肪垫外展提升示意图

4．布线设计：S1 → E1，S2 → E2，S1 → E3。

5．操作步骤

（1）取 14 cm×14 cm 线，蚊式钳在线材中间无齿区域扣一格后剪掉双针。用力将"苹果肌"（颧脂肪垫）向头侧推挤复位，锐性穿刺针 S1 点进针，平行走到标记点 E1 穿出，走行层次在颧脂肪垫层。

将一段 14 cm×14 cm 线置入穿刺针后，退出穿刺针，收紧线材，无齿区卡在 S1 点。

（2）同样，用力将"苹果肌"往上推挤复位，穿刺针在 S2 点进针，走行颧脂肪垫层，标记点 E2 穿出。将 7 cm×7 cm 线置入穿刺针，确定线材两端等长后退出穿刺针，两端线头上提，以眶颧韧带、颊上颌韧带上颌部作为锚定点，将颧脂肪垫向上内提拉收紧。

（3）穿刺针从 S1 点入针，平行眶缘走行 2 cm，转折向下，E3 点穿出，确定比前两根线的层次稍深，将另一段 14 cm×14 cm 线材置入，退出穿刺针，收紧线材，目的是辅助固定上提并内收颧脂肪垫，避免下移外扩，最后剪线。

○ 单面双内向倒刺线法

1．线材：2-0 号双内向倒刺线。

2．针具：19 G 锐针套管针。

3．确定安全线（3 条红线）

（1）外眦与耳垂连线，其上方有面神经颞支走行。

（2）内眦向鼻翼做垂线，此处以颊上颌韧带上颌部作为内侧锚定点，鼻旁为内眦动、静脉，应避开。亦勿固定在鼻骨骨膜，以免收紧线体后鼻背下压变宽。

（3）口角平行线向外侧 2～3 cm。

4. 布线点：S3 点距外眦 1.2～1.5 cm，避开眼轮匝肌限制韧带，S1 点距 S3 点 1 cm，S2 点距 S1 点 1 cm。E1 点平行 S1 点，E2 点平行 S2 点，E3 点距口角 1.5 cm（图 8-37）。

5. 操作步骤

（1）将颧脂肪垫向头侧推挤复位，按布线顺序 S1→E1、S2→E2 将穿刺套管针刺入至对侧出针（层次为颧脂肪垫），将自由移动线置入针管，确定线体无齿区在正中，退出套管针。S3 点穿刺针平行眶缘走行 2 cm 后（勿穿入眼轮匝肌睑部），转向垂直向下，至 E3 点出针（层次仍在颧浅脂肪垫，比前两根线略深）。

（2）用力收紧前两个线体，可将颧脂肪垫垂直上提、内收复位，第三根线不要用力过大，E3 点线体拉直，将颧浅脂肪垫轻轻向上推挤，锯齿勾住组织不致下移即可。

（3）同样方法治疗对侧，略压线将外露线体剪掉。

○ 双直针双向倒刺线法

1. 用线：0 号 21 cm 双直针双向倒刺线。

2. 设计原理：利用眶颧韧带及颊上颌韧带上颌部作为锚定点，将颧脂肪垫垂直上提、内收及固定。

3. 确定安全线及布线点：安全线 L1 为外眦与耳垂连线，L2 为内眦向下的垂线，L3 为自然状态下颧脂肪垫下缘。S1 点距外眦 1.5 cm，S2 点距 S1 点约 1 cm，E1 点平行 S1 点，E2 点平行 S2 点，E 点距颧脂肪垫下缘约 1 cm（图 8-38）。

4. 操作步骤

（1）取 21 cm 双直针双向倒刺线，蚊式钳扣一格夹持中间无齿区，用力将颧脂肪垫向头侧推挤复位，穿刺针从 S1 点向 E1 点直行穿刺，中间无齿区固定在 S1 点，将线体置入收紧，同样方法置入另一根线 S2→E2。

（2）将颧浅脂肪垫捏起上提，另一段穿刺针从 S1 点向内侧，平行眶缘走行约 2 cm 后，渐转向下，E 点穿出。同样方法置入 S2→E。

（3）收紧各线尾，反复调整至"苹果肌"呈饱满上提状态，与对侧对照无明显差异后剪除各线尾。

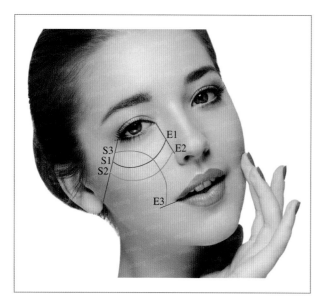

图 8-37　单面双内向倒刺线法颧脂肪垫垂直提升示意图

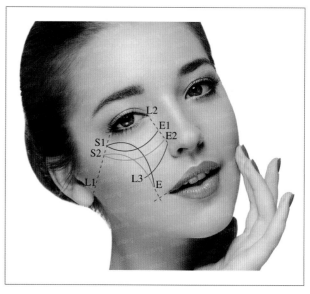

图 8-38　双直针双向倒刺线法颧脂肪垫垂直提升示意图

注意事项

1．穿刺置入 S1 → E1、S2 → E2 时，左手将颧脂肪垫向头侧推挤复位。

2．穿刺置入 S1 → E、S2 → E 时，将"苹果肌"捏起略上提，可以确定下行的两根线走行在颧脂肪垫的深层。

3．E 点两根线不要反向拉拽收紧，而是直向拉直，将"苹果肌"向上推挤，这样线齿勾拽颧脂肪垫的脂肪纤维，不致下移即可。

体会

1．传统的布线方式是将中面部组织向外上提拉，会导致颧脂肪垫被拉平，缺乏立体感；同时组织向颧弓堆积，导致颧变宽，影响美观，求美者满意度低，特别是东方女性。

2．上述第一、第二种布线方法充分利用中面部的眶颧韧带及颊上颌韧带上颌部作为强有力的锚定点，将颧脂肪垫垂直上提、内收与固定，基本达到解剖复位，这样还有助于改善眶下区凹陷、颧颊沟及鼻唇沟。

3．无论哪一种方法垂直上提颧脂肪垫，都有第三根向下方的弧线设计，下降至口角旁或上方 1 cm（笔者认为该点的位置确定方法为：嘱求美者做微笑表情，颧脂肪垫相对可见，下缘容易找到，在下缘下方 1 cm 即为该点）。由于该处解剖结

构较复杂，是鼻唇沟脂肪间隔、颧脂肪垫及下颌脂肪间隔交汇处，颊上颌韧带颊部、咬肌皮肤韧带较多而致密，穿线后用力提紧很容易产生较难恢复的凹陷，因此也应以上推复位为主，而且出针点近处要远离真皮，否则需要锐针剥离松解。

下面部埋线提升

下面部提升主要是重塑与改善下颌缘以及矫正口角囊袋。

（一）改善下颌缘

轻度下面部松垂，或仅对下颌缘行轮廓的美化治疗，可单纯用下颌缘提升方法。

● 直针双针线法

1．线材：2-0 号 12 cm×12 cm 双针线。

2．确定安全线及布线点：L1 为口角囊袋缘（木偶纹），L2 为颧弓上缘。E 点为下颌角，S 点离 E 点 1 cm，S1 点跨越口角纹 1.5 cm，位于下颌骨韧带上缘，S → S1 线平行于下颌缘，S2 为 S 点上垂直线与颧弓上缘的交叉点（图 8-39）。

3．操作步骤：S 点破皮，蚊式钳在皮下稍作分离，取 12 cm×12 cm 双针线，蚊式钳夹持中间无齿区，S 点入针后，在浅筋膜层走针，至 S1、S2 点出针，S → S1 线拉直保持张力，将下颌缘组织向 S 点方向轻推，至口角纹不明显，穿刺针再 S1 点入针，呈 15° 向上反折，出针剪线。S2 点稍用力上提线体，穿刺针再进入 S2 点，呈 15° 反折至下颌缘出针剪线。

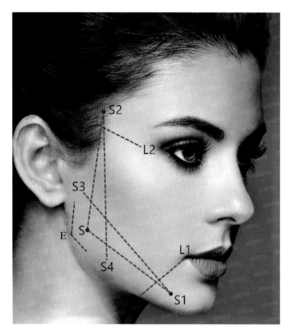

图 8-39   直针双针线法下颌缘提升示意图

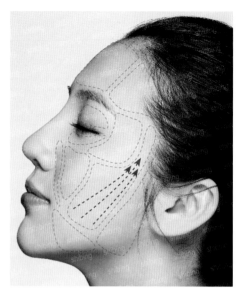

图 8-40   倒刺线法中间面颊区提升示意图

注意事项

1. S 点破皮后，须在皮下稍作分离，否则布线收紧后易形成凹坑。

2. S1 点要跨越口角纹 1.5 cm 固定在下颌骨韧带上缘后再反折，这样锚定点不会移位。

3. S2 点要位于颧弓上缘，穿行中要在深层穿过颧弓韧带，之后再反折，线体不会移位。

- 倒刺悬吊线法

1. 颧弓正常者

（1）中间面颊区：主要用于解决下面部松弛。此部位进针点取在鬓角边缘或发际内，下端穿刺点可达下颌脂肪间隔上缘，走行在 SMAS 浅层，一般需要 0 号线 3 ~ 5 根，可以辅助解决外侧口角囊袋（图 8-40）。

提示

中间面颊区对于提升下面部、改善面型十分重要。提升要确切，布线较为灵活，可以 0 号、2-0 号交替长短布线，但是最上一根线接近颧脂肪垫下缘薄弱处，也就是在下颌脂肪间隔斜上方，因此处有分散的咬肌皮肤韧带，极易产生凹陷，穿刺勿太浅，亦不要用力提拉，适可而止。

（2）颊外侧区：主要用于矫正下颌缘区皮肤与软组织松弛，辅助提升下面部，改善下颌缘形态。可进行正向或逆向提升。

正向法进针点可以取在颞区发际内皮下，远处穿刺点不要超过颈阔肌 - 耳韧带，易影响提升效果。一般需要 0 号双向倒刺线 2 ~ 4 根。建议两两打结，打结后处理如前述眶外侧区提升法，以利于锚定（图 8-41）。

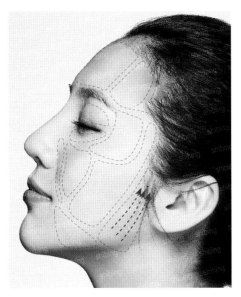

图 8-41　倒刺线法颊外侧区提升示意图

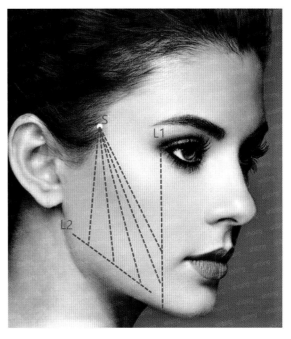

图 8-42　倒刺线法中间及外侧面颊区联合提升示意图

（3）两区合并设计：取颧弓上缘发际线边破皮，将悬吊线按图 8-42 所示置入，远端勿过多进入眶外侧垂直线，下端止于距下颌缘 1 cm 平行线。靠近口角处，线体应该进入下颌脂肪间隔，以利于辅助改善口角囊袋。此方法优点为穿刺点少；缺点为多根线从一点穿出，反复创伤不利于伤口愈合，而且该处线较多，易凸起。

2. 高颧弓者

为避免加重颧弓宽大，上述的设计可将锚定点定于耳屏前颧弓下缘，按图 8-43 所示方法埋置悬吊线，提升后组织不会堆积在颧弓，而且可以矫正颧弓下方的轻度凹陷。再在颧弓上缘破皮，两点相距 1.5 cm，以悬吊线或逆向提拉线向头侧置入，锚定在颞深筋膜层，收紧逆向提拉线，将余线保留 3~5 cm，呈 30° 反折至颞深筋膜层，也可直接剪掉。

也可以采用颊外侧逆向提升法：最大力度上推耳前软组织，在刚好跨过颧弓平面画一条横线，在颊外侧区横线上设计两个进针点（这样在提升后，线结正好落在颧弓上方，利于固定，也不会

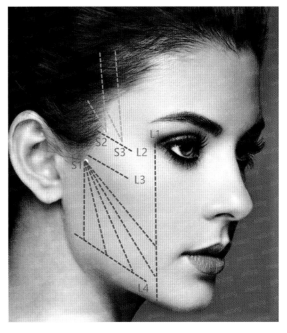

图 8-43　倒刺线法中间及外侧面颊区联合提升示意图（高颧弓者）

增加面宽）。进针后，垂直向上及后上方在皮下穿行，跨过颞浅动脉额支和顶支分叉处，立针向下穿过颞深筋膜后平行推入 1~2 cm，退针。每个进针点可以导入两根线，退针后向上提拉，两两打

结（图 8-44）。逆向提升法最大的优势是有明确的锚定点，效果显著，操作相对容易，目前得到医师们的一致认同。

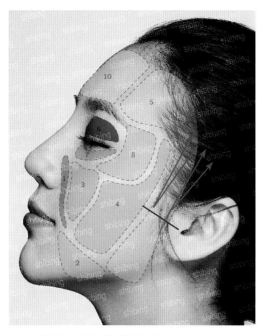

图 8-44　倒刺线法颊外侧逆向提升法示意图

体会

1. 双向倒刺悬吊线一般均预装在套管针中，先用左手将靶组织向上推挤复位，然后穿刺到预定点，再拔除套管针，这样拟提升组织自然勾挂绞索在线齿上，避免大力拉拽线尾，导致布线区不平整，特别是颧弓韧带及咬肌皮肤韧带分布区域。

悬吊线远端止点尽量不要跨区进入表情区（眶外侧缘垂直线以内），否则有可能出现短期内表情不自然，或者当近端锚定点松懈及线离断后，线体被表情肌向远端拖拽游离可视或顶出皮肤。

• 单针或双针缝合线法

美国的 Quill、强生线及 V-Loc 多为单向或双向锯齿线。Quill 多为双向锯齿线，切割成 360° DNA 状螺旋状倒刺，规格多样，用于埋线提升治疗常用的有 2-0 号和 0 号，长度有 7 cm × 7 cm、14 cm × 14 cm、24 cm × 24 cm、36 cm × 36 cm 和 45 cm × 45 cm。强生的单向倒刺线为线、齿冲压一体，非切割而成，锯齿较其他线材宽，俗称"鱼骨线"，其双向倒刺线与 Quill 类似，用法相同。V-Loc 为单向锯齿线，常用 3-0 号、2-0 号和 0 号线，长度均为 45 cm。以上线材可根据需要裁剪，使用方法大致相仿。

○ L 型布线法

1. 线材：采用 0 号 14 cm × 14 cm 及 7 cm × 7 cm 双向倒刺线，适用于轻度下面部松垂。

2. 确定安全线及布线点：L1 为颧弓上缘，L2 为口角囊袋边缘（木偶纹）。E 点为下颌角，向内上 1.5 cm 标记为 S 点，平行下颌缘向前跨越 L2 标记为 S1 点，S 点垂直向上跨越颧弓后标记为 S2 点（图 8-45）。

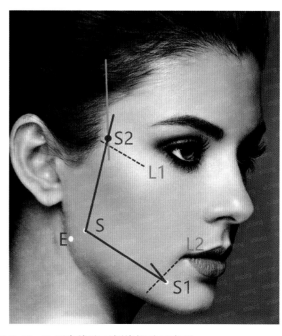

图 8-45　L 型布线法下颌缘提升示意图

3．操作步骤

（1）S 点破皮，蚊式钳皮下稍作分离（确保布线在同一层次），0 号 14 cm×14 cm 线置入套管针，前端留出 2 cm，将套管针与线材从 S 点穿入，走行皮下层，止于 S1 点，左手牵拉线尾，右手将口角、下颌缘组织轻轻向 S 点方向推挤复位，线残端可用导针回折入皮下。

（2）S2 点破皮，蚊式钳在皮下稍作分离，套管针穿入 S2 点，从 S 点穿出，将线尾逆向置入套管针，从 S2 点引出，轻轻提拉收紧。

（3）0 号 7 cm×7 cm 线置入套管针，前端留出 2 cm，从 S2 点向上逆向穿入，走行于上平面，穿入颞深筋膜层，向上提拉收紧后与 14 cm×14 cm 线线尾打结固定，两端线尾各保留 3 cm，以套管针反折埋入皮下。

注意事项

1．S 点与 S2 点破皮后，蚊式钳皮下稍作分离，可避免形成针眼处凹坑。

2．不要大力提拉，以免轮廓变形。

3．可以与下面部扇形提拉同步治疗，效果更佳。

○ 扇形布线法

1．线材：采用 0 号 45 cm×45 cm 和 7 cm×7 cm 双向倒刺线，适用于中重度下面部松垂。

2．确定安全线（图 8-46）

（1）L1 与 L2 为颧弓上、下缘。

（2）L3 为眶外侧缘垂直线（区分功能区与表情区，锯齿线尽量不进入表情区）。

（3）L4 为距下颌缘 1 cm 的平行线。

3．布线点：S 点为发际线与颧弓上缘的交叉点，S1 点为平行于口角与 L3 的交叉点，S2 点为

L3 与口角囊袋边缘交点，S3 点为咬肌前缘，S4 点为 S 点的垂线与 L4 的交叉点（图 8-46）。

4．布线设计（图 8-46）

（1）S→S1→1→S2→2→S3→3→S4→S（45 cm×45 cm 线，蓝色线）。

（2）7 cm×7 cm 线（绿色线）从 S 点逆向置入颞深筋膜下，与蓝色线打结固定。

5．操作步骤

（1）S1 点破皮开孔，蚊式钳在皮下稍作分离，利于深埋线结。

（2）取 0 号 45 cm×45 cm 线，中间无齿区域以蚊式钳扣一格后剪断，分成两股单向倒刺线，将一根线材置入套管针，前端留出 2 cm 线，按布线图反复穿插、折叠布线，线尾从 S 点引出。

（3）取 0 号 7 cm×7 cm 线，置入套管针，前端留出 2 cm 线，从 S 点入针，向头顶侧穿刺置入，走行在颞浅筋膜浅层，而后穿刺入颞深筋膜层退针，收紧提拉后，与下面部置入的线尾打结，两端留出 3 cm 左右线，再以套管针反折埋入皮下（可避免线结滑脱）。

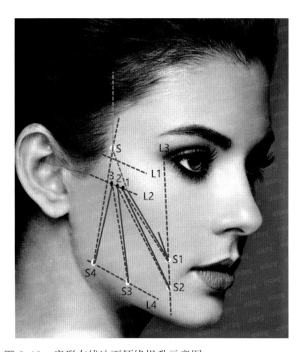

图 8-46　扇形布线法下颌缘提升示意图

注意事项

1. S点破皮后，皮下充分游离直径约0.5 cm范围，利于打结固定，避免形成凹坑。

2. 下面部反复折叠穿刺布线时，始终以左手将下面部组织向外上推挤复位。

3. 咬肌皮肤韧带前缘较致密，阻力较大，选用半钝针可避免暴力穿刺而导致过深或过浅。

4. 从S点逆向穿刺布线时，针尖跨越颧弓后稍向深层用力，有突破感时进入颞深筋膜浅层平行推进，前行2 cm左右退出套管针，线材可牢固固定在颞深筋膜下。

• **锚型线法**

该方法需要应用90 cm以上长锚型线完成。设计如图8-47所示，核心为发际内一个锚定点，向远端连续穿针反折布线，然后环形闭合，两端线打结固定，远端出针点连线与下颌缘平行。具体

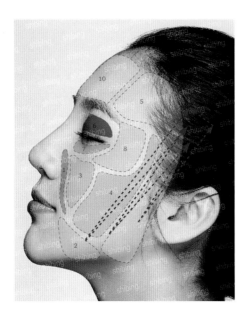

图8-47 颊外侧部闭合环形下颌缘提升示意图

操作可参照前述有关锚型线内容。该法适用于下面部中重度下垂，递进提升效果显著。

(二)矫正口角囊袋

• **双向倒刺悬吊线法**

此部位进针点可以取在耳垂后1 cm及耳垂前上0.5～3 cm内，远处穿刺点须达口角外侧以及下方2～3 cm处，进针点需要穿越颈阔肌-耳韧带，接近口角处进针可略深（一定终止在下颌脂肪间隔内），但注意勿损伤降口角肌（图8-48）。一般需要0号线4根。

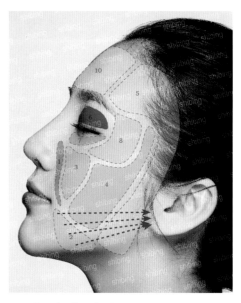

图8-48 口角区提升示意图

提示

口角区提升不仅可以解决口角囊袋，而且对于其他部位向上提拉后的反作用力起到很重要的抵抗作用，是唯一一个平行布悬吊线的部位，可防止中下面部的再度下垂。为了使这一作用彰显突出，平行布线前，左手辅助将面颊适当用力向上推拉，这样向上提升的效果更明显。

● 鱼骨线法

1. 确定安全线及布线点：L 为口角纹，S 点为耳垂后锚定点，E1、E2 点为布线远端止点（图 8-49）。

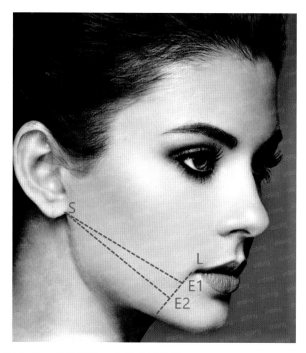

图 8-49　鱼骨线法口角提升示意图

2. 操作步骤

（1）S 点破皮，蚊式钳皮下分离，利于打结固定。

（2）套管针按图示布线轨道穿刺，将线材置入针管，慢慢退出针体，线材会留在皮下，收紧打结固定，线结深埋皮下，同上述处理方法。

体会

1. S 点破皮后，蚊式钳皮下要分离出足够的空间，以利于打结固定。

2. 穿入针体前，左手要先将下垂组织向上推进复位。穿针及线体置入套管针后，退出针管时，应边退针、边收紧线材，直至完全退针；否则由于鱼骨线锯齿较宽，阻力大，会影响向外上的提紧效果。

● 倒 U 型布线法

采用 14 cm×14 cm 双针双向倒刺线，如图 8-50 所示，导针从耳后穿过颈阔肌 - 耳韧带在皮下穿行至下颌脂肪间隔内破皮而出，剪掉一根针后将线穿入导针（红色线），注意送至双向倒刺间隔点，推针后用另一个缝合针横行穿过韧带 2 cm 后穿出皮肤（黑色线），导针在同针孔穿入，仍在皮下层平行上边缝合线走行至下颌脂肪间隔内穿出，剪掉缝针，再将此线端穿入导针（蓝色线），之后牵拉两根线的断端，同时上推下颌脂肪间隔，可很好地改善口角囊袋。此方法也适用于首次埋线改善口角囊袋效果不佳者。

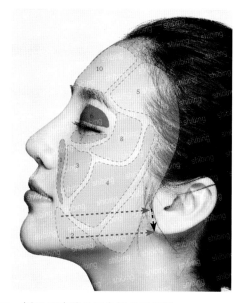

图 8-50　倒 U 型布线法口角提升示意图

● 锚型线法

设计方法同中面部提升的锚型线法，不同之处为长针穿过下颌脂肪间隔后从口角垂直线至下颌缘 2/3 处穿出再反折（图 8-51）。在设计直针穿行线时，尽量在颧弓韧带内上方，从而避开韧带，因为穿行容易产生凹陷，而且韧带的强劲作用会影响长线向上方推进固定软组织。

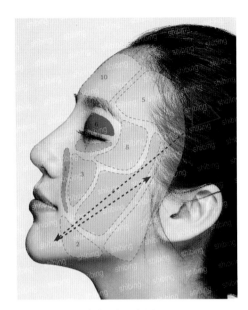

图 8-51　锚型线法口角提升示意图

•"M–L"形布线法

1. 背景及理论基础

此方案源于对面部皮下浅层脂肪分区的认知和对面部韧带分布特点的理解所设计。面部脂肪间隔之间均为韧带穿行，因此可以把松垂的浅层脂肪间隔通过缝合固定在韧带上，从而复位到原来的位置，这样面部上提效果自然，不破坏表情动作，而且具有一定的持久性。

如解剖章节所述，与面部线技术有关的用于固定的致密解剖组织有：三根真性韧带（颧弓韧带、颊上颌韧带和下颌骨韧带）、眶外侧增厚区及两根假性韧带（咬肌皮肤韧带和颈阔肌 - 耳韧带）以及口周致密组织。于是有学者设计了一种新型"M–L"形布线方法，首先将松垂的浅层脂肪间隔复位到正常位置后，用特殊布线缝合方法将其固定到邻近的韧带和致密组织上，从而达到对松垂组织复位后的有效固定。

2. 设计原理

利用 23 cm 双针 2-0 号双向倒刺线在皮下致密区反折自锁的特性，在面部韧带之间的脂肪间隔中来回行针并出皮，原针眼处再入针反折，反折

角度均小于 15°，这样在反折处的皮下形成较为结实的锚定点，可以将复位的组织锁定在韧带之间的区域。

在面颊部来回行针布线的形状类似"M"，而在下颌缘和耳屏前区域行直角反折交叉布线的形状又类似"L"（同前文介绍的下颌缘提升）。两个区域的组合布线，可以将最后的布线在耳后皮肤同时出针，并在颈阔肌 - 耳韧带区域皮下打结固定，增加一个锚定点，使面颊部和下颌缘形成更稳定的皮下固定支撑，构成了"M-L"形布线方案。

在针对部分颧弓韧带和咬肌皮肤韧带不发达，且导致"M"布线起始锚定点不牢固时，可以设计在该锚定点向上延长至发际线边缘处增加两个皮肤穿刺点，双针呈三角形布线，然后远端锚定点集中出针，形成三点锚定法，达到接力锚定的作用。

3. 设计与操作步骤

如图 8-52 所示。

（1）眼尾耳屏前标记出第一条标记线 A，眼尾

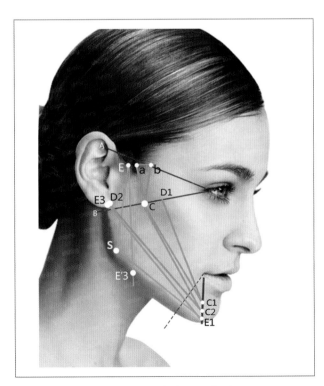

图 8-52　"M-L"布线法下面部提升示意图

至耳垂标记出第二条标记线 B。

（2）耳屏前 2 cm 处 A 线上方标记出避开颞浅动脉定点 a 点与 b 点，在 B 线颧弓韧带上找到 c 点。a-b 之间为 1 cm，a-c 和 b-c 的长度在 2 cm 以上，视发际线高低和皮肤松软度而定，但原则上不超过外眼角平行线高度。

（3）跨过木偶纹至下颌韧带区域标记出 C1、C2 点。

（4）在耳垂后方皮肤切开一个 0.5 cm 小切口，用小剪刀分离皮下成腔，为后续打结备用。

（5）使用蚊式钳夹住 23 cm 双针线中间无倒刺区域，使线等分，先使用一根线垂直从 a 点至 b 点（注意不可牵拉），再从 b 点出针，再同孔进至 c 点出针。

（6）使用线端的另一根针垂直从 a 点进入至 c 点出针。

（7）从 c 点选取其中一根针垂直从 c 点进入至 C1 点出针，将线完全拉出，再从 c 点将余下另一根针从 c 点进入 C2 点出针，将线完全拉出。此时，一只手拉住两根线头，用另一只手轻推面颊向斜上方复位，一般两次即可。

（8）C1 点针头从 C1 点垂直进针 ≤ 15° 向斜上方回折至 D1 点出针，将线剪断。

（9）C2 点针头从 C2 点垂直进针 ≤ 15° 向斜下方至 D2 点出针，将针剪掉，线留用打结。

（10）下颌缘部位操作：刀片在 S 点开口，使用蚊式钳上下分离，用止血钳一格夹住线中间无倒刺区域，将线等分。

（11）先取一根针从 S 点进入找到层次，沿线路穿行至 E 点出针，再从 E 点同孔进向上 15° 回折至耳垂前 E'3 点出针，将线剪掉。

（12）松开蚊式钳，使用另一根针垂直进入 S 点，找到层次后向上沿线路从 E1 出针点出针，再同孔进并向前小于 15° 回折至 E3 点出针，与上线 D2 出针点的线同孔出，打结后埋置（E3 点与 D2 点为同一点）。

注意事项

1. 该方法适用于面颊部及下颌缘浅层脂肪较多且皮肤弹性差者。

2. 操作时，所有行针、布线和固定须深浅适度，不要过浅且忌过度牵拉。

3. 破皮口处皮下一定要做适当分离松解，以免出现局部凹陷。

4. 在皮肤同针孔垂直出针再垂直入针后做反折布线时，角度一定要 ≤ 15°。

组合设计方案示例

在实际临床操作中，我们需要整合各个分区部位的设计方法，才能使全面部年轻化更加和谐完美。组合的方法很多，与求美者自身面部的情况、医生的操作习惯以及选择的线材均有关系，因此并非只有一种或几种方法可以采用，医师们可以在临床中不断总结、改进与提高。下面提供几种示例以供参考（图 8-53、图 8-54）。

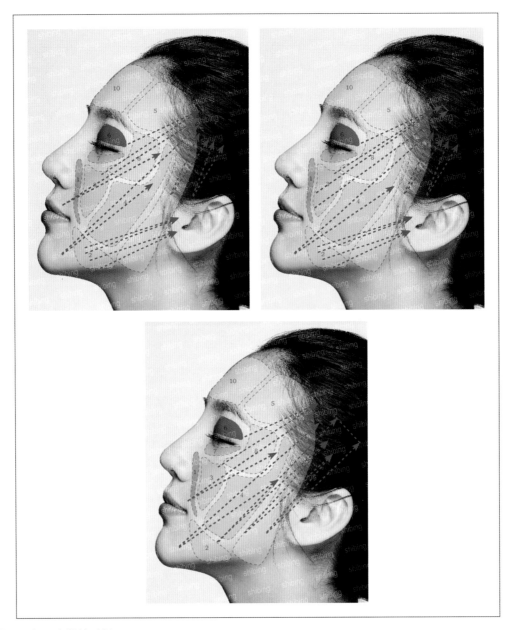

图 8-53   中下面部组合设计示例

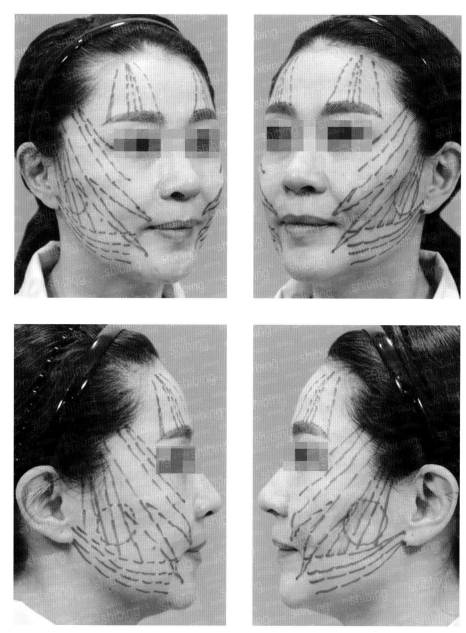

图 8-54 全面部组合设计示例

二、平滑线和螺旋平滑线埋置设计及操作要点

埋置线的作用主要为辅助悬吊线的提升，局部增强支持结构，刺激胶原增生、新生血管形成，从而达到年轻化与美化的目的。总体设计如图8-55所示，并分述如下：

1. 辅助提拉固定区：位于中间颊脂肪间隔区，采用4-0号3 cm×3 cm或2.5 cm×2.5 cm平滑线或螺旋线，平行布线15~30根（与悬吊线垂直），线距1~2 mm。若松垂严重或皮下脂肪较少，可相对多布线，密度和层次均可以增加。

2. 眉间、额中间部：位于额部中央及中间脂肪间隔区，采用5-0或6-0号平滑线及螺旋线皮下十字交叉布线10~30根。若眉间皱纹较重或眉间凹陷明显，可多布线。

目前主张选用6-0号平滑线或螺旋线在额纹真皮深层埋置，用线量宁少勿多，辅助肉毒杆菌毒素注射改善额纹和眉间纹，效果叠加明显。

3. 眉弓：选用5-0号多股平滑线（爆炸线）顺眉型埋置，布线层次在眉弓脂肪垫，即破皮后有落空感的层次。用线量根据求美者的需求和眉弓高度而定，一般单侧2~5根即可。

4. 颞部：位于眶外侧脂肪间隔区，位于悬吊线浅层，采用5-0或6-0号平滑线及螺旋线十字交叉布线10~30根。若颞部凹陷较重，可以多布线。

5. 下眶区

（1）"卧蚕"区：可用5-0号2.5 cm×2.5 cm平滑线或多股平滑线（爆炸线）埋置来实现，效果较自然、不移位，局部肿胀轻。如图8-56所示，下睑缘外眦S点破皮，按下睑缘弧度稍折弯套管针，自S点向E点埋置，走行于眼轮匝肌内。

（2）下睑及眶颧沟区：可以沿着三个层次布线，建议采用5-0号平滑线（图8-57）。

①眼轮匝肌睑部和眶部深层以及泪槽韧带表面，可采用5-0号平滑线及螺旋线，共布线5~8根，位于眶缘上下2~3 mm部位。

②眼轮匝肌睑部内，可采用5-0号平滑线，共布线5~8根。

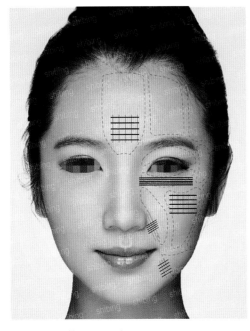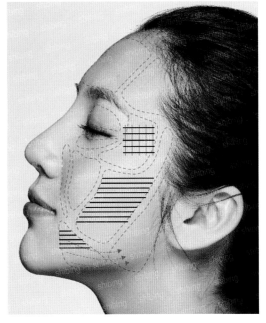

图8-55　面部埋置线总体埋置设计

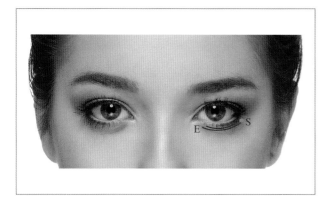

图 8-56　"卧蚕"区埋线示意图

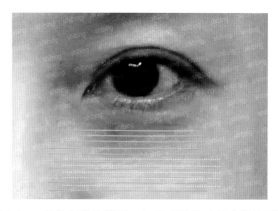

图 8-57　蓝色实线为浅层，红色虚线为中层（眼轮匝肌内），黄色虚线为深层

③皮下、眼轮匝肌表面，上达眼轮匝肌增厚区，下至眶颧沟下 3 mm 左右，左侧跨越泪沟，右

侧跨越睑颊沟下缘。一般布线 5 根或 6-0 号平滑线 8～12 根。

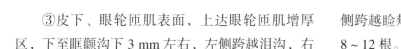

技巧提示

埋线前可以先冰敷，不注入麻药，这样层次更容易掌握。

深层操作技巧为沿下睑缘表面进针至骨膜，之后上下推行布线，埋线位置一定确认跨越了眶颧沟。实际上，深层次一定会跨越泪槽韧带表面，此层操作仅仅起到辅助作用，并非能够完全改善眶颧沟。深层主要作用是其代谢的增容作用以及眶隔支持作用。

眼轮匝肌内埋置有一定难度，较难判定层次。经验为当准确地将线布入肌肉内后，有明显的下沉固定感，可供参考。

浅层操作较容易掌握。注意紧贴皮下走行，埋线时先将眼角向外上推拉，之后再将线依次埋入。泪沟区要确切保证线完全超越，甚至至鼻旁，否则会加重泪沟。

颊中沟为泪沟向外下的延续，俗称"印第安纹"，是因眶颧韧带牵拉真皮，导致中面部皮肤表面出现斜行凹痕。部分是因为先天性韧带紧张，更多是由于中面部组织衰老导致组织下垂而牵扯眶颧韧带所致。颧脂肪垫垂直上提复位后，颧颊韧带张力减轻，可以部分改善"印第安纹"。如求美者要求彻底改善，则可以用线材填充，如 5-0 号多股平滑线（爆炸线），但是一定要在颊中沟皮下层作剥离，之后再将线埋置皮下。

6. 鼻唇沟区：深、浅两层布线，平行于鼻唇沟，在深层（骨膜表面）布线 5～8 根，皮下浅层在沟的内侧布线 2～3 根，沟正中 1～2 根（鼻唇沟脂肪间隔内侧），视情况垂直于鼻唇沟斜平行布线 8～12 根（图 8-58）。建议使用 5-0 号 2.5 cm×2.5 cm，1.5 cm×1.5 cm 平滑线、螺旋线或多股平滑线（爆炸线）。

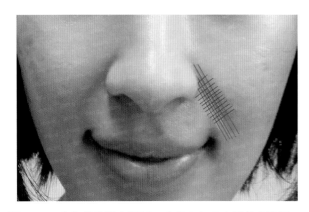

图 8-58　黄色虚线代表深层，蓝色与红色实线代表浅层

提示

　　鼻唇沟成因复杂，并非只在局部布线就可以很好地解决此问题。对于鼻基底处上颌骨先天发育凹陷者、随年龄增长骨质吸收者，在局部骨膜表面注射填充剂效果确切；而对于鼻唇沟脂肪间隔肥厚者，可以先行局部吸脂再埋线；对于中面部组织容量不足、皮肤下垂者，可以进行颧脂肪垫填充；而对于多数由于衰老所致中面部组织下垂者，还是应该先行做中面部埋线提升。现实中可能多种因素并存，因而需要联合治疗。同时要强调的是鼻唇沟为正常解剖结构，为了表情的自然，只能改善而不能完全祛除，这一点需要和求美者沟通清楚。

　　7. 颧脂肪垫区：位于颊内侧脂肪间隔区，三角区域内十字交叉布线 10～30 根。可用 5-0 号平滑线、螺旋线及爆炸线。

　　8. 口角囊袋区：虽然位于下颌脂肪间隔，但是由于下唇组织结构的不同，布线要偏鼻唇沟延长线上部，注意不要深至降口角肌平面，视情况

交叉布 5-0 号平滑线 5～15 根。该方法是改善口角囊袋的辅助方法，但是脂肪较多者慎用。

　　9. 其他凹陷区：一般为颧弓韧带区等，平均在不同层次十字交叉布 5-0 号平滑线或螺旋线 10～30 根（图 8-59）。

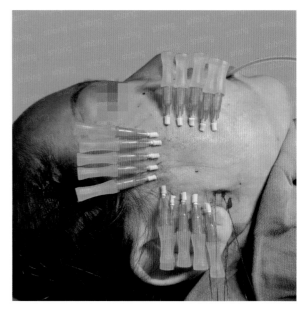

图 8-59　颧弓韧带区悬吊线与平滑线同时埋置实体图，蓝色为悬吊线，红色为埋置线（外套管未去除）

提示

　　平滑线由于线体较细，表面无刺，因此容易滑动，也可以随着表情的变化有所移动，经常造成线头露出或完全脱出，不仅影响效果，而且由于反复发生线体外露、挤出等，会给求美者带来不便和烦恼。因此，操作中应注意必须将整个针体全部埋入组织后再行拔针推送线体，确切将整个线体埋入，一次完成，而不要将露出的线体剪短再送回，这样很容易再度脱出。

（石冰　李勤　谢宏彬　余永刚　王飏　韩胜
于晓春　王晓阳　王洁晴）

第 9 章

线技术面部年轻化并发症防治

虽然线技术面部年轻化极少发生全身并发症，但是由于多种原因还是可见各种局部并发症，现说明与分析如下：

一、局部肿胀、瘀斑、红斑

术后不同程度的肿胀十分常见，一般短时间内即可消失。如果术中损伤小血管或毛细血管，可引起小血肿或局部瘀斑、红斑。局部热敷理疗及口服药物后，一般 7～10 天可完全吸收。局麻药中加入肾上腺素，可减少出血可能。

水肿的严重程度和持续时间除了个体差异外，与使用线材的种类及数量有关。如果使用慢吸收线材或不可吸收线材，肿胀时间会延长；同样情况下，线材数量越多，肿胀会越严重；如果联合其他一些方法一起完成治疗，也会出现上述情况，需要提前做好沟通。

二、深部血肿

一般情况下，发生较大血肿的可能性不大，但是如果没有充分了解病史和用药史，术前准备不充分，局部未用止血药物，更重要的是不了解局部解剖，穿刺较深，损伤了深部血管，可以造成大血肿发生（图 9-1）。治疗上可以穿刺抽吸、压迫、引流，必要时行开放清除血肿并止血。

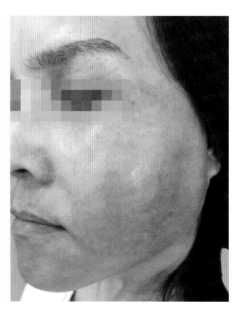

图 9-1　术后 24 h 左侧面颊深部血肿

提示

有时术后当时并不出现深部血肿，针并未穿破血管，但是在层次上，倒刺线会紧贴血管，当患者表情变化时，线上的刺会刺破血管造成晚期突发血肿，因此充分了解局部解剖与血管、神经走行层次至关重要。另外，真性韧带中均有较为恒定的较粗大血管，穿刺前需要多注入含肾上腺素的局麻药物，有助于防止穿破血管，这一点很重要。

三、局部紧绷、刺痛感，轻微不适

仅限初期 1 周内，无须处理可自然恢复。短期内尽量避免局部按摩与面部运动。

四、部分线齿滑脱

一般患者会感觉线断裂，事实上是由于面部运动造成个别倒刺滑脱与小移位，一般 1 周后稳定。术后 1 周内避免长时间过度咀嚼以及大笑等剧烈表情肌活动。

五、术后不平整或凹凸不平

一般是由于走行层次较浅造成的，亦或在较浅层次靠近或穿进面部支持韧带引起（图 9-2）。需要严格按照各部分走行层次穿刺，充分了解与评估者皮下脂肪厚度，同时明确韧带相关解剖。如出现轻度较为均匀的不平整，一般两周到 1 个月可自行恢复；严重者可以局部穿刺松解粘连，适度注射透明质酸或自体脂肪矫正。

六、两侧不对称

多数由于双侧标记以及穿刺层次、埋线数量与方向不同造成（图 9-3）。术前设计一定要双侧对称，要正确评估患者两侧面部的对称性以及松弛的一致性；术中一定要不断对比，仔细小心操作可以避免。若患者术前就存在两侧不对称，术者可提前向患者提出并与其交流，可以进行不对称设计，也可避免纠纷。轻度不对称可在 1 个月左右恢复，否则可以加埋线或填充治疗。

七、线头外露或痛性触及

此种并发症较为常见（图 9-4）。主要原因为远端穿刺点较浅，已经或接近真皮层，随着面部运动以及重力作用，远端线头逐渐顶起皮肤，痛感明显，亦可以直接穿破皮肤。另外，由于面部过度运动使线离断，亦可以造成。处理上并不复杂，只要穿破皮肤，稍多剪落穿出的缝合线即可。

提示

线头外露的情况较常见，术前可以向求美者交代清楚，出现轻微症状即向医生反馈。可以嘱咐患者用手指稍用力向上深部推挤按摩，有望使线头改变方向与深度而自行矫正。对于无效或加重的可以用 5 ml 注射器针头刺破顶起皮肤，用剪刀下压后用力剪短线即可，不要用力外拽线头。穿刺口可以自行愈合。

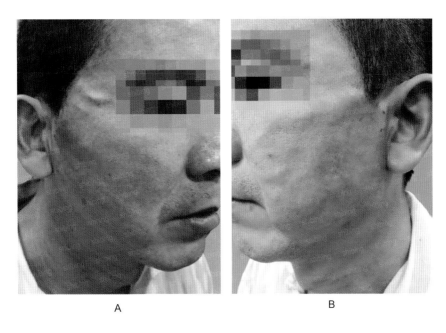

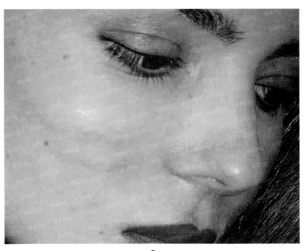

图 9-2　图 A、B 为术后即刻可见凹凸不平，缝合线隐约可见。图 C 为文献图片

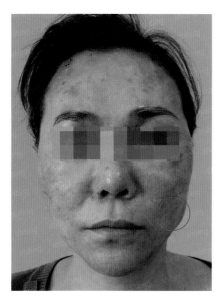

图 9-3　术后即刻可见明显双侧不对称

度可以等待或局部按摩，1 个月内会自行恢复；凹陷严重或者等待无效者需要外科干预，原则上用粗针头在附近穿刺，剥离松解粘连部位，不严重者剥离后即可消失。若发现无法完全消失，则可同时行填充剂填充或脂肪移植。

八、局部缝合线交叉隆起

无论应用何种线材进行提升，原则上尽量不要交叉设计，这和埋置线不同。有医师认为交叉提升与固定效果更为确切，因此愿意进行交叉设计。那就要求埋线时，术者要经验丰富，要相对在不同平面布线，否则由于线上带刺，很容易绞索在一起，形成突起，触之疼痛（图 9-5）。处理上只能在穿刺点做微小切口，将交叉线分别剪短，而不应在突起附近注射填充。

九、局部明显凹陷

笔者通过大量的临床病例观察发现，局部明显的凹陷最容易发生在三个区域，一为颊中沟区，二为颧脂肪垫与咬肌皮肤韧带交界处，三为颧弓韧带区域（图 9-6）。发生后根据情况分别处理，轻

预防要点

1. 颊中沟在衰老面容上十分常见，特别容易发生在下睑退缩或颧脂肪垫容量不足或下垂的求美者身上。其轻微时不易察觉，容易被忽视，所以在体检时一定近距离仔细查看，勾勒出隐约可见的颊中沟走行，穿刺时不要穿过颊中沟，在其上方向外上方牵拉，可以矫正此沟的存在，否则很容易加深此沟。

2. 颧脂肪垫下缘比较薄弱，脂肪少，位于鼻唇沟区脂肪间隔与颊内侧、外侧脂肪间隔交界处，而此处又存在咬肌皮肤韧带，一旦针穿过后，无须提拉即可形成凹陷，提拉后则绞索更为严重。因此，此处应该标记清楚，在其上、下方穿刺布线，即可避免。另外，在穿刺后即刻观察，若感觉有明显凹陷可能，则不要提拉，埋置即可，短时间内可自行恢复。

3. 颧弓韧带是真性的粗大韧带，在皮肤的止点广而密。一旦穿刺针经过，即刻可以感觉到皮肤的下沉。此凹陷很容易发生，但是此处又基本上是必经之路，因此穿刺前在局部需要多注入含肾上腺素的麻药，使局部隆起及起到收缩血管的作用，之后穿刺到韧带深层后再提拉，凹陷即可避免。

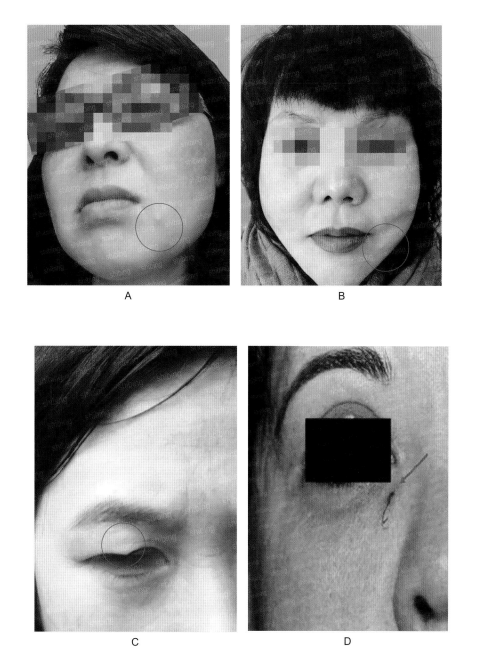

图 9-4　A～C. 术后 1～2 个月可见线头顶出，前两位患者未予处理，局部按摩后消失，后者穿刺后剪断；D. 显示线头已经外露（来源于文献）

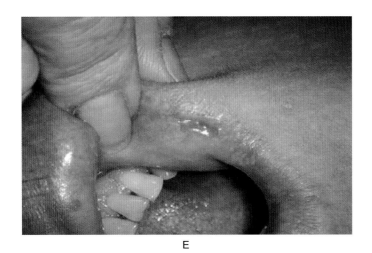

E

图 9-4 （续）E. 显示线穿至唇黏膜，穿刺后剪出（来源于文献）

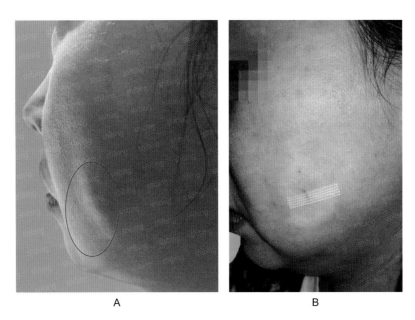

A   B

图 9-5   术后 1 周所示线的交叉。A. 处理前；B. 处理后

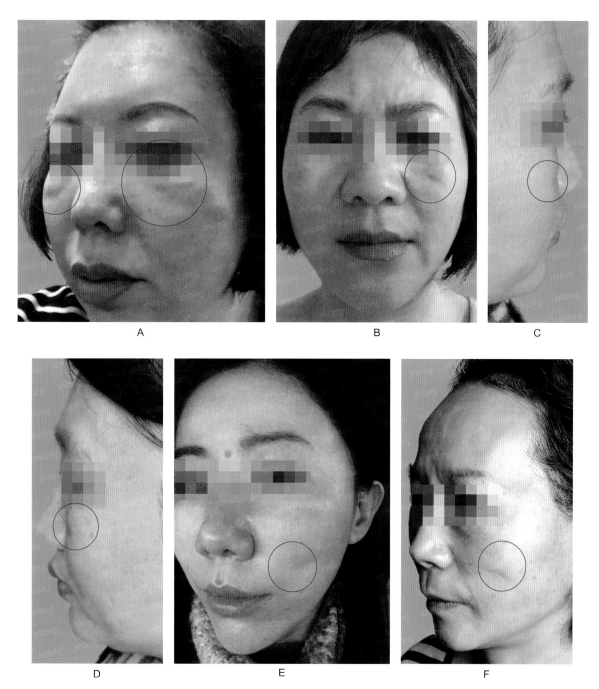

图 9-6　A～D. 分别显示术后 1 个月之内之颊中沟区凹陷，未行处理后 3 个月之内逐渐恢复。E、F. 显示术后 1 个月内位于颧脂肪垫下方的凹陷。图 E 患者未行处理，2 个月后逐渐消失。图 F 患者则行穿刺剥离松解后痊愈，未行填充治疗

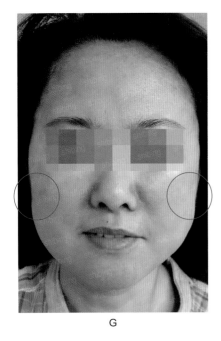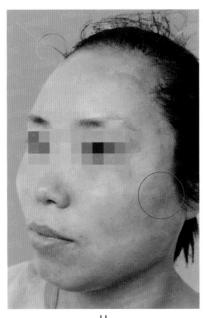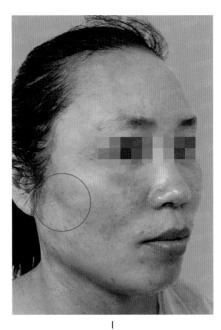

G　　　　　　　　H　　　　　　　　I

图9-6 （续）G～I.显示术后1周内颧弓韧带区凹陷。图G、I患者未行处理，1个月后消失。图H患者则行平滑线填充修复，愈后良好

另外，所有反折设计的方法均有可能产生明显凹陷，如双针线法及锚型线法等（图9-7、图9-8）。反折操作中一定不能紧贴真皮，而且要力度适中，不能过度推提操作。发生后即刻或1周内进行剥离松解即可。

十、术后感染

由于所用缝合线为单丝缝合线，微生物栖身的可能性极低，一般在无菌操作原则下极少发生局部和全身的感染，但是在大样本病例观察中也有相当比例的感染发生（图9-9～9-12）。分析原因有以下可能性：①术前病史及用药史询问有遗漏，如免疫系统疾病及激素用药史；②术前没有进行严格的体格检查，未发现感染高危者，如糖尿病或糖耐量异常者等；③未严格遵照无菌操作原则，这一点应为主要原因。一些医生认为埋线操作并非手术，因而降低了无菌标准，体现在手术操作场所、消毒规范以及无菌操作规范的等级和要求下降。由于埋置线的数量有时较大，很容易将微生物带进伤口中，从而导致感染的发生。治疗上初期以全身用药为主。若局部出现小脓肿，可以穿刺引流，并要多剪除局部的缝合线。

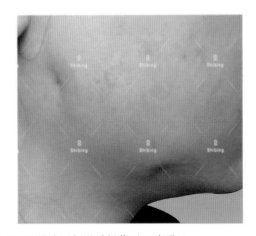

图9-7　双针线反折设计操作后凹陷明显

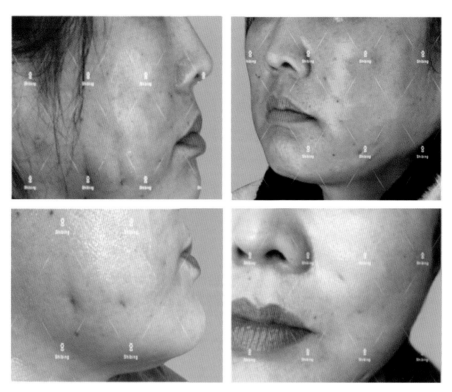

图 9-8　锚型线操作后血肿伴凹陷明显（上图），剥离矫正后有所改善（下图），但由于是出现 1 个月后才行矫正，因此未能完全矫正，而且恢复期较长

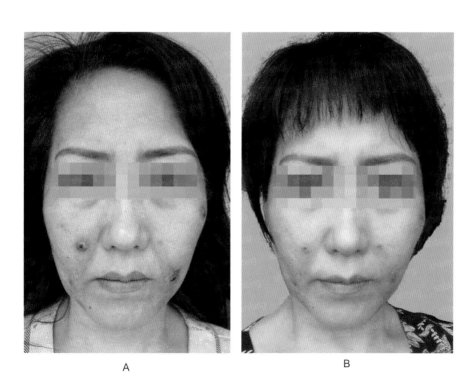

A　　　　　　　　　　　　　　B

图 9-9　A. 为术后 5 天出现局部感染；B. 处理后 1 周恢复情况

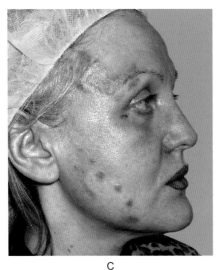
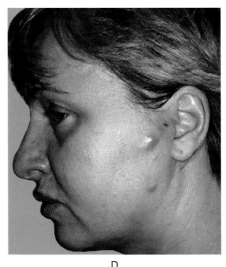

C   D

图 9-9 （续）C. 术后 3 天出现局部红肿（来源于文献）；D. 术后 1 周出现局部红肿（来源于文献）

近两年来，随着慢吸收及不可吸收线材使用数量的增加，较为严重的感染发生率有增加趋势。由于此类线材异物反应较重，埋置后腔隙明显，一旦发生感染，很容易沿着腔隙蔓延；同时，随着总体埋线数量的增加，发生严重的特异性感染也有增加趋势，特别是非结核分枝杆菌感染，由于其病程长，反复发作，破溃明显，病情难控制，求美者也难以接受，给临床上造成很大麻烦（图 9-10 ~ 9-12）。原则上应该以预防为主，一定要严格遵守无菌操作原则，不能有丝毫懈怠；同时及时回访，做到早发现、早治疗。

十一、神经损伤

由于此类手术是穿刺将线埋入，不进行剥离，所以发生永久性神经损伤的可能性极低。但是一过性损伤的可能性还是存在的（图 9-13）。原因有两点：一为注入麻药时，针触及神经或麻药将神经麻痹；二为在埋线穿刺中层次掌握不当，使神经受损。一般来说损伤均为可逆性，可自然恢复，无

须处理。但是由于穿刺针管径较粗，亦有刺断神经的可能性，因此熟悉解剖结构仍然十分重要。

十二、腮腺损伤

术者对面部解剖不熟悉，穿刺过深，容易损伤腮腺，表现为术后即刻或进食后腮腺区突发肿胀（图 9-14、图 9-15）。损伤常分为以下几类：①锯齿线埋置过深，大力打结固定后压迫腺体组织而导致肿胀。拆除线体后，压迫解除，症状缓解。②锯齿线埋置过深，用力提拉时，撕裂腮腺包膜，导致腺体周围水肿。一般采取保守治疗，如加压包扎、抗炎等，创面愈合后，症状逐渐缓解。③锯齿线埋置过深，切断或暴力扯断腮腺导管，需要考虑手术治疗。

诊断与鉴别诊断要点包括：①术后即刻或进食后一侧或双侧出现腮腺区肿胀。②症状发生后，可行 B 超检查，以大致判断损伤部位。一般来说，腮腺导管断裂，腮腺组织会整体肿胀；而腮腺包膜损伤，腮腺腺体肿胀不明显，周围组织肿胀较明显。

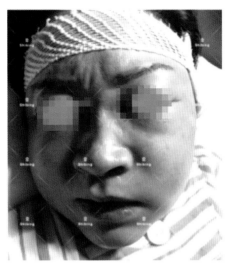

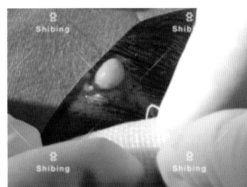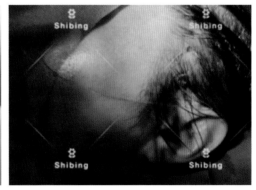

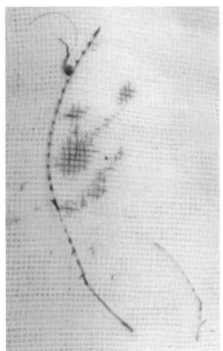

图 9-10　慢吸收线材植入后引起亚急性蜂窝织炎，局部红肿波动感明显，血象升高。全身抗感染同时，局部清除脓液，将线体全部取出，1 个月后痊愈

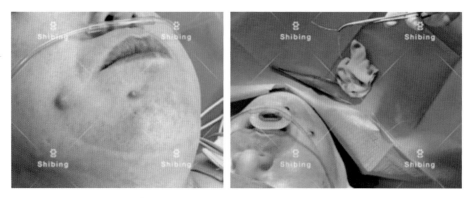

图 9-11   慢吸收线材植入后反复破溃不愈合 2 个月，开放排出分泌物，将线体取出后痊愈

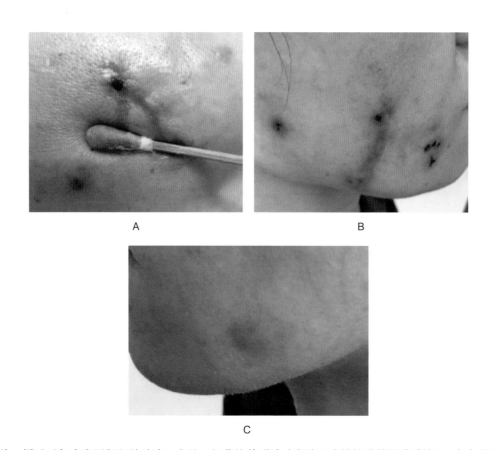

图 9-12   埋线 3 周后反复多发局部红肿破溃 3 个月，细菌培养明确诊断为"非结核分枝杆菌感染"。全身应用多联抗生素的同时，应用切开及激光介入方法先后开放清除黏性分泌物，6 个月后痊愈。图 A 示右侧面部多发红肿破溃；图 B 示局部控制后伤口逐渐愈合；图 C 示左侧面部发作初期红肿凸起

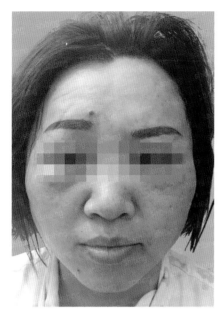
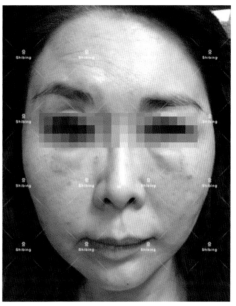

图 9-13　术后即刻见左眉上抬乏力，24 h 内自然恢复

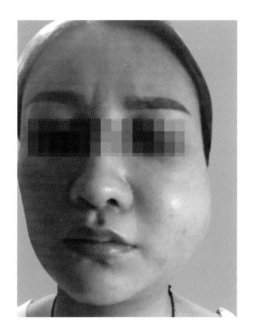
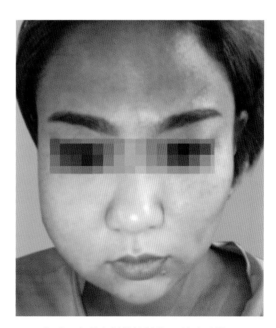

图 9-14　术后进食 15 min 后出现肿胀，拆除悬吊线后症状缓解

图 9-15　术后 2 个月右侧持续肿胀，预后不详

十三、其他

还有其他一些特殊并发症，如将提拉线穿过眼轮匝肌（特别是眶部），在闭眼时有异物刺痛感或在穿刺线远端有凹陷出现（图9-16）。出现此类情况至少需要半年左右时间恢复（线被吸收），严重者需要在较浅埋置线处穿刺剪断提拉线，尽可能去除两端残留线才可以恢复自然。较轻微者可以等待自行恢复。

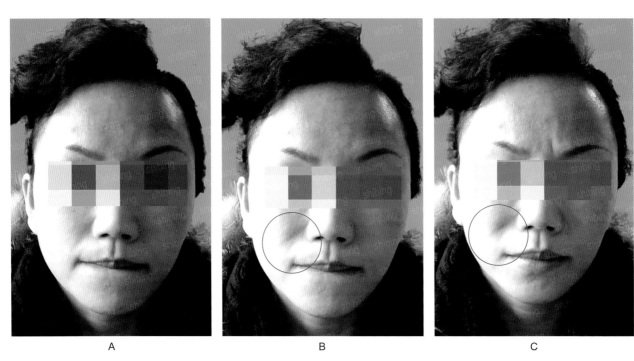

A　　　　　　　　　　B　　　　　　　　　　C

图9-16　患者术后发现在闭眼时，鼻唇沟上方出现由浅至深的凹陷，伴下睑不适，是他人发现提醒她才知道。患者自己并未感觉十分不适，因而未予处理，半年左右自行恢复。照片从左至右依次为：术后3个月睁眼状态、半闭眼状态和闭眼状态

（石冰　李勤　吴溯帆　余永刚　王晓阳

陈平　于晓春）

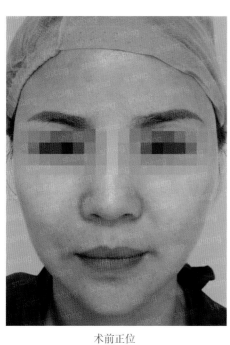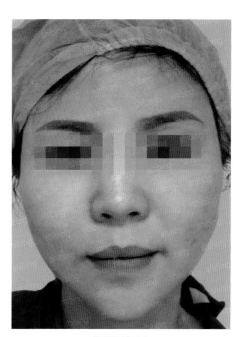

术前正位　　　　　　　　　　　　　　　　　　术后即刻正位

图 10-1　术后即刻效果：肿胀轻微，青紫不明显，可见眉部、中下面部提升紧致明显，眉尾、眼角上扬，沟槽及口角囊袋明显改善

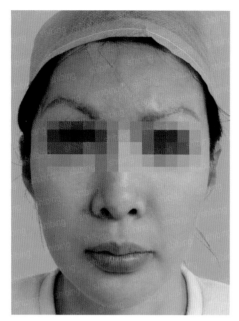
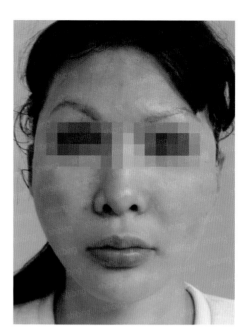

术前正位　　　　　　　　　　　　　　术后即刻正位

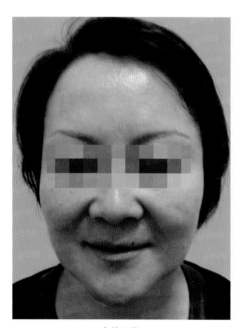
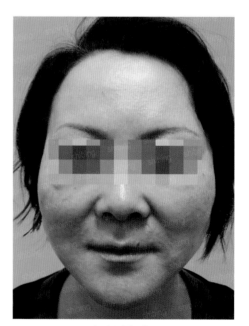

术前正位　　　　　　　　　　　　　　术后即刻正位

图 10-1 （续）

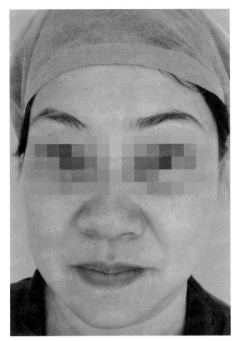
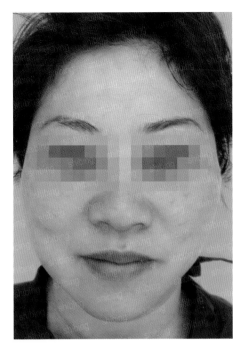

术前正位

术后即刻正位

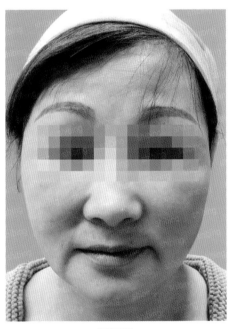
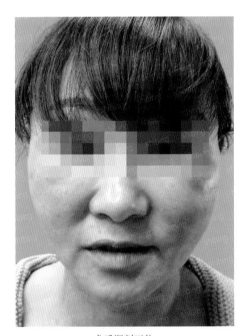

术前正位

术后即刻正位

图 10-1 （续）

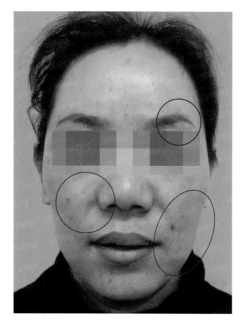
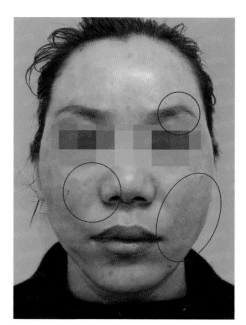

术前正位　　　　　　　　　　　　　术后正位

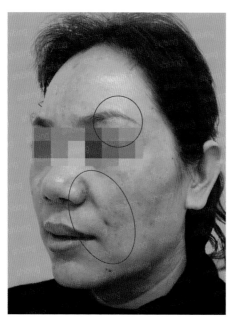
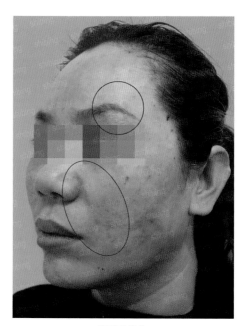

术前半侧位　　　　　　　　　　　　术后半侧位

图 10-2　术后即刻效果：肿胀轻微，青紫不明显，可见眉部、中下面部提升紧致明显，眉尾、眼角上扬，沟槽及口角囊袋明显改善。图中圆圈显示同一患者术前、术后具体发生变化的部位与程度

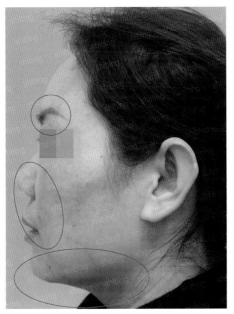

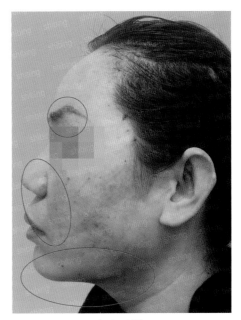

术前正侧位　　　　　　　　　　　　　　术后正侧位

图 10-2　（续）

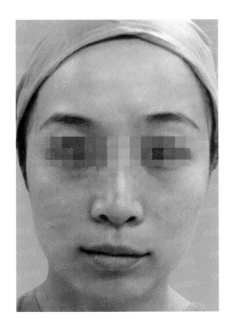
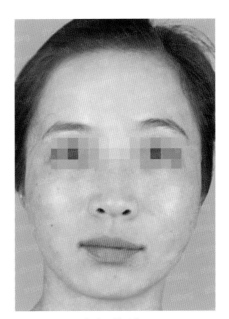

术前正位　　　　　　　　　　　　　　术后 1 周正位

图 10-3　27 岁女性，为改变面型就诊，行下面部线技术提升术。术后 12 个月示虽然下颌角肥大、咬肌稍肥厚，但面型改变仍然比较明显

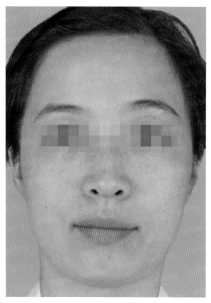
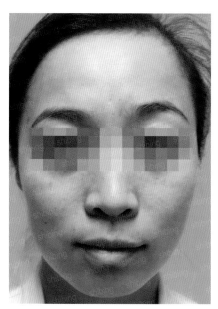

术后 1 个月正位   术后 12 个月正位

图 10-3 （续）

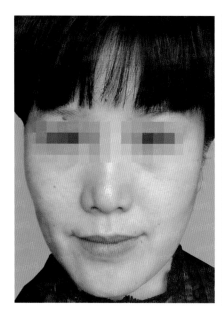
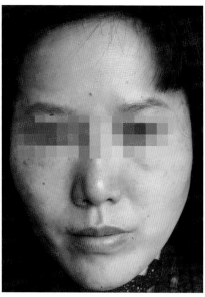
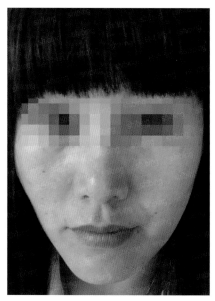

术前正位   术后即刻正位   术后 3 个月正位（微信回访照片）

图 10-4　38 岁女性，感觉中下面部松垂塌陷，眶颧沟明显，拒绝手术，故接受了中下面部双向倒刺线悬吊以及下眶区平滑线埋置。3 个月后可见中下面部提升明显，眶颧沟改善，眼角及眉尾上扬，下面部紧致饱满，过渡平滑

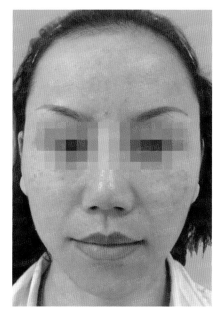
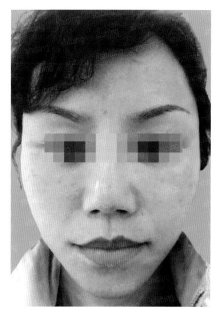

术前正位　　　　　　　　　　　术后 6 个月正位

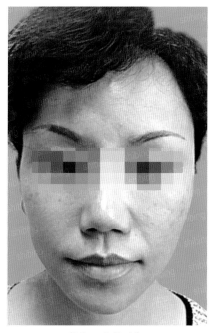
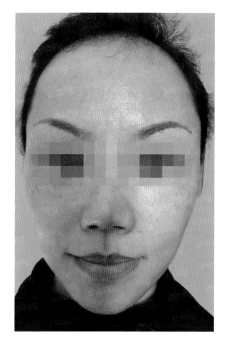

术后 12 个月正位　　　　　　　术后 18 个月正位

图 10-5　45 岁女性，主诉曾在国外接受不可吸收缝线埋线悬吊，于头顶打结固定。半年后感觉右侧缝线断裂，同时有异物感，触摸轻度刺痛，要求取出缝线，行再度提升治疗。患者接受颞部除皱开放切口，部分去除缝线，下面部缝线无法取出，重新应用双向倒刺线行眶外侧区以及颧脂肪垫悬吊术。A 图示原悬吊线断裂，B 图示既往所用白色倒刺线

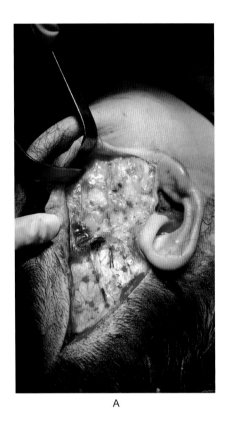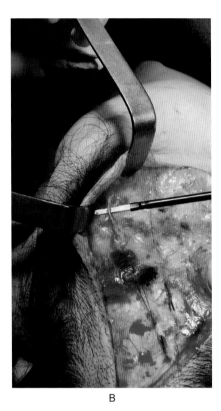

A　　　　　　　　　　　　　　　B

图 10-5 （续）

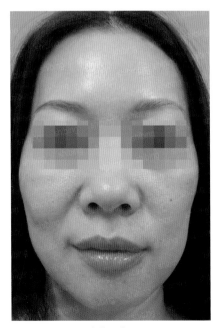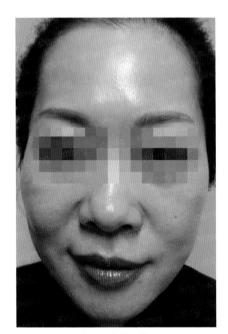

术前正位　　　　　　　　　　　　术后 6 个月正位

图 10-6　49 岁女性，虽然不是埋线最佳适应证，但是拒绝任何手术，只想轻度改变，故接受了中下面部线技术提升术。半年后可见下面部提升和面型改变，中面部颧脂肪垫轻度提升，下睑至眶颧沟距离稍缩短

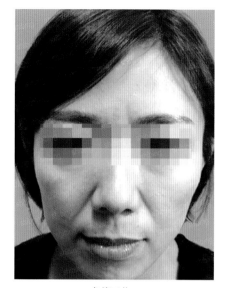
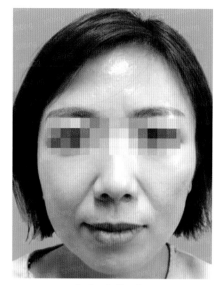

术前正位　　　　　　　　　　　　　　术后 4 个月正位

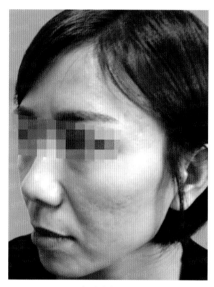
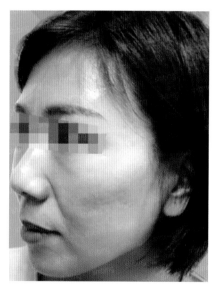

术前半侧位　　　　　　　　　　　　术后 4 个月半侧位

图 10-7　35 岁女性，感觉眼袋形成以及中下面部松垂，拒绝手术治疗，接受了中下面部线技术提升术。4 个月后可见下眶区改变明显，眶颧沟基本消失，下面部的改变以饱满为主，提升为辅，整个面部紧致，肤质改善，使人显得有朝气与活力。鼻唇沟改善欠佳，后接受透明质酸填充

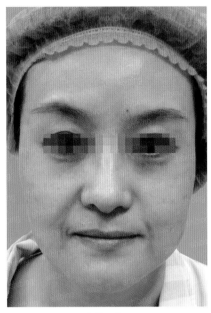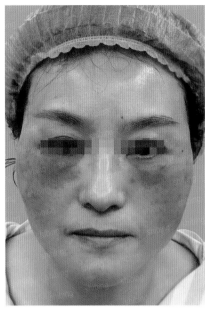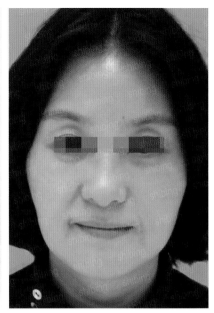

术前正位　　　　　　　　　　　　术后即刻正位　　　　　　　　　　术后 6 个月正位

图 10-8　45 岁女性，感觉中下面部松垂，下眶区凹陷、黑眼圈以及面色晦暗，拒绝手术治疗，接受了中下面部 0 号 5 cm×5 cm 双向倒刺线埋线提升以及下眶区 5-0 号平滑线埋置。6 个月后可见颧脂肪垫饱满，黑眼圈消失，"卧蚕"保留且更自然。眼角上扬明显，下面部得以提升且饱满，整个面部紧致，肤质改善、有光泽，自我描述："光彩照人"

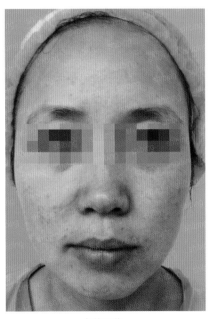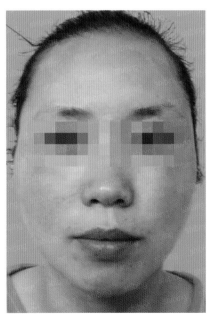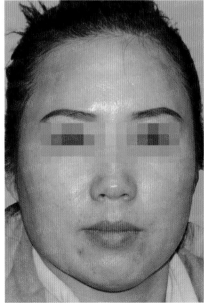

术前正位　　　　　　　　　　　　术后即刻正位　　　　　　　　　　术后 6 个月正位

图 10-9　41 岁女性，感觉中下面部松垂塌陷，泪沟明显，面色晦暗及色斑形成，拒绝手术以及透明质酸填充。接受了中下面部双向倒刺线悬吊以及下眶区平滑线埋置。6 个月后可见颧脂肪垫饱满，眶颧沟消失，眼角上扬，下面部紧致饱满，肤质改善、有光泽，自述色斑减轻

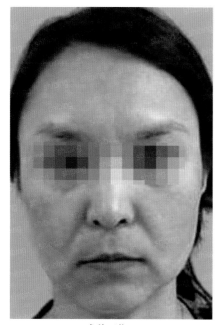

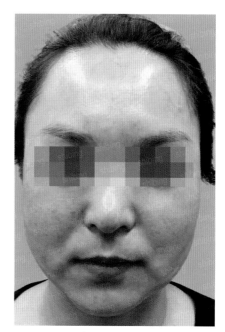

术前正位　　　　　　　　　　　　　　术后即刻正位

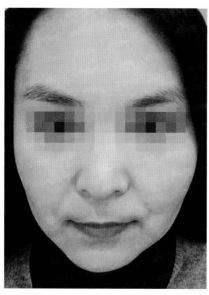

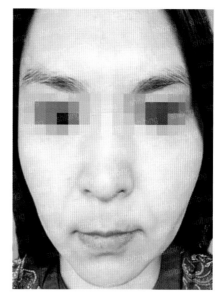

术后 6 个月正位（微信回访照片）　　　　　术后 9 个月正位（微信回访照片）

图 10-10　42 岁女性，感觉中下面部松垂，眼袋明显。接受了中下面部线技术提升术以及下睑综合整形（弓缘释放及眼轮匝肌悬吊）。6 个月后可见颧脂肪垫饱满，睑颧沟消失，眼尾上扬，下面部提升明显，鼻唇沟改善，自述肤质改善、有光泽

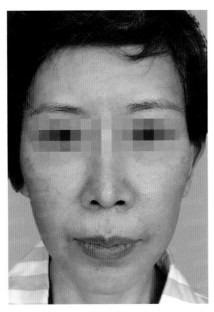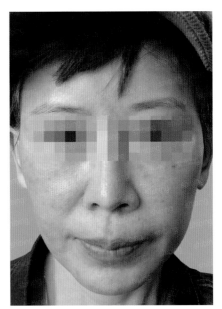

术前正位　　　　　　　　　　　　　术后 4 个月正位

图 10-11　45 岁女性，感觉中下面部松垂，只接受微创治疗轻微提升，故给予中下面部线技术提升术，面颊及鼻唇沟区平滑线埋置。4 个月后可见中面部提升明显，下睑平整，眼尾上扬，面颊部皮肤紧致，毛孔缩小，面色有光泽，自觉"鼻唇沟改善明显"

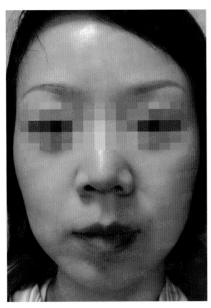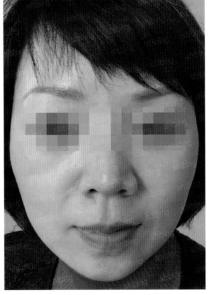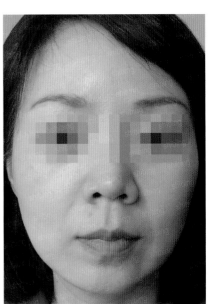

术前正位　　　　　　　　　术后 1 个月正位　　　　　　　　术后 5 个月正位

图 10-12　39 岁女性，感觉中下面部松垂、不饱满，眶颧沟明显，拒绝手术，故接受了中下面部双向倒刺线悬吊以及面颊平滑线埋置。5 个月后可见中面部提升明显，眶颧沟改善，较前平整，眼角上扬，下面部较前紧致饱满，过渡更加平滑

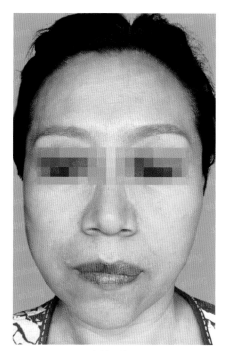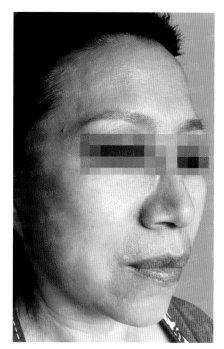

术前正位　　　　　　　　　　　　　术前半侧位

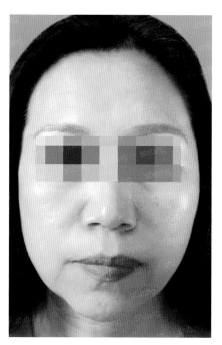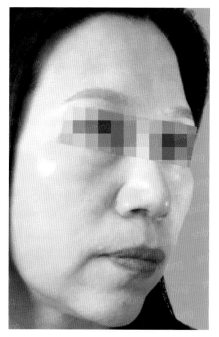

术后 6 个月正位　　　　　　　　　　术后 6 个月半侧位

图 10-13　52 岁女性，因中下面部松弛、凹陷，右侧面颊部激光溶脂后不平整就诊。行中下面部双向倒刺线悬吊以及平滑线网格状埋置，重点在颞部、面颊区多层布平滑线，同时按照右侧不平整区情况局部加线埋置。半年后可见中下面部轻度提升，颞部以及整个面颊部明显饱满，不平整区改善显著，而且肤质变得细腻、白皙，弹性增加

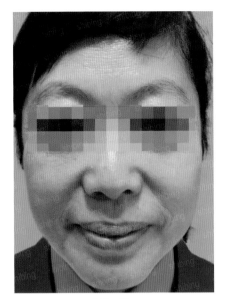

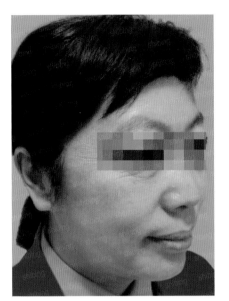

术前正位

术前半侧位

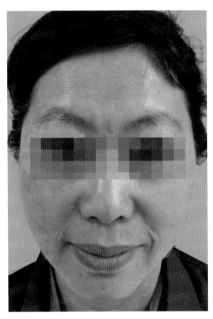

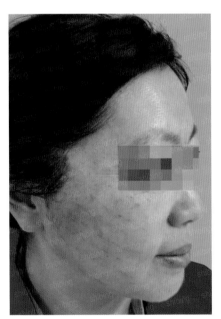

术后即刻正位

术后即刻半侧位

图 10-14 45 岁女性，感觉中下面部松垂，局部皱纹明显，坚决拒绝手术（包括下睑），故接受了中下面部线技术提升术。10 个月后可见中下面部提升明显，眶颧沟及下睑、眼尾皱纹改善，下面部较前紧致饱满，肤质明显改善。22 个月时虽然提升效果有所回落，但是整体的改善还是显而易见，自觉"皮肤比术前有弹性，更加光滑细腻，近两年后提升效果仍存在"

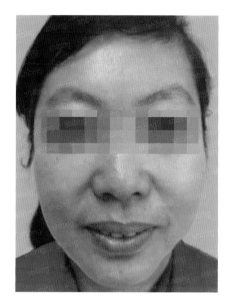
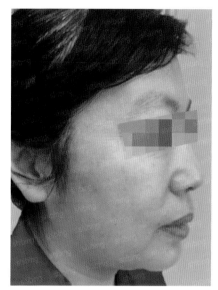

术后 10 个月正位　　　　　　　　　　术后 10 个月半侧位

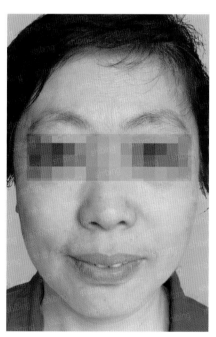
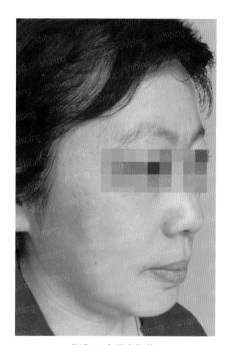

术后 22 个月正位　　　　　　　　　　术后 22 个月半侧位

图 10-14 （续）

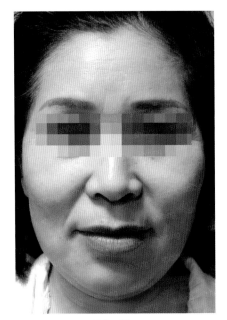
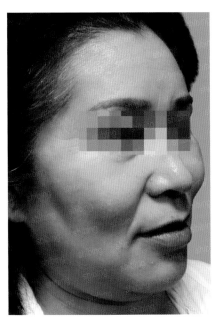

术前正位 术前半侧位

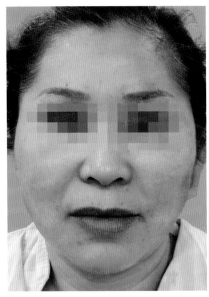
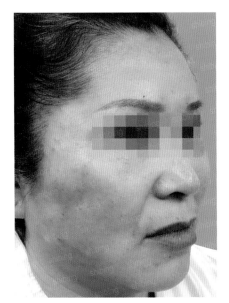

术后即刻正位 术后即刻半侧位

图 10-15　55 岁女性，感觉中下面部松垂，下睑皱纹明显，拒绝手术（包括下睑），故接受了中下面部双向倒刺线悬吊以及下睑区平滑线埋置。5 个月后可见中下面部提升明显，眶颧沟改善明显，下睑、眼尾皱纹明显减少，下面部紧致饱满，面颊凹陷减轻，过渡较自然，肤质明显改善，自觉"人比以前精神了许多"

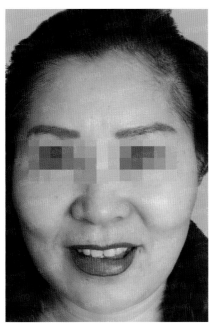
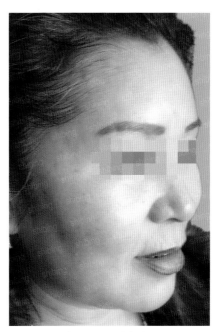

术后 5 个月正位　　　　　　　　　　术后 5 个月半侧位

图 10-15 （续）

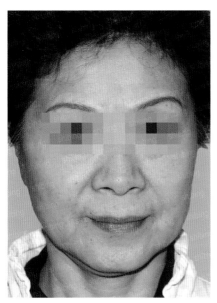
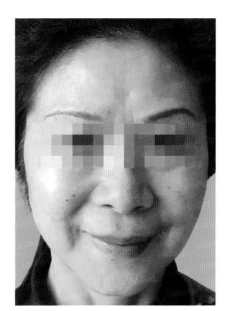

术前正位　　　　　　　　　　术后即刻正位

图 10-16　65 岁女性，感觉眼角下垂，中下面部松弛，眼袋明显，拒绝手术，故接受了中下面部双向倒刺线悬吊，下眶区、鼻唇沟区平滑线埋置。6 个月后可见中下面部提升明显，眶颧沟改善，下睑平整，眼角上扬，下睑退缩得到很好改善，面部紧致饱满，肤质白皙平滑、有光泽。40 个月后自觉效果维持很好，令人满意。期间只是注重了皮肤的保养，并未进行其他微创治疗

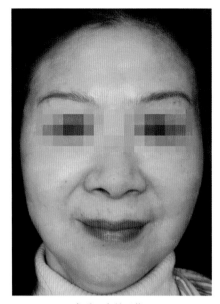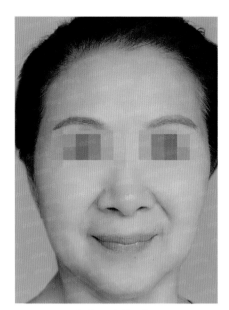

术后 6 个月正位　　　　　　　　　　　　术后 40 个月正位

图 10-16 （续）

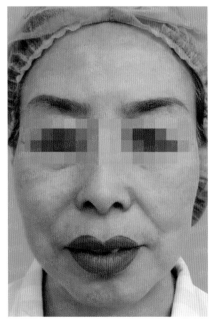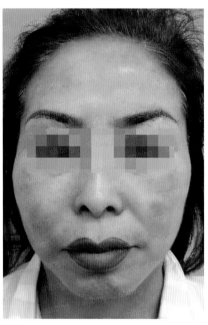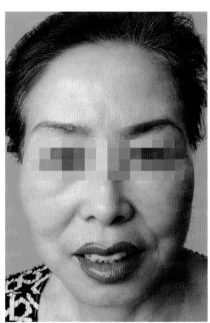

术有正位　　　　　　　　　术后即刻正位　　　　　　　　术后 1 个月正位

图 10-17　65 岁女性，诉"上睑、中下面部松弛，眼袋明显"，不能接受除皱手术，但由于上睑松弛严重，接受了眉下切口上睑松弛矫正术。同时接受了中下面部双向倒刺线悬吊，下眶区平滑线埋置。1 个月后见中下面部提升较为明显，眶颧沟改善，下睑平整，眼角上扬，上睑松弛得到较好改善

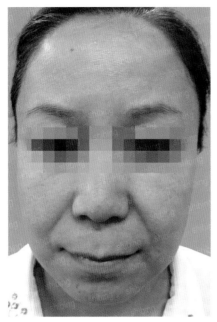
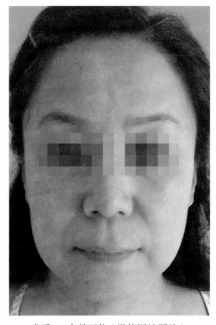

术前正位　　　　　　　　　　　　　　　　术后 12 个月正位（微信回访照片）

图 10-18　48 岁女性，诉"面部整体松垂、皱纹明显，比同龄人衰老"，拒绝手术治疗，故接受了眉部、中下面部线技术提升术。1 年随访见中下面部提升效果仍然可见，眶颧沟改善，下睑较平整，皱纹减轻，眼角上扬，上睑松弛及鼻唇沟得到较好改善，自觉"肤质改变明显"

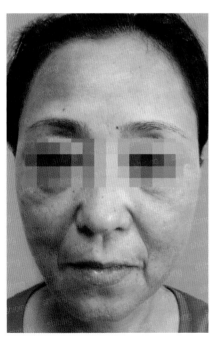
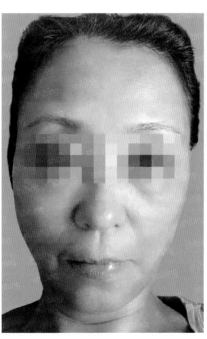
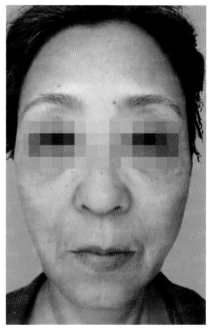

术前正位　　　　　术后 7 个月正位（微信回访照片）　　　　术后 24 个月正位（微信回访照片）

图 10-19　63 岁女性，诉"面部整体松垂、皱纹明显"，拒绝手术治疗，故接受了眉部、中下面部线技术提升术。7 个月后随访见中下面部提升效果十分明显，眶颧沟改善，下睑平整，皱纹基本消失，眉眼距离增宽，鼻唇沟得到较好改善，肤质白皙细腻，色斑明显减少，自觉"效果太神奇"。24 个月再次随访可见效果改善逐渐回落，但是整体仍然感觉年轻，下眶区以及鼻唇沟改变仍然可见，皮肤质地改变仍然明显

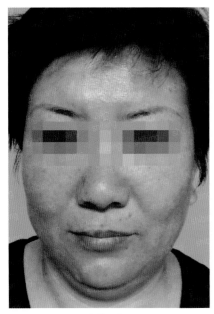 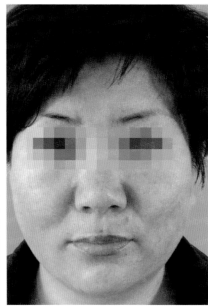 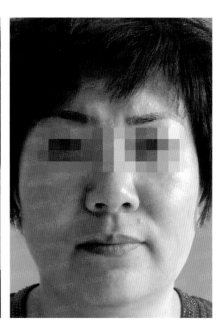

术前正位　　　　　　　　　　　　术后 1 个月正位　　　　　　　　　　术后 8 个月正位

图 10-20　37 岁女性，诉"面部皮肤松弛、双下颌明显"。经建议接受了中下面部及颈部线技术提紧术。1 个月时感觉提升效果明显，双下颌消失，皮肤变白；8 个月后随访发现肤质白皙细腻、有弹性，色斑明显减少，毛孔缩小明显，面部光泽感显著

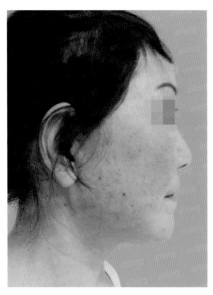 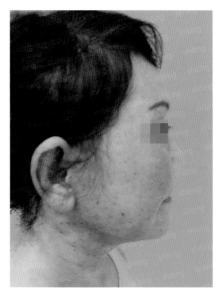

术前正侧位　　　　　　　　　　　　　　　术后即刻正侧位

图 10-21　67 岁女性，诉"颈部皮肤松弛、颌下囊袋明显"。经建议接受了颈部线技术提紧术。术后即见颌下囊袋消失，颌颈角平整

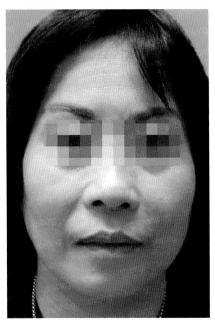
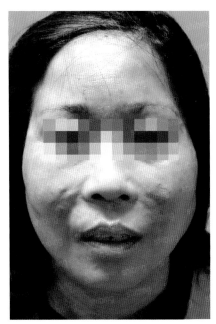

术前正位　　　　　　　　　　　　　　　　术后即刻正位

图 10-22　53 岁女性，诉"眶周注射肉毒杆菌毒素后 1 个月眉头过低，上睑内侧下压感，以及中下面部松弛"，拒绝手术治疗，经建议接受了额部正中（8 根线）以及中下面部双向倒刺线悬吊，鼻唇沟区平滑线埋置。术后即刻见眉头对称上提（患者最在意及最满意之处），中下面部提升，眼尾上扬，下睑至眶颧沟距离缩短，眶颧沟改善

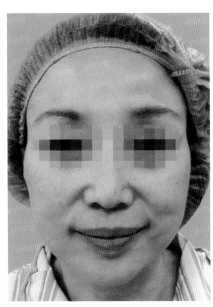
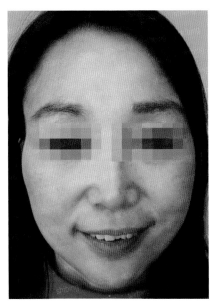

术前正位　　　　　　　　　　　　　　　　术后 6 个月正位

图 10-23　52 岁女性，因中下面部松弛、下睑区皱纹就诊。行中下面部双向倒刺线悬吊以及平滑线下睑区埋置。半年后可见中下面部的提升以及饱满、紧致，下睑区可见眶颧沟改善，皱纹明显减轻

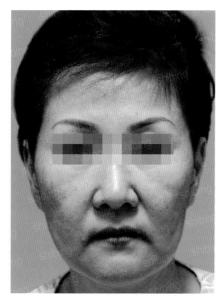 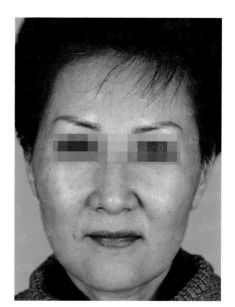

术前正位　　　　　　　　　　　　　术后 1 年正位

图 10-24　51 岁女性，接受全面部线技术提升术，长、短效线材联合应用。术后 1 年可见提升紧致明显，眼角上扬，中面部饱满度增加，肤质光滑细腻，沟槽及口角囊袋改善

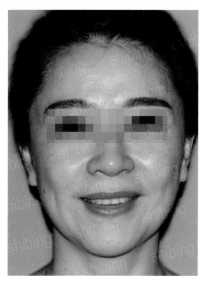 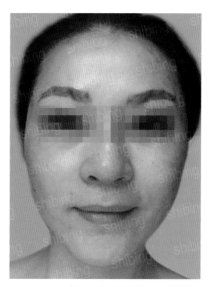 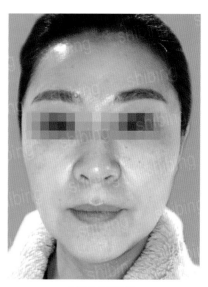

术前正位　　　　　　　　　术后 1 个月正位　　　　　　　　术后 6 个月正位

图 10-25　48 岁女性，接受全面部线技术提升术，长、短效线材联合应用。术后可见全面部提升明显，眉眼距离增宽，肤质细腻，沟槽及口角囊袋改善

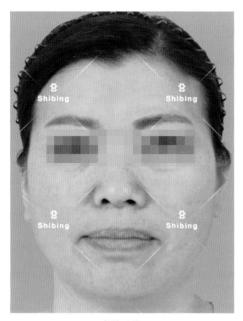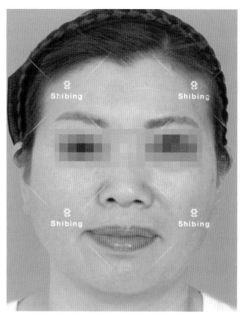

术前正位　　　　　　　　　　　　　　　　术后 6 个月正位

图 10-26　55 岁女性，接受全面部线技术提升术。术后半年可见提升紧致明显，眉尾上扬，肤质细腻，沟槽改善

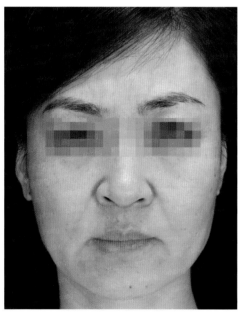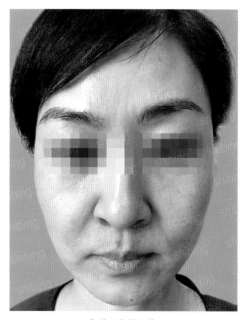

术前正位　　　　　　　　　　　　　　　　术后 8 个月正位

图 10-27　48 岁女性，接受全面部线技术提升术，长、短效线材联合应用。术后 8 个月可见全面部提升紧致明显，眼角上扬，中面部饱满度增加，肤质细腻，口角囊袋明显改善

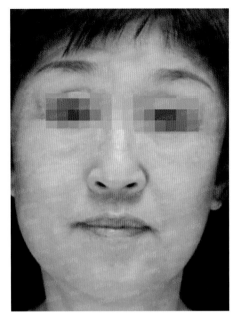
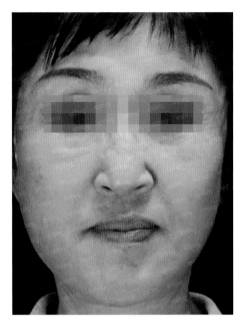

术前正位　　　　　　　　　　术后 6 个月正位

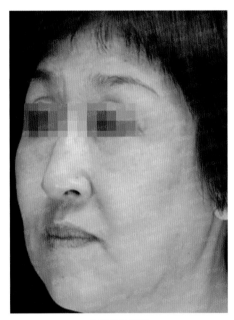
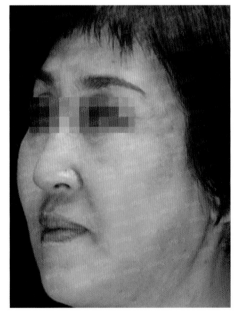

术前左半侧位　　　　　　　　术后 6 个月左半侧位

图 10-28　65 岁女性，接受全面部线技术提升术，长、短效线材联合应用。术后半年可见提升紧致明显，眼角上扬，饱满度增加，肤质细腻，沟槽及口角囊袋明显改善

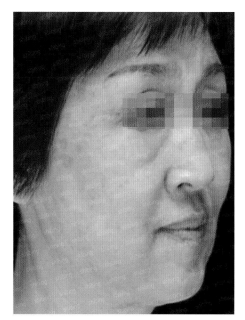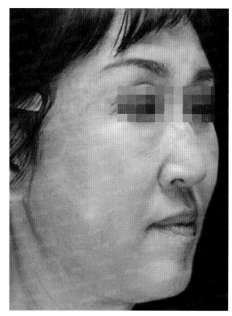

术前右半侧位 术后 6 个月右半侧位

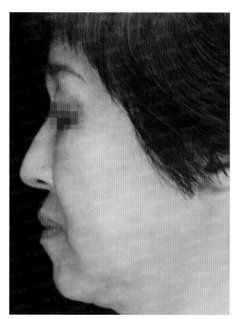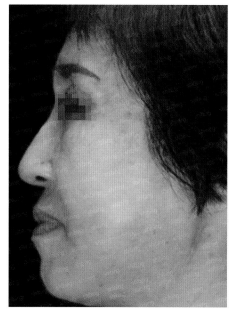

术前左侧位 术后 6 个月左侧位

图 10-28 （续）

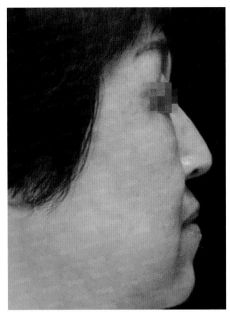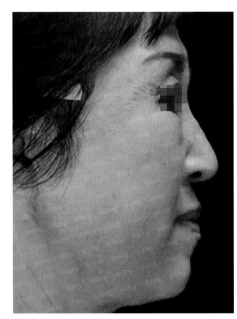

术前右侧位　　　　　　　　　　　　　　术后 6 个月右侧位

图 10-28 （续）

（石冰　李勤　于晓春）

第 11 章

线技术联合应用面部年轻化治疗初探

线技术作为一种新型微创面部年轻化手段，增加了面部年轻化治疗领域的路径选择。目前，临床观察一致认为该手段可以使松弛的组织复位，萎缩、凹陷部位变得饱满，沟槽得以不同程度舒平，肤质得以改善。

然而，任何一种材料和手段在面部年轻化领域不可能解决所有问题，如动态皱纹去除，美学平面的满足，大而深的凹陷及全面部萎陷矫正，严重的面部脂肪堆积、沟槽（眶颧沟、鼻唇沟）和黑眼圈的彻底改善，以及表浅色斑的淡化、皮肤水分和营养的保持等，线材仍显得力不从心。若想得到全面、和谐、完美的年轻化效果，仍需要很多微创手段和材料的配合应用。

近年来，国内外很多专家将各类微创治疗手段分别与线材联合应用在面部年轻化领域，取得了很好的效果，积累了宝贵的经验。每一种手段都有其独到的、无法替代的效果，如何恰到好处地联合序列治疗一直是整形美容学界不断研究和探索的课题。

近两年来，笔者及本章的各位编者探索将肉毒杆菌毒素、透明质酸及胶原蛋白注射技术、自体脂肪移植技术、吸脂与溶脂技术、干细胞技术、水光技术以及光电技术等，与线技术联合行面部年轻化序列治疗，取得了一定的疗效并积累了一些经验。本章将分述如下。

第1节　线技术与开放性手术联合应用

引言

　　线技术在闭合性面部年轻化提升手术中效果是确切的，但是也是较为温和的。对于提升效果要求较高或是皮肤松弛较重的求美者来说，闭合性提升手术的提升效果还是有限的。

　　有医生将倒刺缝合线应用到 SMAS 筋膜悬吊和折叠的开放性手术中，获得了不错的效果。倒刺的作用使缝合线的张力并不全部集中在线结处，而是分散在每一个倒刺与组织契合处，免打结而又持结牢固。不仅术后即刻具有明显的提升效果，同时可吸收倒刺线缓慢吸收的过程会在刺棘位置产生更多的愈合结缔组织，理论上可以加强 SMAS 筋膜的力量。对 SMAS 筋膜的提升收紧可以最终持续不断地提升面部结构，将整个面颊的皮下组织作为一个整体加以提升。应用倒刺线的提升及缝合技术在开放性除皱手术中是一个简易、快速、有效的新型选择。

一、适应证

　　1. 对提升水平要求较高，自愿接受开放性手术的人群。

　　2. 皮肤过度松弛，闭合提升容易产生皱褶者。

　　3. 曾行全面部除皱和（或）激光溶脂者。

二、禁忌证

　　1. 未予控制的全身代谢性疾病，如糖尿病等。

　　2. 明显瘢痕体质者等。

三、手术用线

　　1. 倒刺提升线（套管针）（图 11-1）。

　　2. 带针倒刺缝合线（图 11-2）。

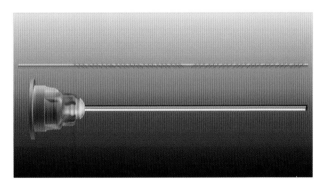

图 11-1　套管针悬吊线

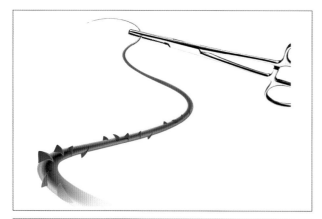

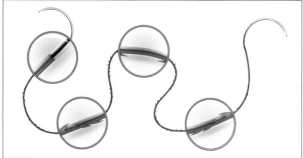

图 11-2　带针倒刺缝合线

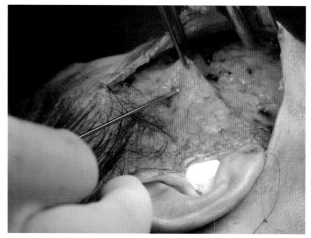

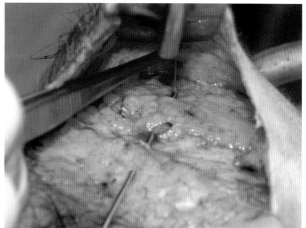

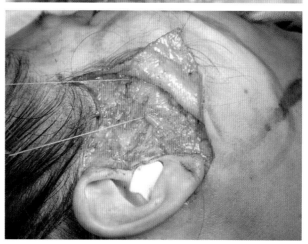

图 11-3　SMAS 折叠悬吊

四、手术方法

（一）SMAS 折叠悬吊

直视下将 4～6 根双向 PPDO 倒刺线"编织"于 SMAS 内，利用倒刺将 SMAS 提升并固定。将可吸收双向倒刺线穿过 Coleman 钝针，并从 SMAS 切除术的颞侧及正中侧穿过。用止血钳夹住线的远侧后，回抽套管针，可以感觉到线的倒刺在 SMAS 筋膜中拉紧。长 0.5 cm 的纤维留在 SMAS 中，近端通过 22 G 针头于颞区穿出（图 11-3）。

（二）SMAS 荷包缝合

常规中面部提升颞部及耳前切口，分离出 SMAS 层，在 SMAS 层用带缝合针的双向倒刺线进行自颧弓表面进针向下颌方向双环荷包形连续埋置缝合，最后在颞前区收紧荷包线达到提升效果（图 11-4）。

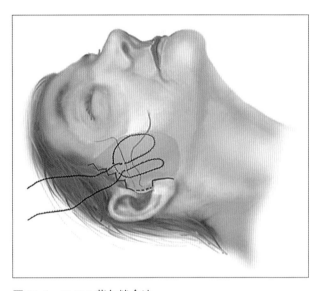
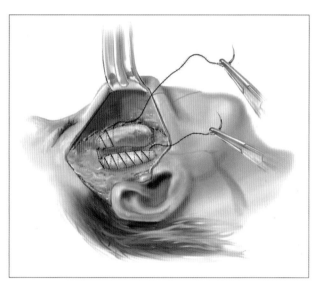

图 11-4　SMAS 荷包缝合法

提示

这种联合应用可以看出，倒刺线更有其传统的工艺和应用方法，可以有更多的使用手段和技巧。美国的 Daniel C Mills 教授将此缝合线应用到开放性中面部除皱术的 SMAS 折叠提升，同时也建议应用在乳房悬吊术及巨乳缩小术，效果良好。

（邵英　于晓春　石冰）

参考文献

[1] Prado A, Andrades P. The Use of intra-SMAS absorbable barbed sutures to reinforce a high-vector pull during rhytidectomy. Plast and Reconstr Surg, 2008, 122(6): 215e-216e.

[2] O' Connell JB. Rhytidectomy utilizing bidirectional selfretaining sutures: the bidirectional lift and the extended bidirectional lift.Aesthet Surg J, 2015, 35(6): 633-643.

第 2 节　线技术与肉毒杆菌毒素注射联合应用

引言

用各类线材的主体作用是锚定及双向倒刺的绞索提升与复位固定。虽然本身的效果确切，但是如将其反作用力减小或将影响其作用效果的因素去除或削弱，提升的效果会更理想，作用时间会叠加延长。

颈阔肌是面部最大的向下牵拉肌，对面部衰老起着重要作用。阻断它，线的提升效果会更明显，而且短期内的埋线并发症亦会较少。

降眉间肌与额肌的阻断，有利于额部和眉尾的提升，同时可以减少额纹的产生及额纹的深度。

降口角肌的阻断亦十分有利于口角的提升。

鼻背肌、降鼻中隔肌的阻断可以减少鼻背的皱纹及适当抬高鼻尖。

眼轮匝肌的收缩不仅增加鱼尾纹，而且埋线后过度的收缩则会形成皱褶，线体易外露，亦影响眉尾及眼角的提升。

因此，抑制面部一些特定肌肉的运动无疑可以加强线悬吊的最终效果。从实践经验来看，叠加的效果会远远超过单个因素的作用效果。

原则上，应在埋线前 1~2 周注射肉毒杆菌毒素，也可以与提升手术同时进行。

一、额肌

额肌起于帽状腱膜，止于眼轮匝肌和额部眉上的皮肤，呈两侧对称的矩形，肌纤体垂直分布，与额骨眉弓处的眼轮匝肌、皱眉肌相连。主要作用为提眉，同时形成额部皱纹。

1. 注射点

7 ~ 12 点。飞鸟形注射或上下平行两排交错注射（图 11-5）。

2. 注射量

7 ~ 12 U。

3. 注意事项

眉上注射点应距离眉毛上方 1 cm 以上。额部提升时，通常同时进行降眉间肌的放松，可增加额部的提升度。

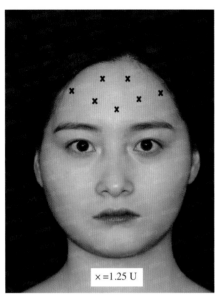

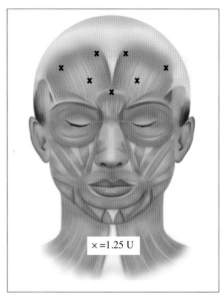

图 11-5　额肌注射点

二、降眉间肌、皱眉肌、眼轮匝肌外侧

降眉间肌起于鼻根部，向上止于眉间部皮肤，为额肌的延续部分。主要作用为牵引眉间部皮肤向下，使鼻根部皮肤产生横纹。

皱眉肌起于额骨鼻部，肌纤维斜向上外，止于眉部皮肤。主要作用为牵引眉向下，使鼻根部

皮肤产生纵沟，出现皱眉的表情。

眼轮匝肌覆盖整个眼周，远超上、下睑的范围，其外上侧可达眉上缘，外眦部的眼轮匝肌可达颞部的发际。主要作用为下拉眉尾，使眼尾产生皱纹。

1. 注射点

12～16点（图 11-6）。

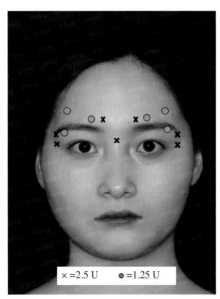

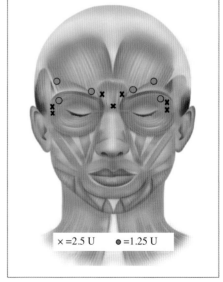

图 11-6　降眉间肌、皱眉肌、眼轮匝肌外侧注射点

2．注射量

18～30 U。

3．注意事项

皱眉肌和眼轮匝肌外侧注射时，易产生高挑眉，应预防性在眉峰处微量注射，平衡眉部的形态。

三、鼻背肌、降鼻中隔肌

鼻背肌位于鼻背，呈马鞍状骑跨在鼻骨上。主要作用为收缩时下压鼻软骨，同时可在鼻背形成纵行的皱纹，在做耸鼻动作时比较明显。

降鼻中隔肌分深、浅两部，浅部起于口轮匝肌；深部起于上颌骨的内侧门齿的齿槽轭，止于鼻中隔软骨的下面。主要作用为牵引鼻中隔下降。

1．注射点

4～5 点（图 11-7）。

2．注射量

6～12 U。

3．注意事项

注射时勿靠近内眦、泪沟及鼻面沟区，以免眼轮匝肌及提上唇鼻翼肌麻痹。

四、颈阔肌

颈阔肌起于锁骨、第 1 肋骨、肩峰，止于下颌骨底部、颊部和下唇的皮肤、口角及口轮匝肌，面积较大。主要作用为固定、牵拉面下部皮肤。

1．注射点

8～12 点。上下平行两排，注射点对应或交错（图 11-8）。亦可采用图 11-9 的注射点。

2．注射量

上排每点 2 U，下排每点 1～2 U。

3．注意事项

注射至皮下层，勿靠近口角及颈阔肌 - 耳韧带。

五、降口角肌

降口角肌的肉毒杆菌毒素注射有一定难度，原因之一在于其内侧边缘与降下唇肌重叠，原因之二在于其外侧边缘邻近笑肌、颧大肌和颈阔肌。

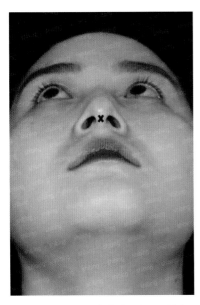
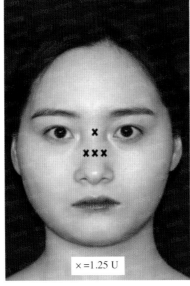
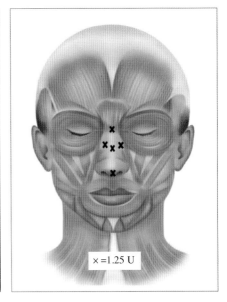

图 11-7　鼻背肌、降鼻中隔肌注射点

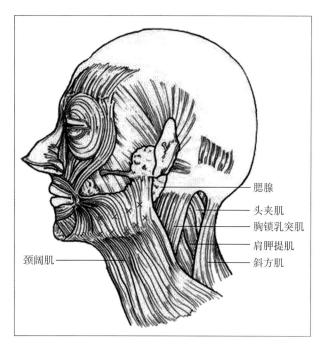

图 11-8   颈阔肌注射点

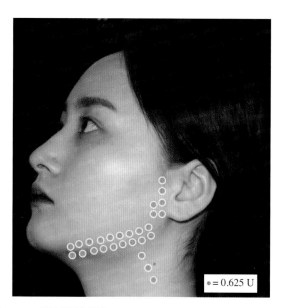

图 11-9   颈阔肌注射点

图 11-10 示以涡轴为中心的周围解剖参照点，可为临床注射点提供依据。

1. 注射点

左右对称两点（图 11-11 ）。

2. 注射量

男 4 ~ 8 U/ 侧，女 2 ~ 6 U/ 侧。

3. 注意事项

（1）小剂量注射，必要时可在 2 周后补充注射。

（2）口角外 1 cm、垂线下 1 cm、下颌骨缘上注射。

（3）降口角肌的注射区域如图 11-12 所示。降口角肌内侧邻近降下唇肌外侧缘，外侧邻近颈阔肌和笑肌。注射的安全区域位于涡轴下方扇形分布的内侧 30° 与外侧 45° 之间的降口角肌区域。

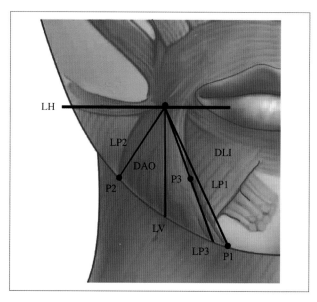

图 11-10   以涡轴为中心的周围解剖参照点。P1，降口角肌内侧缘与下颌缘交点；P2，降口角肌外侧缘与下颌缘交点；P3，降口角肌内侧缘最凹点；LH，经涡轴的水平线；LV，经涡轴的垂直线；LP1，涡轴与 P1 连线；LP2，涡轴与 P2 连线；LP3，从涡轴经 P3 延长至下颌缘的连线

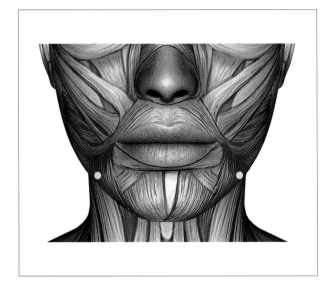

图 11-11　降口角肌注射点

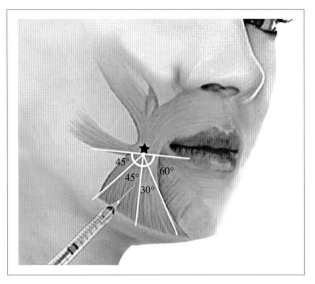

图 11-12　降口角肌的注射区域

六、眼轮匝肌

　　眼轮匝肌围绕睑裂周围的皮下，深面紧贴于眶周骨膜和睑筋膜的浅面，分为眶部、睑部及泪囊部。眶部肌纤维起自睑内侧韧带及其周围的骨性部，肌束呈弧形，弓向外侧，在外眦处，上下部肌纤维相互交错止于皮肤，部分肌纤维移动于邻近诸肌（额肌和上唇方肌），主要作用为闭眼；睑部肌纤维起于睑内侧韧带及其邻近的骨面，肌纤维弓向外侧，在睑外韧带附近，上下睑的肌束相互汇合，止于睑外侧韧带，主要作用为眨眼，并能舒张额部皮肤；泪囊部肌纤维起于泪骨的泪后嵴和泪囊的深、浅面，弓向外侧，与睑部肌纤维结合，主要作用为扩大泪囊，使泪液流通。

　　1．注射点

　　3 ~ 6 点（图 11-13）。

　　2．注射量

　　男 12 ~ 16 U/ 侧，女 8 ~ 16 U/ 侧。

　　3．注意事项

　　（1）浅层皮下注射。

　　（2）不要试图完全消除鱼尾纹。

　　（3）局限于眼轮匝肌眶部外侧纵向纤维（距眶缘 > 1 cm）。

　　（4）注射点一般不越过颧弓水平，若有需要应表浅注射，避免抑制颧大肌功能。

　　（5）外下区注射时，须了解睑板和眦腱松弛情况，有无下睑退缩。

　　（6）眼轮匝肌外侧注射后，会出现牵拉性眉峰抬高，应注意同时在眉峰处进行处理。

　　（7）眼轮匝肌外侧注射后，会出现内侧眼轮匝肌肌力对抗性增强，应注意内侧眼轮匝肌的处理。

七、联合肉毒杆菌毒素微滴注射

　　肉毒杆菌毒素微滴注射技术的作用机制为：一是减少皮脂腺和汗腺的分泌，缩小毛孔；二是松弛表情肌的浅层纤维，减少皮肤表面的细皱纹。通过肉毒杆菌毒素对皮肤和肌肉的双重作用，可产生一个光滑、紧致、细腻的皮肤外观。

　　将肉毒杆菌毒素稀释成 2 ~ 8 U/ml，做面部、颈部真皮内注射，注意避开上睑及眉中部。

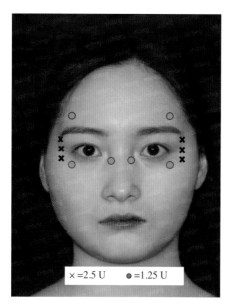
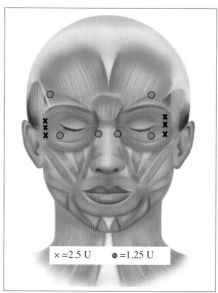

图 11-13 眼轮匝肌注射点

八、临床效果观察

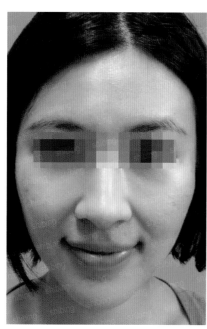
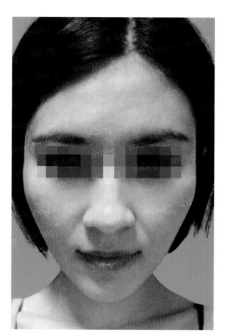

术前正位 术后 9 个月正位（微信回访照片）

图 11-14 25 岁女性，感觉鼻唇沟加深且希望变成更为明显的"V"字脸。经建议接受了额部、眶周及下颌缘肉毒杆菌毒素注射，同时中下面部双向倒刺线悬吊，鼻唇沟区平滑线埋置。9 个月后见下面部提升明显，面型呈明显"V"字，眼角、眉尾轻度上扬，鼻唇沟改善明显

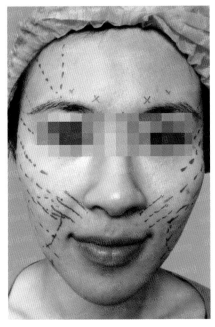
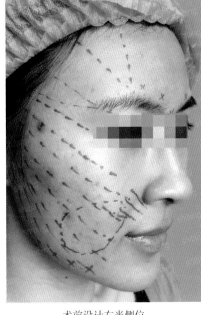

术前设计正位　　　　　　　　　　　　　　术前设计右半侧位

图 11-14　（续）

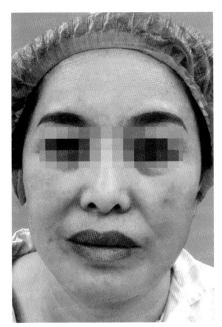
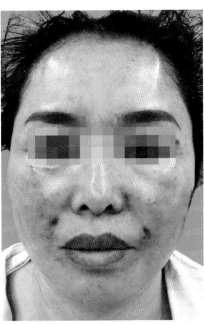
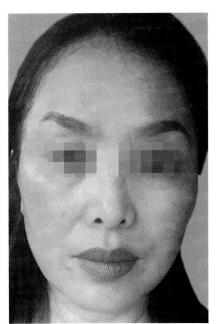

术前正位　　　　　　　　　术后即刻正位　　　　　术后 5 个月正位（微信回访照片）

图 11-15　62 岁女性，感觉眼角下垂，中下面部松弛，眼袋、泪沟及鼻唇沟明显，不愿手术，故接受了眶周、降口角肌及下颌缘肉毒杆菌毒素注射，同时中下面部双向倒刺线悬吊，下眶区、鼻唇沟区平滑线埋置。5 个月后见中下面部提升明显，眶颧沟改善，下睑平整，眼角、眉尾上扬，上睑松弛得到很好改善，面部紧致饱满，肤质白皙平滑、有光泽

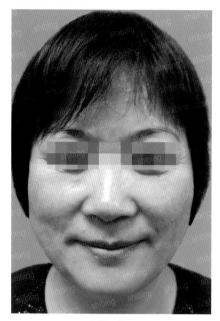
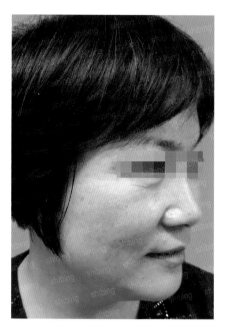

术前正位　　　　　　　　　　　　　　　　术前右半侧位

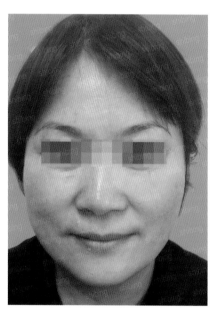
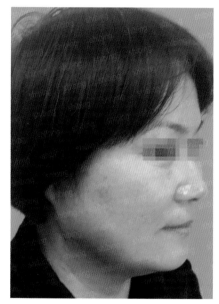

术后 7 个月正位　　　　　　　　　　　　　术后 7 个月半侧位

图 11-16　46 岁女性，感觉中下面部松垂，眶周皱纹明显，拒绝手术治疗（包括下睑），故接受了眶周、降口角肌及下颌缘肉毒杆菌毒素注射，中下面部双向倒刺线悬吊，鼻唇沟、下睑区平滑线埋置。7 个月后可见中下面部提升明显，眶颧沟及下睑、眼尾皱纹改善，下面部较前紧致饱满，肤质明显改善。18 个月时虽然下面部口角平面提升效果有所回落，但是整体的改善还是显而易见，眶颧沟基本消失，皮肤白皙、有光泽，自觉"效果仍然十分明显"。36 个月时补充进行了下颌缘和眶周注射，余未接受任何治疗。53 个月时自觉第一次治疗后年轻化效果得到了很好的维持

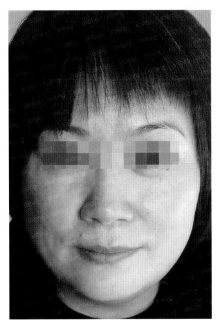

术后 18 个月正位

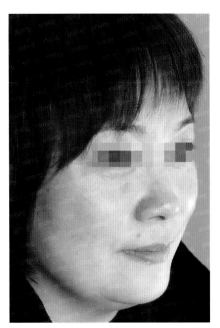

术后 18 个月半侧位

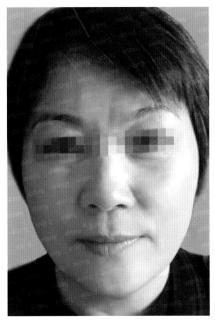

术后 53 个月正位

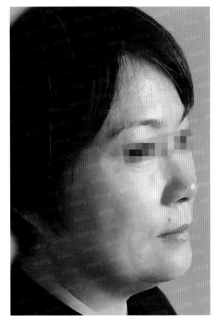

术后 53 个月半侧位

图 11-16 （续）

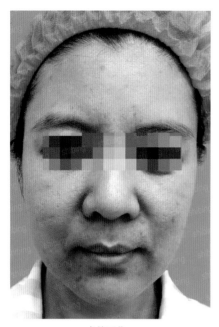
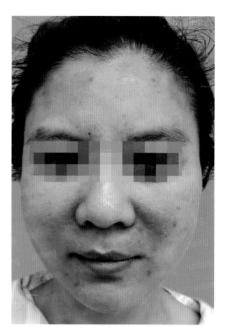

术前正位　　　　　　　　　　　　　　术后即刻正位

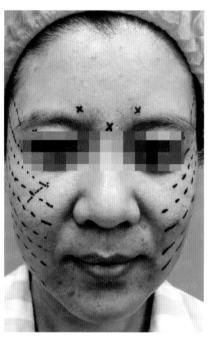
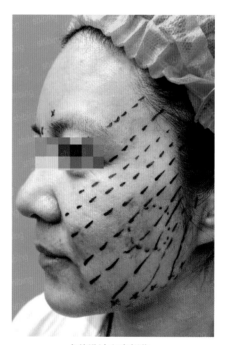

术前设计正位　　　　　　　　　　　　术前设计左半侧位

图 11-17　40 岁女性，感觉中下面部松垂，皮肤粗糙晦暗，拒绝手术治疗，故接受了额部、眶周、降口角肌及下颌缘肉毒杆菌毒素注射、眉部、中下面部双向倒刺线悬吊，鼻唇沟平滑线埋置。6 个月后可见眉部、中下面部提升明显，下睑饱满，鼻唇沟变浅，肤质改善明显，毛孔缩小。30 个月后显示效果有所回落，但是仍可见提升紧致及肤质的改变。期间未再接受任何治疗

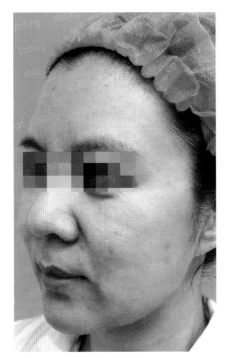
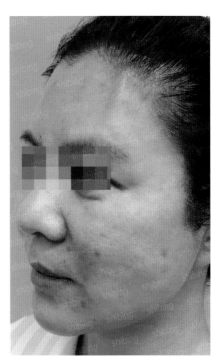

术前左半侧位　　　　　　　　　　术后即刻左半侧位

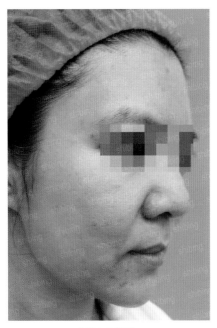
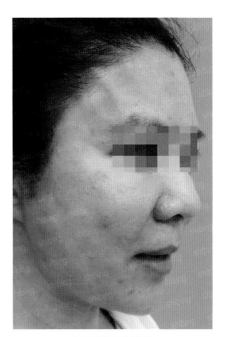

术前右半侧位　　　　　　　　　　术后即刻右半侧位

图 11-17 （续）

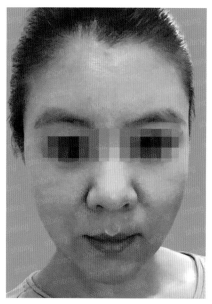

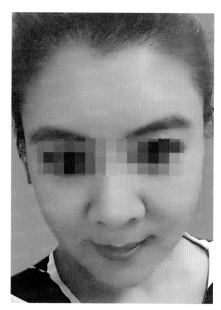

术后 6 个月正位（微信回访照片）　　　　　　　术后 8 个月正位（微信回访照片）

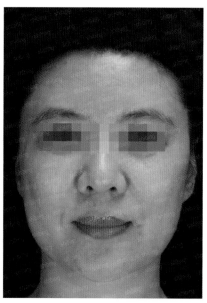

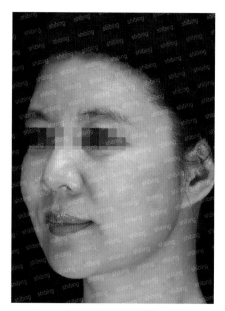

术后 30 个月正位　　　　　　　　　　　术后 30 个月左半侧位

图 11-17 （续）

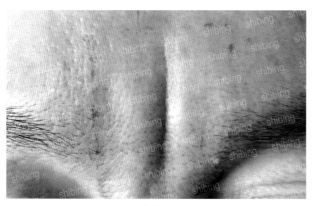
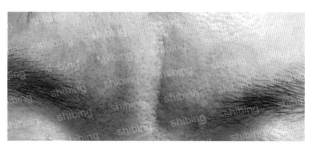

术前　　　　　　　　　　　　　　　　　　　　　术后 4 个月

图 11-18　37 岁男性，因眉间纹就诊。先进行皱眉肌、降眉间肌肉毒杆菌毒素注射，1 周后眉间行平滑线网格状埋置。4 个月后可见皱眉纹减轻

提示

对于面部提升而言，特别是眶周和中下面部，一般不需要联合眉间注射，但是若眉间皱纹重，皱褶较深，需要联合 PPDO 线埋置和肉毒杆菌毒素注射。可以同时使用，或者提前 1 周注射肉毒杆菌毒素。

1. 注射剂量：总量 20 U。

2. 注射位置

（1）降眉间肌、两侧皱眉肌。

（2）注射 5 点（图 11-19），视具体情况调整位置和剂量。

（2）内侧剂量较大，外侧逐渐减少。

3. 注射深度

（1）降眉间肌：垂直进针，注射深。

（2）皱眉肌头部：注射层次适中，不必很深。

（3）皱眉肌尾部：注射较浅。

4. 注意

（1）注意眼轮匝肌上部横行纤维的代偿性收缩可导致眉 – 睑距离改变。

（2）注意是否需要眶缘微量补充注射。

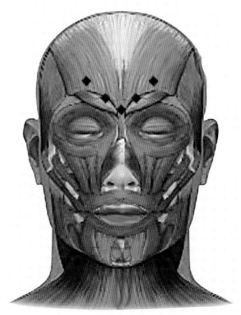

图 11-19　眉间纹注射点

（张歌　石冰）

第 3 节　线技术与透明质酸注射联合应用

引言

　　面部老化是一个多因素参与的复杂过程，是面部各部分变化及其相互作用的共同结果。它发生在从皮肤至骨骼的全层组织。在面部老化的过程中，软组织的松弛下垂与容量减少是两大主要表现，给人以疲惫和憔悴的外观。软组织下垂主要发生在面颊中、下部，下颌缘和颈部，而面部上、中 2/3 区域的容量减少会导致颞部、侧面颊部和中面颊部凹陷，这会使颞部、眼眶周围和颧部骨骼轮廓更加明显，变得生硬。Rohrich 在对中面部脂肪体积的研究中发现，56% 的面部脂肪位于 SMAS 浅层，即面部浅层脂肪，而 44% 的面部脂肪位于 SMAS 深层。他认为随着年龄增长，内侧深层脂肪垫将出现萎缩变平，从而导致其浅层的表浅脂肪松弛下垂。国外其他学者的研究也证实了深、浅脂肪层在老化时的不同变化。基于以上的解剖学研究，我们在施行面部年轻化微创治疗时，对于面部浅层脂肪尤其是颊脂肪垫的松弛下垂，应选择埋线提升技术；而对于面部深层脂肪萎缩变平导致的容量减少，应选择填充剂或自体脂肪注射填充技术。

一、适应证

　　1. 中面部颊脂肪垫区域、颧骨下区域、面颊前下方区域或颞区凹陷。
　　2. 鼻唇沟、眶颧沟或口角囊袋明显。
　　3. 鼻背或下颏未达到美学评估要求。

二、禁忌证

　　1. 有透明质酸过敏史者。
　　2. 曾注射不明填充剂且仍未吸收，或存在硬结、异物肉芽肿等的部位。
　　3. 凝血机制异常，或在 2 周内接受过抗凝治疗者。
　　4. 3 个月内局部接受脂肪移植者。
　　5. 同一注射层次埋线未达到 6 个月者。

三、操作原则

　　1. 设计时，医生应采用与求美者相对的坐位或半坐位。
　　2. 手术顺序为先进行埋线提升，待松垂组织上提后，在已复位的位置上再进行透明质酸注射填充。
　　3. 埋线提升层次位于皮下脂肪层，而透明质酸注射补充容量的层次多数位于骨膜浅层，在以上层次操作时，两者互不影响；而对于颧骨下和面颊前下方凹陷区域，透明质酸注射补充容量的层次位于和埋线提升相同的皮下脂肪层，在埋线提升后进行透明质酸注射，选择的进针点和进针方向应避开线材的走行方向。
　　4. 对于中面颊颊脂肪垫区域的轻度凹陷，采用埋线提升或透明质酸填充都可以取得良好效果；而对该区域的中重度凹陷，则需要埋线提升和透明质酸填充联合应用。

四、与中、下面部埋线提升相关的透明质酸注射技术要点

（一）中面颊区域（颧脂肪垫，"苹果肌"区域）

面颊中部由下睑眶缘平面以下、鼻唇沟外上方及颧骨体内侧共同构成一个三角形区域，即为人们俗称的"苹果肌"（图 11-20）。该区域凹陷让人看起来疲惫憔悴、缺乏神采。在该区域适量注射透明质酸可有效补充其容量缺失，改善中面颊下垂外观。

1．注射位点及层次

"苹果肌"是一个区域，选择钝针注射可利用颧骨体下方一点进针后完成整个区域的扇形注射（图 11-21）。注射层次为表情肌深面与上颌骨骨膜浅面之间的深层脂肪垫内，即眼轮匝肌下脂肪垫内侧叶与颊内侧深层脂肪垫。

2．注意事项

（1）眶下动脉位于该区域，钝针注射时除掌握注射层次外，还应在回抽后退针缓慢注射透明质酸。

（2）注射应适量，避免过量注射后出现不自然外观。

（二）鼻唇沟

鼻唇沟俗称法令纹，从鼻翼旁向下延伸至口角外侧，表现为上深下浅、上宽下窄的组织凹陷，在做面部表情时加重，是求美者最关注的面部老化部位之一。轻、中度鼻唇沟可注射透明质酸进行适度填充，以改善其老化外观。

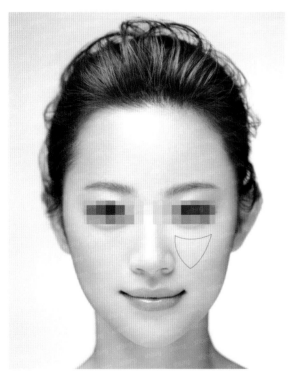

图 11-20　"苹果肌"区域示意图

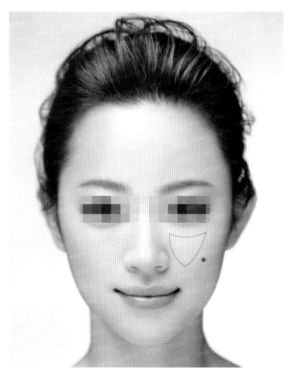

图 11-21　"苹果肌"注射填充钝针进针点示意图

1. 注射位点及层次

鼻唇沟注射多需要选择深、浅两层进行填充，才能达到自然又有效的目的。深层注射可在鼻基底三角形凹陷最深处选择锐针进针，直抵骨膜回抽后缓慢注射；而浅层注射可在鼻唇沟最下端选择钝针进针至真皮深层，抵达鼻唇沟最上端回抽后缓慢退针注射（图11-22）。

2. 注意事项

（1）面动脉上行至鼻唇沟区域时，从表情肌深面逐渐浅出至皮下，注射时或深达骨膜浅层或浅至真皮深层。

（2）透明质酸填充应注射到鼻唇沟内侧，不能偏向外上侧，以免注射物移位。

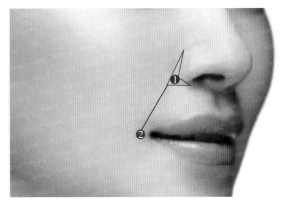

图11-22　鼻唇沟注射填充进针点示意图（①锐针进针点，②钝针进针点）

探讨

　　虽然可吸收线材在后期代谢过程中会刺激组织增生和胶原蛋白的合成，但是对于填充而言，还是不充分的，需要填充剂的联合应用才能更加完美。

　　面部填充的目的有两个：一为美化，达到更多美学平面，特别是东方人的需求会更多；二为年轻化，改善沟槽和补充组织容量的不足。一般选择填充剂或自体脂肪，而透明质酸作为常用的填充剂经常会被使用。至于是选择脂肪还是透明质酸，似乎仁者见仁、智者见智。但是笔者认为并非可以随意选择，而应该本着发挥每一种手段和材料的真实特长这一原则，总体上要做到安全塑形与填充。

　　以美化为目的，多倾向于选择透明质酸，如隆下颌和隆鼻等。以年轻化为目的，沟槽和颧脂肪垫区域建议深层次少量填充。深层次填充不仅安全可靠，相对不易代谢，而且可以避免丁达尔现象或硬结形成。

　　因此，笔者主张与线技术联合应用时应多选用具有塑形特点的透明质酸，注射以深层次为主，这样可以与线技术同期完成。如果同时进行浅层次填充，选择的进针点和进针方向应避开线材的走行方向，并尽量在不同层次操作。

五、临床效果观察

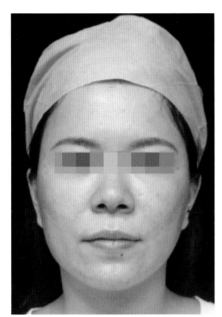

术前正位

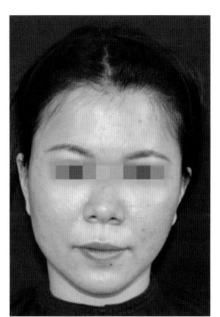

术后 1 年正位

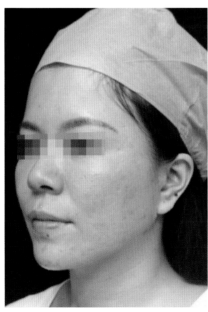

术前左半侧位

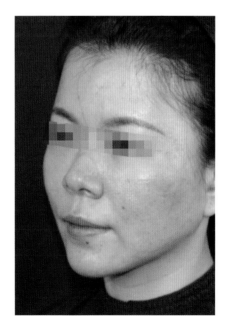

术后 1 年左半侧位

图 11-23　女性 36 岁，因中、下面部松弛下垂伴泪沟、鼻唇沟就诊。行中面颊 "苹果肌" 区域双向倒刺线悬吊，下面部锚形线悬吊；中面颊 "苹果肌" 区域使用 23 G 钝针在深层脂肪垫内注射透明质酸 0.3 ml/ 侧，鼻唇沟区域使用 30 G 锐针在鼻基底骨膜浅层注射透明质酸 0.5 ml/ 侧，使用 25 G 钝针在真皮深层注射透明质酸 0.3 ml/ 侧。1 年后随访可见，"苹果肌" 区域上提后相对饱满，泪沟变浅，下面部提紧后轮廓变得清晰、顺畅

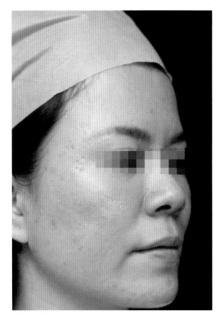

术前右半侧位

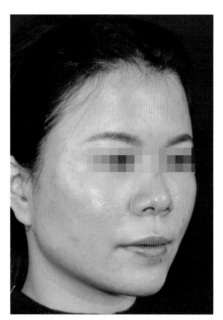

术后 1 年右半侧位

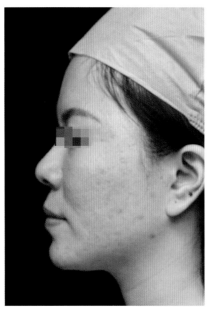

术前左侧位

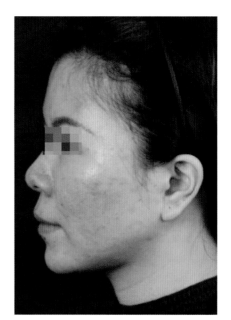

术后 1 年左侧位

图 11-23 （续）

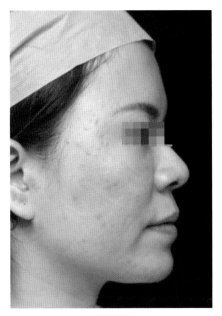

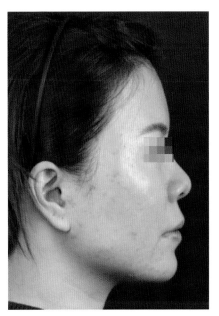

术前右侧位　　　　　　　　　　　术后 1 年右侧位

图 11-23 （续）

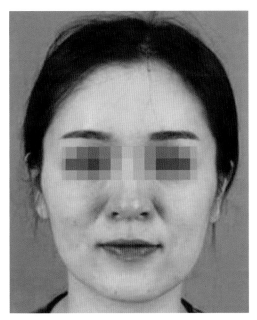

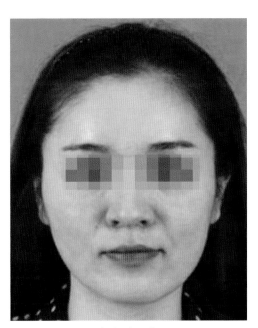

术前正位　　　　　　　　　　　术后 1 年正位

图 11-24　女性 35 岁，因中、下面颊松弛下垂伴鼻唇沟及下颌缘轮廓不清晰就诊。行中、下面部双向倒刺线正向、逆向悬吊，下颌缘双针线收紧轮廓、提升下颌缘；颧骨下凹陷使用 23 G 钝针在皮下层注射透明质酸 0.8 ml/ 侧，鼻唇沟区域使用 30 G 锐针在鼻基底骨膜浅层注射透明质酸 0.5 ml/ 侧，使用 25 G 钝针在真皮深层注射透明质酸 0.2 ml/ 侧。1 年后随访可见，中、下面部提紧后轮廓变得清晰、顺畅，鼻唇沟变浅，面部整体显得紧致和年轻

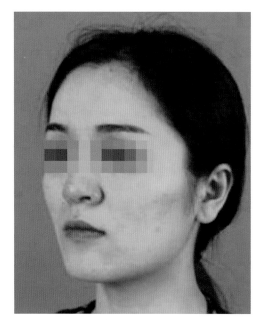

术前左半侧位

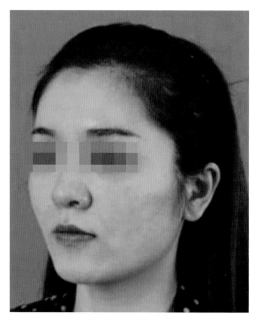

术后 1 年左半侧位

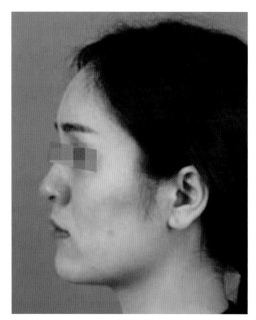

术前左侧位

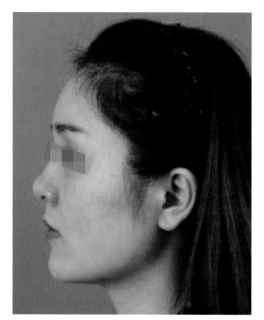

术后 1 年左侧位

图 11-24 （续）

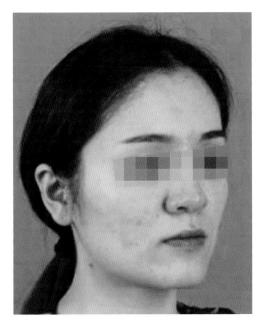

术前右半侧位

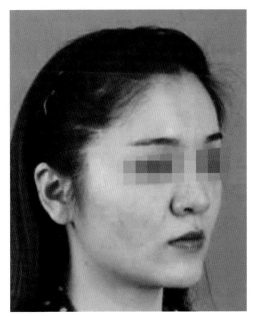

术后 1 年右半侧位

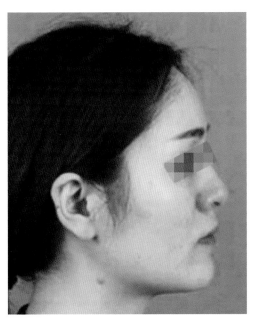

术前右侧位

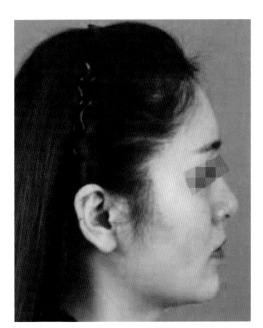

术后 1 年右侧位

图 11-24 （续）

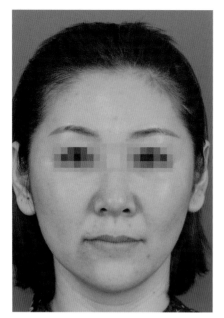
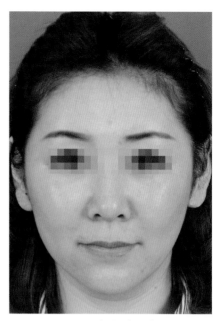

术前正位　　　　　　　　　　术后 1 年正位

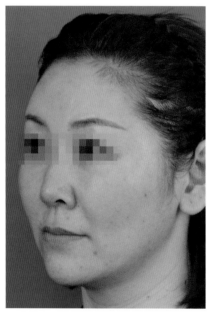
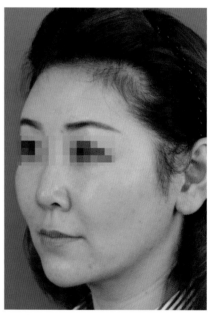

术前左半侧位　　　　　　　　术后 1 年左半侧位

图 11-25　女性 29 岁，因中、下面部松弛下垂伴"苹果肌"区域不饱满，轻度泪沟，鼻唇沟明显，下颌缘局部脂肪堆积伴轮廓不清晰就诊。行中面颊"苹果肌"区域双向倒刺线悬吊，下面部锚形线埋线提升，下颌缘 20 ml 注射器负压吸脂后行 0 号线埋线收紧下颌；鼻唇沟区域使用 30 G 锐针在鼻基底骨膜浅层注射透明质酸 1.0 ml/ 侧，使用 25 G 钝针在真皮深层注射透明质酸 0.3 ml/ 侧，使用 27 G 锐针在鼻中线紧贴骨膜注射透明质酸 0.6 ml，使用 27 G 锐针在下颏沟下方紧贴骨膜注射透明质酸 0.7 ml。1 年后随访可见，中面部提紧后"苹果肌"饱满，泪沟与鼻唇沟变浅，下颌缘轮廓变得清晰、顺畅，颌颈角由钝角变为直角，轮廓清晰，鼻背变高，下颏变翘，恢复美学平面

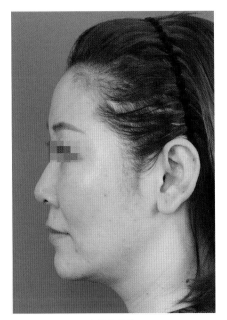
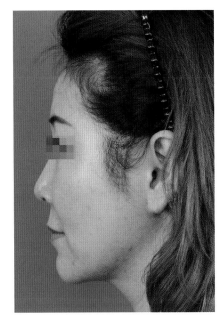

术前左侧位　　　　　　　　　　　　术后 1 年左侧位

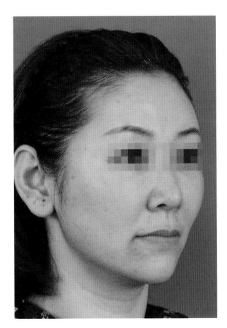
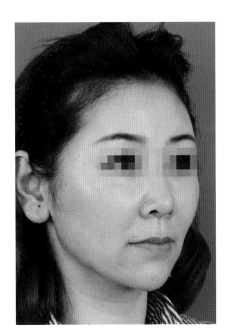

术前右半侧位　　　　　　　　　　　术后 1 年右半侧位

图 11-25　（续）

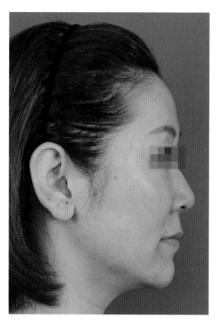
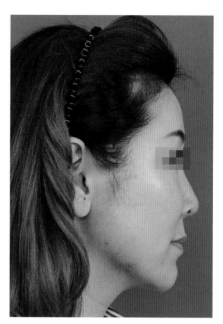

术前右侧位　　　　　　　　　　　　　　术后 1 年右侧位

图 11-25 （续）

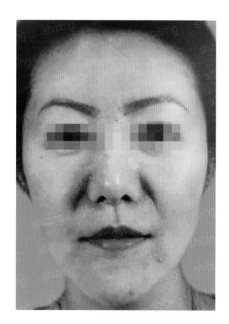
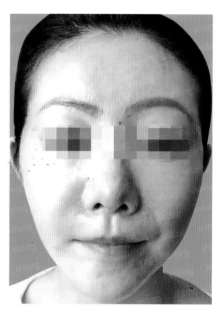

术前正位　　　　　　　　　　　　　　术后 6 个月正位

图 11-26　女性 39 岁，中、下面部松弛下垂伴重度鼻唇沟、轻度眶颧沟。行中、下面部线技术提升术，同时在鼻唇沟区域使用 27 G 锐针在鼻基底骨膜浅层注射透明质酸 4.0 ml/ 侧，浅层使用平滑线埋置。半年后随访可见，中、下面部提升紧致及面型改变，眼尾上扬，鼻唇沟改善十分明显，眶颧沟亦有所改善

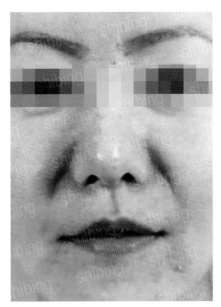　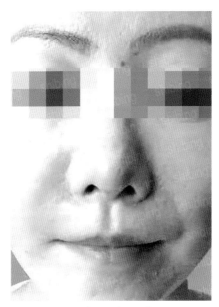

术前正位　　　　　　　　　　　　　　　术后 6 个月正位

图 11-26 （续）

（李勤　王飏　石冰）

参考文献

[1] Stuzin JM, baker TJ, Gorden HL. The relationship of the superficial and deep facial fascias:relevance to rhytidectomy and aging. Plast Rceonstr Surg, 1992, 89(3):441-449.

[2] Rohrich RD, Pessa JE. The fat compartments of the face: anatomy and clinical implication for cosmetic surgery. Plast Reconstr Surg, 2007, 119:2219-2227.

[3] Wong CH, Mendelson B. Facial Anatomy and Aging. Hoboken: Wiley, 2015.

[4] 艾玉峰, 王志军, 王炜. 面部年轻化美容外科学. 杭州: 浙江科技出版社, 2015.

第4节　线技术与胶原蛋白注射联合应用

引言

我们已经知道，线材植入体内后可以刺激新生血管及新生胶原蛋白的合成，特别是PPDO线材，似乎和胶原蛋白产品有类似的或重叠的作用。事实上，线材仍然有其局限性，不能完全取代其他所有微创治疗手段和产品。比如，线技术有改善黑眼圈的作用，也有成功的案例，但是有时效果甚微，甚至没有效果；在线材埋置初期，只有创伤的修复才能产生新生胶原蛋白，并非是线材材质本身产生的，而且只有线材代谢时才能不断产生。即使是创伤本身，也不可能即刻产生大量的胶原蛋白。

衰老和胶原蛋白的不断流失密切相关，因此，即刻补充胶原蛋白确实有其必要性。而且胶原蛋白本身不仅是营养剂，也是填充剂，也可以塑形，所以和线技术的联合应用有其不可取代的优势。

1. 胶原蛋白是凝血不可或缺的成分，联合使用可减少埋线后淤青的发生率。

2. 胶原蛋白注射能够立即补充肌肤所流失的胶原蛋白，结合线材刺激自体组织再生胶原蛋白的延迟作用，能够更多地、持续地提供新生胶原蛋白。

3. 胶原蛋白可促进组织修复和血管再生，联合埋线治疗时可提高受创组织修复再生的速度和效率。

4. 胶原蛋白具有紧致皮肤的作用，联合埋线时既可利用线材将组织复位，又可以通过胶原蛋白收紧皮肤，从而达到更全面、更完善的紧致提升效果。

5. 胶原蛋白为网状结构，具有良好的组织抓持力，在埋线后如存在些许凹陷，可以使用胶原蛋白精准注射来进行调整。

胶原蛋白属于一种结构性蛋白质，呈白色，含有少量的半乳糖和葡萄糖，是细胞外基质最主要的成分，为哺乳动物含量最多、分布最广的功能性蛋白质，在皮肤中构成了一张细密的弹力网。胶原蛋白占人体总蛋白质的30%以上，在皮肤中占70%以上，在真皮层中占80%以上。

目前，临床研究中已知的胶原蛋白有29型，其中 I 型胶原蛋白占人体80%以上。胶原蛋白由3种氨基酸所构成，分别为甘氨酸、脯氨酸和羟脯氨酸，特别是甘氨酸，占1/3以上。胶原蛋白具有堆叠缠绕特性，经由3种主要氨基酸，至少200个氨基酸重复缠绕组成 α- 链，此 α- 链再和其他肽链缠绕组成三股螺旋，形成原胶原蛋白，具有三股螺旋结构的胶原蛋白才是完整的活性胶原蛋白，此胶原蛋白分子量为30万道尔顿。原胶原蛋白在人体胶原蛋白中为微纤维，微纤维经过堆叠后组成细纤维，细纤维再经过堆叠形成纤维束，胶原蛋白纤维束为人体胶原蛋白的主要结构。胶原蛋的主要功效为修复、营养紧致以及美白肌肤。

人体皮肤的胶原蛋白每年以 1% 的量快速流失，若皮肤中缺乏胶原蛋白，胶原纤维就会发生联固化，使细胞间黏多糖减少，供应皮肤营养的血管萎缩、血流量减少、血管壁的弹性降低，使皮肤表皮变薄，皮肤便会失去柔软性、弹性和光泽，发生老化。同时，真皮的纤维断裂、脂肪萎缩、汗腺及皮脂腺分泌减少，使皮肤出现色斑、皱纹、轮廓改变等一系列老化现象。在人 25 岁时，胶原蛋白流失达到临界点，速率开始增快。面部衰老最快的部位在眼周，主要原因是：一是眼周皮肤厚度薄，仅 0.4 mm；二是平均眨眼 15 次 / 分钟，2 万次 / 日；三是眼轮匝肌的频繁收缩极易产生皱纹；四是眼周皮肤无皮脂腺与汗腺，极易缺水。适宜地补充胶原蛋白产品可以延缓衰老及达到面部年轻化的目的。

一、可注射胶原蛋白的应用历史

胶原蛋白为最早的注射针剂材料之一。用于改善老年性皱纹的牛胶原临床试验始于 1977—1978 年。1981 年，第一个牛胶原产品 Zyderm 获得美国 FDA 批准。1985 年，Zyderm Ⅱ 和 Zyplast 也相继获批用于美容填充治疗。但是该产品并没有得到广泛的认同和推广，主要原因可以归纳为两点：一是牛胶原蛋白有 3%～10% 的过敏概率，且必须做皮肤测试，即使结果为阴性，用于面部注射时仍有 1%～5% 的过敏概率；二是非交联的胶原蛋白维持时间相对较短。

中国台湾 Sunmax 双美胶原蛋白对原有产品进行了诸多改良，选用无特定病原猪，经由国际 AAALAC 认证的政府机关农科院所培育。由于猪皮的胶原蛋白性质与人体更为接近，DNA 相似度高达 93%，并进行了去端肽技术纯化，使得去端肽后的胶原蛋白和人体 DNA 相似度达到

99.99%，基本上杜绝了过敏反应的发生，也无须进行过敏试验。同时由于采用 PF 多纤维诱导技术和 TRICROSS 生物活性交联技术，使得胶原蛋白维持时间更长。2005 年，Sunmax 双美胶原蛋白取得 CE 和 ISO 认证，2009 年取得 SFDA 认证，并在 2017 完成了 CFDA 第三次续证。

二、可注射胶原蛋白产品的特点

1. 栓塞等严重并发症发生率低

可注射胶原蛋白产品使用以来，发生栓塞的概率较低，严重并发症和后遗症更是罕见报道。笔者对此现象进行了分析并开展了动物实验，可能找到了部分或者全部的答案。

（1）胶原蛋白产品推注阻力很小，因此很容易判断注射层次的偏差，从而部分规避了风险。

（2）胶原蛋白颗粒微细，在水和血液中并非呈现凝胶状态，可以共同混合存在，因此完全栓塞的可能性大大降低（图 11-27～11-29）。

（3）针刺入血管后回抽即刻回血，注射胶原蛋白后再回抽仍可以在短时间内见到回血，充分保证了安全预警（图 11-30）。

（4）栓塞后的动、静脉可以在较短时间再通，发生不可逆栓塞的概率很低（图 11-31、图 11-32）。

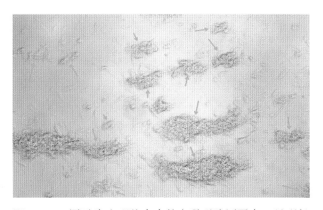

图 11-27　图示为生理盐水中的交联型胶原蛋白，呈现松散、大小不一的乱麻团状

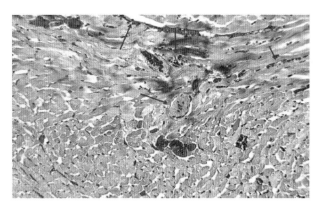

图 11-28　图示为交联型胶原蛋白在大鼠心肌血管中的状态（Masson 染色，250 倍）。蓝色箭头示意胶原蛋白在心肌小动脉、微动脉和毛细血管中与血液共同沉积

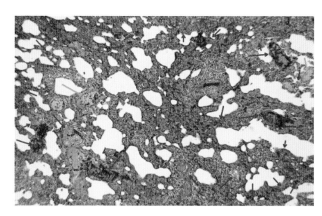

图 11-29　交联型胶原蛋白在大鼠肺小动脉和毛细血管中的状态（Masson 染色，250 倍）。蓝色箭头示意胶原蛋白在肺小动脉和肺泡毛细血管中与血细胞共同沉积

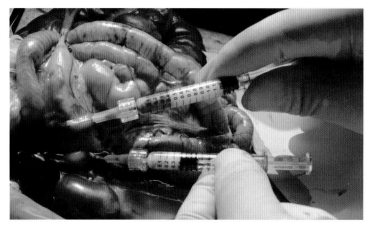

图 11-30　图示兔肠系膜静脉推注胶原蛋白后回抽即刻回血情况

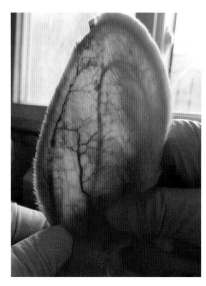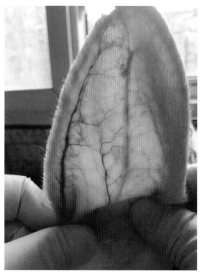

图 11-31　图示兔左侧耳缘静脉栓塞后 24 h 再通

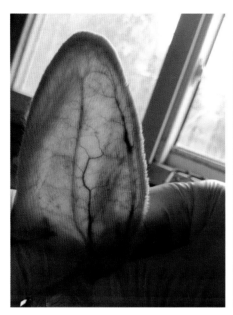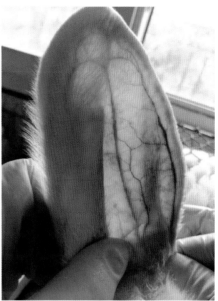

图 11-32　图示兔耳郭中央动脉栓塞后 48 h 再通

2．竞争抑制黑色素形成

胶原蛋白降解产物具有丰富的氨基酸，其中的酪氨酸残基可以与皮肤中的酪氨酸竞争，从而抑制酪氨酸酶的活性，减少催化酪氨酸转化为多巴醌，从而阻止黑色素形成。而且，胶原蛋白产品本身的白色色泽也可以即时遮盖黑眼圈的色素。同时，长期刺激新生胶原的形成可以不断地进一步改善黑色素的沉积。临床观察证实效果十分确切。

3．改善肤色、肤质

主要原因为胶原蛋白的注入可以刺激新生血管和新生胶原的合成（图 11-33）。

此外，胶原蛋白注射后不会吸收水分而发生肿胀，反而会部分脱水，从而抓持力较好，不会发生位移，亦不会发生丁达尔现象等。

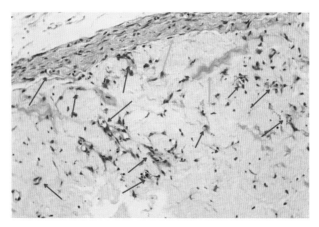

图 11-33　胶原蛋白植入大鼠皮下 1 个月后的包裹与机化状态（HSE200 倍）。蓝色箭头示意植入蛋白内出现大量新生毛细血管。图上方可见致密的包膜，主要由成纤维细胞组成。绿色箭头示意成纤维细胞及其合成与分泌出来的新生胶原蛋白

三、适应证

1．改善黑眼圈，包括血管型、色素型、结构型和混合型。

2．改善肤色、肤质，包括弹性缺乏、毛孔粗大、面部细纹等。

3．改善轻、中度全面部皮肤软组织松弛，包括眼睑、面颊部、下颌缘和颈部皮肤松弛等。

4．面部轮廓的修饰与美化，包括五官轮廓美学平面的调整。

四、禁忌证

1．有严重过敏或自身免疫性疾病病史者。

2．对胶原蛋白过敏者，包括对各种胶原蛋白制品，如注射剂、植入剂、止血棉、缝合线、生物胶等发生明显过敏反应者。

3．局部皮肤有感染或过敏者。

4．正在使用抗凝药物者，如阿司匹林等非甾体消炎药。

5．月经期、妊娠期或哺乳期女性。

五、注射方法

（一）泪沟注射

1．进针点设计

在内、外眦与眶颧沟连成半圆形的弧线上做一个直角，直角与弧线的交点为进针点。

2．注射方法

采用 27 G、38 mm 钝针，在泪沟处使用交联型胶原蛋白行眼轮匝肌下微量注射，注射时立即按压，使用点状回退注射法，每条线注射 3～4 个点，每点 0.03 ml 左右，共注射 3～5 条线，单侧 0.3～0.5 ml（图 11-34）。

3．注意事项

以点状回退注射，注射完须立即按压平整，否则可能会出现术后异常凸起结节或条索样改变。

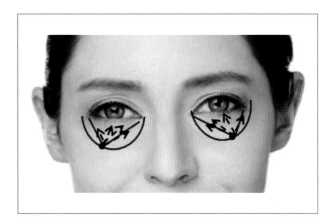

图 11-34　胶原蛋白泪沟注射方法

（二）黑眼圈注射

1．进针点设计

同泪沟注射。

2．注射方法

采用 27 G、38 mm 钝针，使用非交联胶原蛋白在真皮下、眼轮匝肌上注射，主要位于下睑内侧 1/3 区域，注射时立即按压，使用点状回退注射法，每条线注射 4 个点，每点 0.01 ml，共注射 3～5 条线，单侧 0.1～0.2 ml。

3．注意事项

同泪沟注射。对于结构型和混合型黑眼圈，可以联合两种方法。对于由于衰老所致颧脂肪垫萎缩或下降造成的容量性眶颧沟加深，可以在 SOOF 层进行点状交联型胶原蛋白的补充，量视情况而定，但还是不宜过多，也需要按摩平整，特别是下睑皮肤较薄者。

图 11-35 为黑眼圈注射胶原蛋白的治疗前后对比。

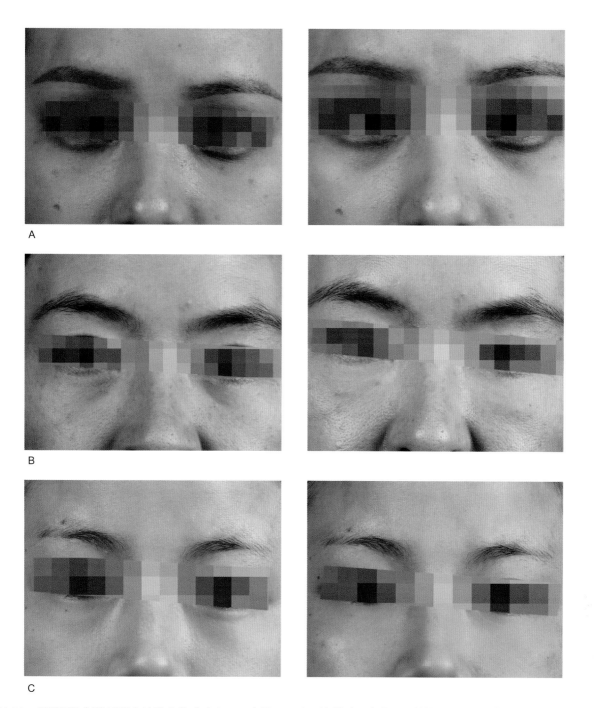

图 11-35　黑眼圈注射胶原蛋白的治疗前后对比。A.女性，26 岁，注射后 2 个月；B.男性，38 岁，注射后 3 个月；C.女性，26 岁，注射后 1 个月

（三）额部注射

胶原蛋白本身具有较高的黏弹性、抓附力，以及极强的内聚力，故在作为皮肤营养剂的同时，也能作为面部轮廓饱满和塑形的填充剂。

由于额部的解剖学特点，帽状腱膜下的疏松组织是常用的注射层次。胶原蛋白为网状结构，使得在注射额部时能够减少肿胀、位移和不平整的情况发生。

1. 进针点设计

共 3 个进针点。两侧眉毛处眶上动脉外侧 2 cm 为进针点，额发际线最中央处为第 3 个进针点。

2. 注射方法

采用 25 G、50 mm 钝针行骨膜上注射，使用线性回抽式进行扇形注射，一条线 0.1 ml 左右，一侧注射 1 ~ 1.5 ml（图 11-36）。

3. 注意事项

进针时可捏起皮肤与肌肉以确保注射层次在

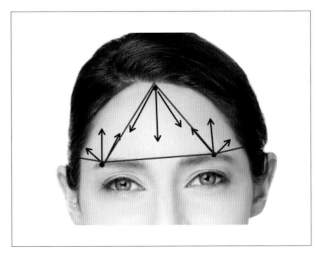

图 11-36　胶原蛋白额部注射方法

骨膜上，避开血管，注射时须立即按压，遇到阻力不可硬推。

图 11-37 为额部注射胶原蛋白的治疗前后对比。

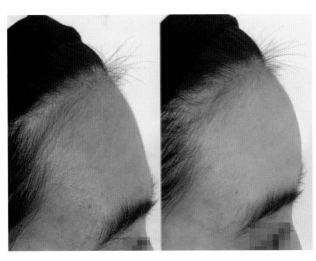 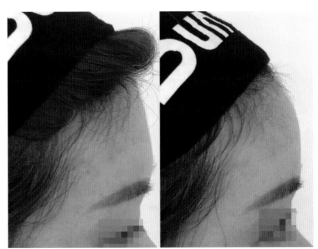

图 11-37　额部注射胶原蛋白的治疗前和治疗后 3 个月对比

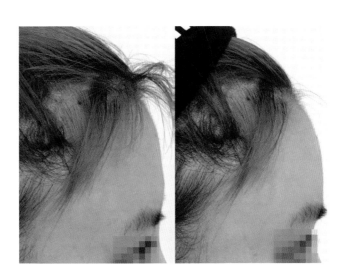

图 11-37 （续）

（四）全面部紧致提升

胶原蛋白全面部紧致提升的注射部位和层次、注射方法、针型选择、注射剂量及规避区域如图 11-38、表 11-1 所示。图 11-39、图 11-40 为治疗前后对比。

（五）线技术与胶原蛋白注射的联合应用

埋线原则此处不再赘述。一般情况下，建议使用胶原蛋白稀释麻药的方法，将胶原蛋白预先注射入埋线区，再行埋线手术，可以得到叠加的治疗效果。若存在黑眼圈和容量缺失问题，可以按照以上方式联合解决。如果埋线后出现局部轻度不平整或恢复后的凹陷等，均可以使用胶原蛋白进行修正或修饰。图 11-41、图 11-42 为线技术与胶原蛋白注射联合应用的前后对比。

六、注射后注意事项

1. 针孔处适度涂抹消炎药膏。

2. 冷敷 10 min。

3. 6 h 后再清洁洗脸。

4. 24 h 后可化淡妆。

5. 1 周内避免烟酒、辛辣刺激的食物、海鲜等。

6. 1 周内不可用力按摩注射部位。

7. 1 周内避免去高热的环境，例如蒸桑拿。不能长期暴露于紫外线。

8. 体重急降、疾病或疲劳等也会缩短治疗效果的维持时间，所以生活作息规律，避免过度劳累是必要的。

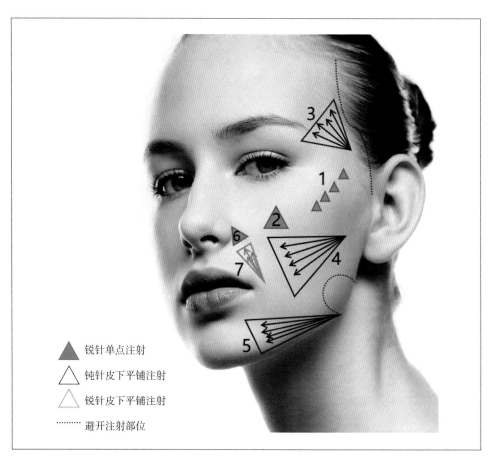

图 11-38　胶原蛋白全面部紧致提升的注射方法

表 11-1　胶原蛋白全面部紧致提升的注射部位和层次、针型选择、注射剂量及规避区域

	注射部位	注射层次	钝（锐）针型选择	注射剂量	规避区域
1	颧弓和颧弓韧带区域	骨膜上层	27 G锐针	每点0.1 ml	注意避开眶额动脉
2	瞳孔中线外侧下方5 cm	骨膜上层	27 G锐针	单点0.3 ml	注意避开眶下孔
3	颞部凹陷处	颞深筋膜浅层和皮下层	25 G、50 mm钝针	1～1.5 ml	注意避开颞浅动静脉、颞中静脉及哨兵静脉
4	面颊凹陷处（颧弓韧带区域）	皮下深层	25 G、50 mm钝针	单侧1 ml	注意避开颧骨高点和咬肌，避免面型增大；避免植入过浅而造成凹陷
5	下颌缘	皮下浅层	25 G、50 mm钝针	单侧1 ml	咬肌前缘进针注射，避开面动脉
6	鼻基底（RISDOW间隙）	骨膜上层	27 G尖针	单点0.5 ml	建议回抽，避开面动脉和变异血管分支
7	鼻唇沟	皮下浅层	27 G尖针	单侧0.3 ml	建议回抽，扇形注射，避开面动脉穿行层次

七、并发症处理

表 11-2　并发症处理原则

并发症	判别	发生原因	预防措施	处理原则
感染	注射部位红、肿、热、痛，部分可伴有发热、白细胞增高，组织感染，液化坏死，甚至形成脓肿	术区皮肤、软组织感染或全身感染，未严格遵循无菌操作原则	严格掌握手术适应证，严格遵循无菌操作原则	予以患处换药治疗，视情况全身和局部使用抗生素
过敏	皮温增高、瘙痒、多形性红斑、组织水肿	个人体质原因或储存不当引起胶原蛋白发生变性	严格筛选出禁忌人群，严格把控胶原蛋白的储存，注射前观察药品的颜色、性状	予以抗组胺药物治疗，严重者和症状反复者可以配合使用激素类药物
结节	注射部位异常硬结凸起，硬结大小与注射剂量有关	施打层次过浅、剂量过多或未及时按压	防止团块注射，掌握施打技巧，宁深勿浅、宁少勿多	1.新发性结节：采用5 ml注射器接25 G钝针剥离松解结节部位，回抽注射材料并使其均匀扩散。结合射频类等光电设备治疗，加速其代谢。2.陈旧性结节：从周围穿刺后用粗针吸刮出；细针准确注射曲安奈德到细小结节中心处
血运障碍	受区部位发白、皮肤花斑样变、疼痛、局部皮肤坏死	误入血管，压迫血管	如局部发白，立即停止注射；施打前缓慢回抽3 s以上	1.粗针穿刺注射部位，排出、减压；2.扩血管及改善微循环，抗感染治疗；3.高压氧治疗；4.后续创面治疗

八、临床效果观察

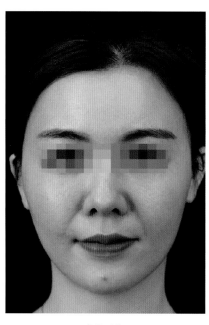
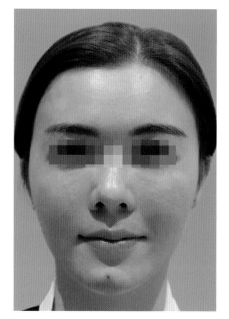

术前正位 　　　　　　　　　　　术后 1 个月正位

图 11-39　27 岁女性，因鼻唇沟明显、面型偏圆就诊。进行胶原蛋白颞部皮下、颧弓韧带、颊脂肪垫、鼻唇沟、颏部注射，共 6 ml，术后可见面型呈"V"字、颊脂肪垫饱满、鼻唇沟改善、下面部比例调整

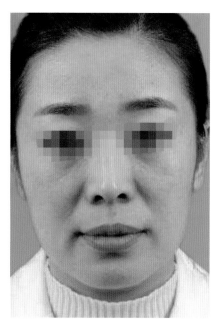
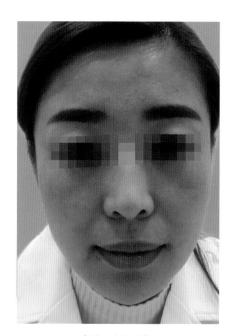

术前正位 　　　　　　　　　　　术后 2 个月正位

图 11-40　35 岁女性，因面部软组织萎缩下垂、鼻唇沟明显、呈国字脸就诊。进行胶原蛋白颞部皮下、颧弓韧带、颊脂肪垫、鼻唇沟、中面颊部皮下、颏部注射，共 8 ml，术后可见面型呈"V"字、颊脂肪垫饱满、鼻唇沟改善、下面部比例调整

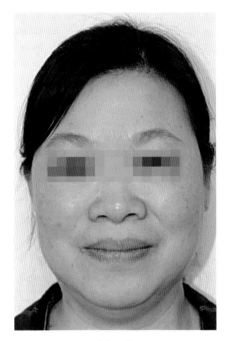
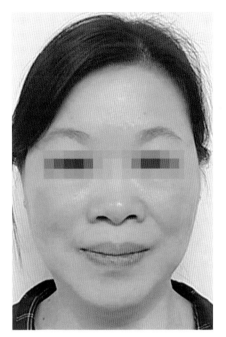

术前正位　　　　　　　　　　　　　　　术后 6 个月正位

图 11-41　55 岁女性，因面部皮肤松弛、软组织下垂前来就诊，行胶原蛋白稀释利多卡因面颊皮下注射后，再行双向倒刺线悬吊，术后可见下颌线轮廓清晰、面型呈"V"字、双下颏改善

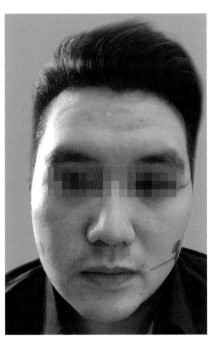
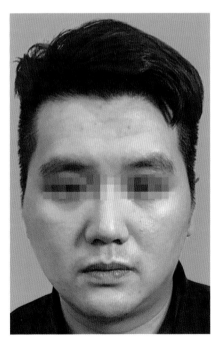

图 11-42　35 岁男性，因面部双侧不对称前来就诊，行胶原蛋白稀释利多卡因面颊皮下注射后，再进行双向倒刺线悬吊，术后（右图）可见该患者面型基本对称

（石冰　林合晟　于晓春　黎立　孙佩好）

第5节　线技术与脂肪移植联合应用

引言

目前，脂肪移植由于移植技术的不断改进以及干细胞技术的辅助，使得存活率及移植效果得到了空前的发展，一度成为面部年轻化众多治疗环节中不可或缺的组成部分。

笔者发现存在两种现象：

1. 许多医生认为，组织容量的丢失是面部衰老的罪魁祸首，因此无论还存在任何维度的衰老因素，方案中脂肪移植永远是第一位的。他们认为"饱满可以解决近乎所有面部衰老的问题"。

2. 许多医生又认为诸如 PPDO 等可降解悬吊材料不仅可以悬吊提升，而且代谢后亦因为可刺激胶原合成和血管生成而让术区变得饱满，因此认为"线材似乎可以替代众多面部年轻化治疗手段与材料"。

然而经过观察，临床中又确实存在以下两个问题：

1. 脂肪移植效果很好，面部饱满又皮肤细腻，但是包括医患双方均先后发现，似乎所有求美者的面型趋于一致，类似"苹果""圆、胖"的感觉。很多求美者说，虽然自己感觉年轻，无皱纹，但是并没有找到年轻时的影子，没有个性，"似乎常常撞脸"，仍然感觉有些遗憾。

2. 线材的提升效果很不错，但是也有效果不稳定、维持时间较短的情况存在。埋置线使组织容量增加的效果似乎亦不错，但是对于容积的补充并不像想象中那样理想，经常要后期补线或改用其他方法。

因此，笔者仍然认为，一定要充分掌握适应证和相对禁忌证，不能千篇一律，更不能无依据地过度夸大某种材料和手段的临床疗效。

其实，组织容量的丢失必定伴随组织的松垂，而且有些是以松弛为主。一味想通过填充撑起松弛组织，必定带来局部的过于饱满及容貌的变形。因此，必须先让松弛的组织复位，之后再度判定是否仍然存在容量丢失和判断丢失量，而且此时还可以有征求求美者意愿的时间和可能性。

事实上，对于容量过度缺乏者，线技术的提升效果是欠佳的，线的绞索作用较差，固定的效果也会打折扣。

因此，两者适时联合使用才是科学的、明智的，也是包容的。另外，在脂肪移植与填充剂的选择上，笔者认为，在塑形填充方面，透明质酸有着不可取代的优势；而对于软组织填充，由于脂肪移植组织柔软适度、脂肪本身和干细胞的营养作用，以及成活后的容量稳定性，也有不可取代的优势。可溶性胶原蛋白由于自身是胶原蛋白，代谢中又可以刺激新生胶原蛋白形成，在下睑年轻化及面部浅层填充方面也有其独特的优势。相关章节将分别予以介绍。

一、适应证

1. 面部组织容量丢失严重，线材埋置后容量补充不足，如额部、颞部、面颊、颧脂肪垫区域以及全面部。

2. 沟槽较为严重，如鼻唇沟、眶颧沟等。

3. 治疗前评估发现双侧面部或局部明显不对称。

二、禁忌证

1. 线材埋置 3 个月之内，在同一层次进行脂肪移植。

2. 同一层次之前曾行填充剂填充，尚存留较多填充物。

3. 脂肪移植的一般全身性禁忌证。

三、术前设计

首先要判断全面部松弛程度，其次按照前述的设计原则先设计埋线提升的具体布线方式，最后再来评价容量的缺失情况。因为在浅层脂肪间隔被提升复位、固定后，面部的容积会有一定程度的回复，如果用的 PPDO 材质线材较多，亦应考虑刺激增生后的组织容量的改观，所以在判定时，先用手法将松脆组织复位，在此基础上再决定在哪里补充多少容量。当然这要基于和求美者充分的沟通，其中包含是一期还是二期完成所有年轻化步骤。

四、线技术与脂肪移植联合应用的流程选择

笔者认为分开或者联合一期应用均可以。

如果二期完成手术，一定是先进行埋线提升，

恢复后 1 ~ 3 个月即可进行填充治疗。缺点是这样历时稍长，总体恢复时间较长；优点是容积缺失量的判定相对准确，单次手术创伤较小。

如果需要一期完成，则先提升，后填充。优点是一次完成节省时间，而缺点是相对暂时性肿胀程度严重，恢复时间延长；对于容量的判定可能存在误差。同时，很多医生质疑会不会互相影响治疗效果，其实这一点在前述解剖章节已经做了说明。浅层脂肪间隔以松弛为主，而深层脂肪间隔以容量丢失为主，因此我们在填充时多在深层次，提升是在浅层次，因此二者并不矛盾，可以先后同期进行。而且一般来说，填充多在上、中面部区域，下面部较少进行填充，唯一经常出现一些混合交叉的部位为颞部。如果填充在 SMAS 浅层，而布线在颞部下部，就会有一定的重叠，但是只要稍微注意，尽量平行于布线走行进行填充，就完全可以顺利完成。但是，我们主张尽量不要大量、多部位在同一平面进行埋线与填充，其仍然存在一定风险及效果不确切的可能。

五、细胞辅助脂肪移植的治疗分期选择

目前，为了提高脂肪移植的存活率、增强局部营养以及进一步改善肤质，多建议采用细胞辅助脂肪移植 [血管基质成分 / 脂肪来源干细胞（SVF/ADSC），以及脂肪颗粒来源超细基质（adipose granule-derived ultrafine matrix，AGUM）]。

1. 一期完成：根据求美者要求，可以一期完成，采用 SVF 辅助脂肪移植和（或）AGUM 移植。

2. 二期完成：一期抽取脂肪组织，提取 SVF，分离培养 ADSC，1 个月之后再进行 SVF/ADSC 辅助脂肪移植。

六、麻醉

笔者最常采用清醒镇痛麻醉配合局部肿胀麻

醉。脂肪移植区和吸脂区均应先注射适量肿胀液，然后等待 15～30 min 再操作。这样操作的目的是为了提高脂肪移植的安全系数，同时也有利于移植脂肪的存活，避免并发症的发生。通过注射肿胀液将需要行脂肪移植区域的注射层次都水性分离出来，一则使操作层次准确，容易注入，不宜产生不平整；更重要的一点是可以辅助止血，以免发生血肿或各类栓塞。

七、各类型移植脂肪的获取及制备

1. SVF 辅助脂肪移植

根据需要移植的脂肪量，抽取脂肪组织。由于面部需要移植的脂肪量相对较小，建议采用注射器行温和的低压吸脂，以保护移植脂肪细胞的完整性，减少破坏量及油滴的形成。吸出的脂肪分成两部分，一部分用于提取 SVF（由实验室独立完成，建议移植脂肪量：提取 SVF 量为 4∶1），一部分则低速离心、去水去油，之后将 SVF 混合脂肪颗粒后进行移植。

2. SVF／ADSC 辅助脂肪移植

分两次完成，一次提取脂肪颗粒 30～50 ml，送实验室进行 ADSC 的分离、培养、扩增与传代，在第二代液氮冻存。1 个月后，行第二次手术，同上提取 SVF 及准备移植的脂肪颗粒，再以一定比例混合复苏传到第三代的 ADSC，最后移植到需要

区域（笔者与王大鹏进行的试验研究结果为 SVF／ADSC 的混合物再以一定比例混合脂肪颗粒，可以得到近乎最理想的移植成活率。否则，需要扩增的 ADSC 数量太大，几乎无法实现，而且 ADSC 在其适宜的 SVF 环境中更容易成活）。SVF／ADSC 的提取、培养如图 11-43 所示。

3. 纳米脂肪（Nanofat）制备技术

自体脂肪移植的发展经历了小心翼翼保护脂肪细胞完整性，到乳化脂肪细胞获取 Nanofat，以及重视细胞因子和干细胞技术在移植过程中的应用，再到彻底破坏脂肪细胞并去除所有油滴、提取脂肪颗粒来源超细基质（AGUM）的转变。

"Nanofat" 的概念由 Tonnard 医生首先提出。获取方式为低负压、小孔径、多孔抽吸针抽吸得到 "Microfat"，静置沉淀后用纱布过滤肿胀液进行初步纯化，并挑除较粗大的纤维，获得 "Sedimented fat"，然后进行物理破坏，在两个注射器之间加装不同孔径的转换器，来回推注 30 次以破坏体积较大的成熟脂肪细胞，此时得到乳糜状的油脂混合体，再次快速过筛后除杂得到黄白色乳糜状、质地稀薄的 "Nanofat"。

"Nanofat" 的特点包括：成熟脂肪细胞被机械力选择性破坏，不含完整脂肪细胞；残留肿胀液与释放出的大量油脂若移植进入真皮，可引起不同程度的无菌性炎症反应；呈乳糜态，可通过 27 G 细针注射，移植后不产生体积，配合脂肪颗粒移植

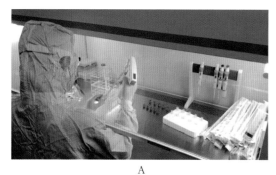

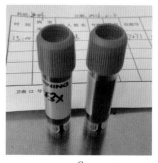

图 11-43　SVF/ADSC 的提取、培养。A. 细胞处理超净平台；B. ADSC（第三代）；C. 供混合脂肪用 SVF/ADSC

亦起到辅助营养、提高存活的作用。

4．脂肪颗粒来源超细基质（AGUM）制备技术

纳米脂肪开创了脂肪精细移植的先河，但纳米脂肪含有大量油滴，吸收较慢，且容易激发产生较为严重和相对持久的炎症反应。

笔者通过萃取的方式，去除纳米脂肪里面的油滴，得到富含干细胞和细胞外基质的 AGUM（笔者与王大鹏进行的试验研究表明，经过萃取的方式更能较为彻底地去除油脂，培养后有大量的脂肪来源间充质干细胞，和普通抽吸脂肪提取培养相比，$CD45^-/CD31^-/CD34^+$ 细胞含量明显升高）。AGUM 能用锐针注射进行精确移植，且成活率高，在移植区也有明显的组织再生作用，能弥补线材在容积补充方面的不足，特别是在下睑、眶周及鼻唇沟区域，有着独特的优势。

（1）按照 10 倍所需超细脂肪基质的体积，无菌采集纯脂肪。

（2）破碎后萃取去油，得到 AGUM（图 11-44 ～ 11-47）。

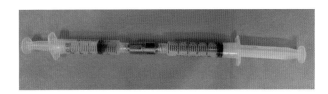

图 11-44　连接破碎脂肪

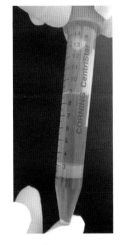

图 11-45　中间部分即为萃取后的 AGUM

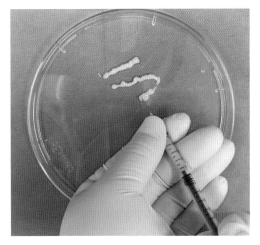

图 11-46　连接 27 G 锐针流畅推注 AGUM

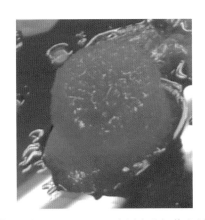
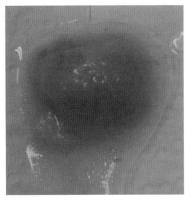

图 11-47　左图为加萃取剂提取的 AGUM，右图为未加萃取剂的 AGUM

（3）27 G 锐针或钝针进行精确移植。

八、不同区域脂肪移植操作注意事项

1. 额颞部

此区为最常见的联合行脂肪移植的部位。额部建议移植在帽状腱膜下，空间较大，平面安全，不易不平，对脂肪的压力较小。额部布线区在浅层脂肪间隔内，也就是额肌上方，故额部不宜同期行脂肪移植。

颞部脂肪移植的高风险往往让很多临床医生望而却步，单纯移植在皮下较为安全，但是对于凹陷较为明显的个体，成活率及满意率较差，可能需要多次移植。若一次完成，建议多层次移植，除皮下外，颞浅筋膜下是一个很好的选择，层次清晰、间隙明显，操作时一定要确切找到层次并作适当剥离，再进行注射操作。

颞深筋膜浅、深层之间有颞浅脂肪垫，应该是很好的注射区域，但是其中有颞中静脉经过，发生栓塞的概率很高，因此并不建议。

另外，在矫正颞部凹陷的同时，须注意向头皮内以及额部的衔接，避免形成新的凹陷或不和谐的外观。

2. 眉间区

此区常有凹陷，特别是眉间纹较重者。浅层填充由于压力较大，脂肪存活率较低，不容易填平整。建议联合适当肉毒杆菌毒素注射放松皱眉肌及降眉间肌复合体，之后采用 AGUM 行浅或深层次注射，以提高成活率。但是此区亦为栓塞高发区，建议除肿胀麻醉外，先打通道，后注射。

3. 眶颧沟/泪沟

此区注射首先要看颧脂肪垫的容量及下垂程度。一般先在颊中沟位置的深层 SOOF 区内行移植，可以采用脂肪颗粒移植。之后可在眼轮匝肌下注射脂肪颗粒，眼轮匝肌内以及皮下建议注射 AGUM。眶颧沟区注射前，可用注射针进行适当剥离，破坏部分眼轮匝肌支持韧带及泪槽韧带。AGUM 的独特性在于其适合在浅层注射，特别适用于有黑眼圈和眶周细小皱纹者。

4. 颧脂肪垫（"苹果肌"区）

此区越来越受到医生和求美者的关注。前文已经讲到，随着衰老进程，颧脂肪垫有不同程度的下移，用线技术可以使其复位。由于其下部有深层次的脂肪间隔，包括 SOOF，深层颊脂肪内、外侧，它们均有不同程度的萎缩，需要补充容量。因此，该部位应该进行深层次脂肪移植，但是有一点一定要注意，不能将过多的脂肪注入深层颊脂肪，否则虽然容量有增加，但是由于重力原因，鼻唇沟会加深，而注射在 SOOF 区域就不会产生这样的副作用。

5. 鼻唇沟（法令纹）

求美者往往十分关注此区域。当我们用线技术提升或填充后感觉改善不足的情况下，一定要进行移植填充。事实上，单纯用线并不能很好地改善鼻唇沟。注射层次为深、浅两层。深层用脂肪颗粒或 AGUM 注入颊上颌间隙（RISDOW 间隙），注意防止注射物压力太大造成的上移而致鼻旁畸形；浅层建议行 AGUM 移植。

6. 口角囊袋（木偶纹）

在进行横向及侧上方线性提升后，根据具体情况在纹理区域行 AGUM 浅层移植。对于口角下垂明显者，可以在口角下方少量注射，使得口角有一定程度的上扬。

此外，对于上、下唇的细小皱纹（俗称吸烟纹），也可以用 AGUM 行少量皮下移植来改善。

九、包扎及术后护理

移植区域不需要加压包扎，以无菌胶布直接粘贴固定即可。过度及长时间的加压包扎可导致肿胀时间延长，影响局部血运，降低脂肪存活率和影响治疗效果。术后 48 h 可拆除胶布，敷活力电面罩以利于快速消肿。术后口服抗生素 3 天。1 周内禁止面部剧烈活动，1 个月内禁止面部按摩。

十、临床效果观察

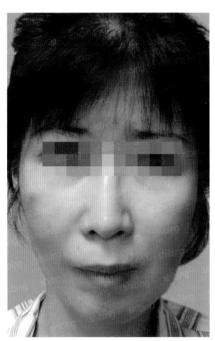

术前正位

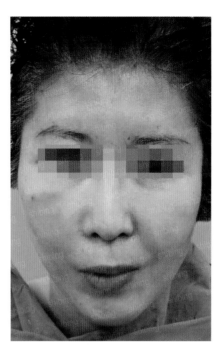

术后即刻

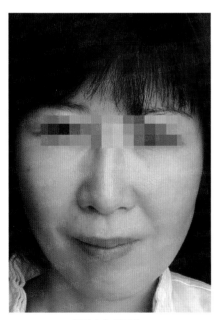

术后 4 个月正位

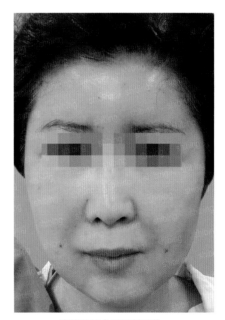

脂肪移植术后即刻正位

图 11-48　48 岁女性，因面部松弛、偏颌以及欠饱满就诊。先行眉部、中下面部双向倒刺线悬吊以及平滑线下睑区埋置。4 个月后可见面部饱满、紧致及肤质的改变，眶颧沟改善明显，自觉"精神、有气质"。为进一步矫正偏颌，接受了全面部细胞辅助脂肪移植

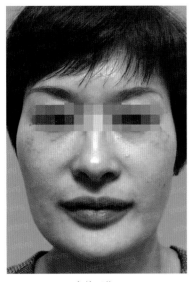
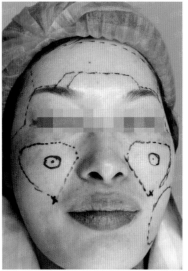
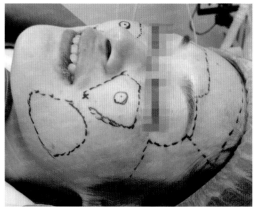

术前正位　　　　　　　　　　术前填充设计正位　　　　　　　　术前填充设计半侧位

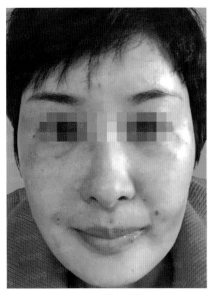
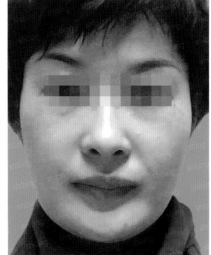
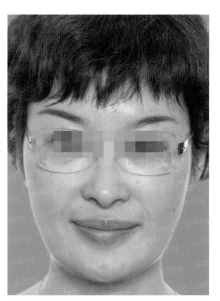

术后即刻正位　　　　　　　　　术后 1 个月正位　　　　　　　　　术后 6 个月正位

图 11-49　46 岁女性，因下面部松弛、面部欠饱满及面颊轻度不对称就诊。行中下面部线技术提升术，同时行额颞部、颧脂肪垫区及左侧面颊脂肪填充。术后半年可见下面部的提升，面颊部饱满、对称，肤色白皙，色斑减淡

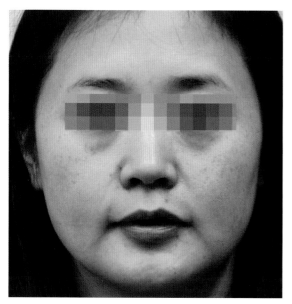
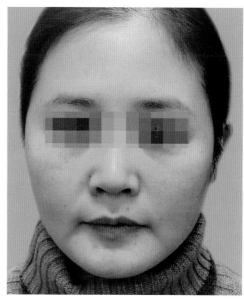

术前正位　　　　　　　　　　　　　　　　　术后 1 年正位

图 11-50　45 岁女性，主诉面容衰老灰暗，行中下面部线技术提升，同时行额颞部、颧脂肪垫、下睑及鼻唇沟区脂肪颗粒移植。1 年后可见面部提升明显，容量饱满，肤质改善显著

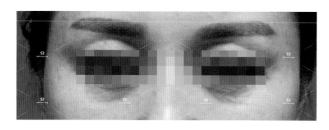
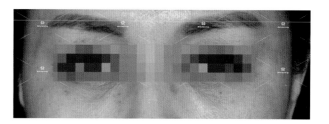

图 11-51　52 岁女性，行线技术提升面部后二期要求解决下睑老化问题，采用 AGUM 移植后半年，效果显著

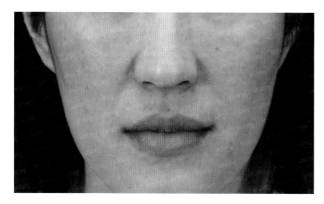
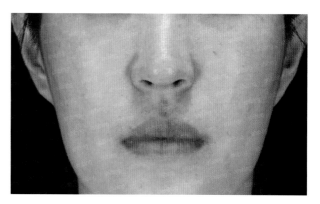

图 11-52　38 岁女性要求单纯解决鼻唇沟问题，行深层次脂肪颗粒移植及浅层 AGUM 移植后 8 个月，效果十分满意

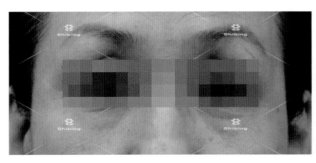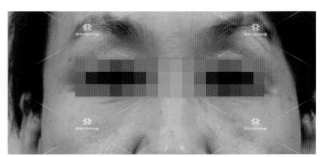

图 11-53 65 岁女性，主诉全面部衰老松弛，行全面部线技术提升，同时进行上、下睑 AGUM 移植。术后 3 个月后可见上睑凹陷及眶颧沟改善

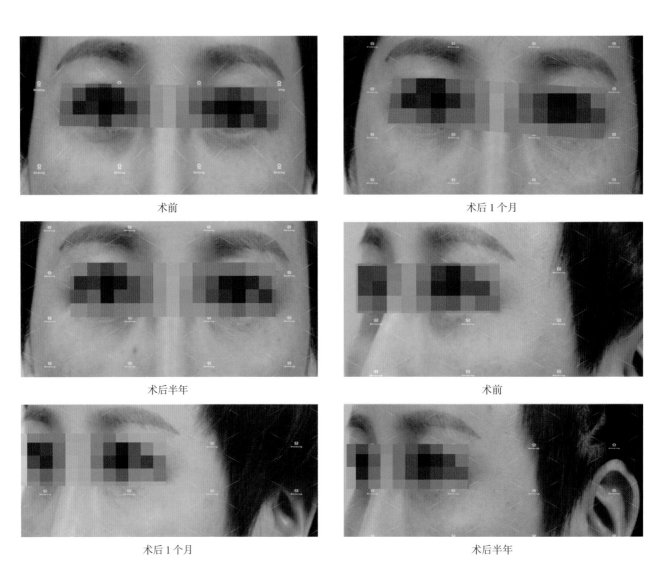

图 11-54 47 岁女性，曾行下睑手术去除过多脂肪，主诉凹陷明显。行 AGUM 移植后 5 个月，效果显著

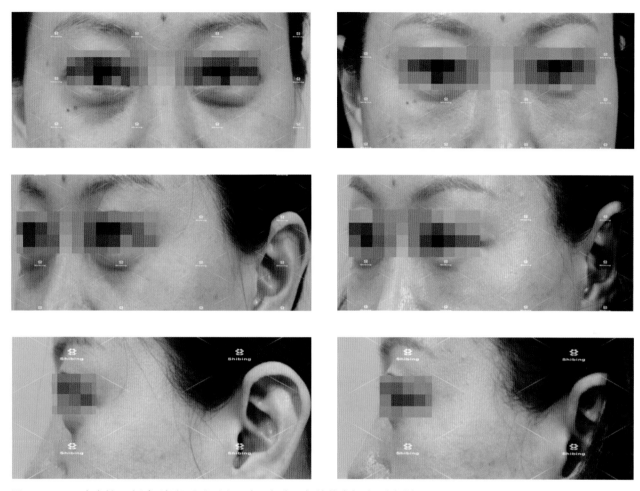

图 11-55　42 岁女性，主诉面部松垂及下睑凹陷。行全面部线技术提升，同时行 AGUM 下睑移植，效果满意

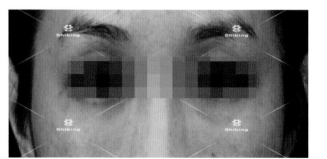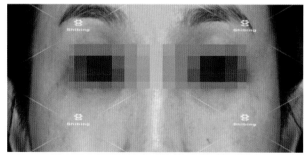

图 11-56　36 岁女性，主诉下睑衰老，黑眼圈形成。行 AGUM 下睑移植后 6 个月，改善明显

提示

当我们同期行埋线和脂肪移植时，为了达到效果的最大化，减少手术时间，笔者有以下建议：

1. 如果采用一期SVF辅助脂肪移植，可以先进行脂肪抽吸，量充足后先送至实验室提取SVF，约需要1.5 h，此时可以进行面部埋线提升，结束后再进行脂肪移植。如果用AGUM，可以同时抽取，但是要注意，AGUM所需要的脂肪一定尽量不含有血液及纤维，而SVF并没有十分严格的要求。

2. 如果采用二期SVF/ADSC辅助脂肪移植，则先行在供区抽取50 ml以内的脂肪送实验室后再行埋线提升。二次手术时再进行脂肪移植。由于涉及二次再抽吸，所以一期手术时就应该做好评估，共应该抽取多少脂肪，两次合理分配，以免造成不平整或不对称。

3. 鼻唇沟由于部位特殊，关注度高，而且往往需要的脂肪量不多，故建议在一期用AGUM同时完成。应该先行深层次基底填充，之后进行埋线提升，最后行浅层填充。主要原因为在打过肿胀液后对于鼻旁基底所需填充量的判断准确度会降低。

（石冰　于晓春　杨亚东　王大鹏）

参考文献

[1] Uysal CA. Elimination of reperfusion-induced microcirculatory alterations in vivo by adipose-derived stem cell supernatant without adipose-derived stem cells. Plast Reconstr Surg, 2015,136(6):847e-8e.

[2] Gentile P, De Anqelis B, Pasin M, et al. Adipose-derived stromal vascular fraction cells and platelet-rich plasma: basic and clinical evaluation for cell-based therapies in patients. J Craniofac Surg, 2014, 25(1):267-72.

[3] Kokai LE, Marra K, Rubin JP. Adipose stem cells: biology and clinical applications for tissue repair and regeneration. Transl Res, 2014,163(4): 399-408.

[4] Tonnard P, Verpaele A, Peeters G, et al. Nanofat grafting: basic research and clinical applications. Plast Reconstr Surg, 2013,132(4):1017-26.

[5] Yao Y, Dong Z, Liao Y, et al. Adipose extracellular matrix/ stromal vascular fraction gel: a novel adipose tissue-derived injectable for stem cell therapy. Plast Reconstr Surg, 2017, 139(4):867-879.

[6] Gu Z, Li Y, Li H. Use of condensed nanofat combined with fat grafts to treat atrophic scars. Jama Facial Plast Surg, 2018, 20(2): 128-135.

第 6 节　线技术与毛发移植术联合应用

引言

　　面部老化通常包括：骨性轮廓的老化，如骨质吸收、骨质移位、骨质与软组织连接塌陷；皮肤软组织的老化，如皮肤成分损失、SMAS 筋膜支撑力减弱、面部脂肪垫缩减移位、韧带和肌肉松弛僵化；以及毛发器官的老化，如毛发位置改变、密度降低、数量减少和颜色淡化。

　　从大家的普遍认知来说，似乎面部年轻化与毛发关系不大，多数医生包括求美者均将目光聚集在皮肤软组织的老化上。其实，岁月也让我们的毛发发生了很大变化，如稀疏、白发等，这一样意味着衰老，甚至一看到毛发的性状就基本上可以判断一个人的年龄。因此，毛发的数量、质量与分布对于面部年轻化亦是至关重要的。图 11-57 所示男性在经过毛发移植术修饰了头皮、眉毛之后，变得年轻了很多，这彰显了毛发在面部年轻化中的地位。

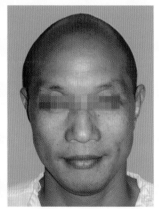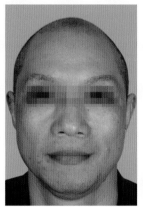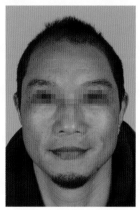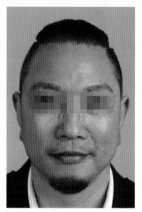

图 11-57　毛发对面部轮廓的影响

　　与线技术面部年轻化类似，毛发移植术同样具有快速简单、安全有效、微创自然、恢复期短等特点，易为求美者所接受。而且，目前的毛发移植术日益成熟，成活率和成活质量都有了大幅度提高，求美者的满意度也不断提升。线技术通过在不同层次内埋置线材达到提升收紧松垂组织、填充凹陷等效果；面部毛发移植术则可以通过重建发际线、鬓角、眉睫外形等塑造平衡的面部轮廓，达到美化和年轻化的效果。因此，将毛发移植与线技术有机结合起来，可以使面部年轻化更加完善与和谐。

　　国内的张菊芳教授在积累了丰富经验的基础上提出了"三微一体"改善面部轮廓的概念，以下将对此做出较为详尽的阐述。

"三微一体"是指通过微注射、微埋线、微植发这三个方面的微创技术来达到面部轮廓和谐、精致、完美的体系，它在传统面部轮廓评估（骨性组织、皮肤软组织）的基础上增加了毛发在面部评估中的重要性，构成了现代面部轮廓评估的新三要素。

一、毛发移植术的概念和原理

自体毛发移植术是将个体某区域的毛发用外科手术的途径移植到自体另一部位的方法。毛发移植术有两个必要条件：一是供区要有足够的毛发量以供提取，而且提取后不会影响供区的外观；二是受区微环境有较丰富的组织和血供，以保障移植后的毛发成活良好。

按照提取毛囊单位移植体的方法不同，毛发移植技术可以分为两种：头皮条切取（follicle unit transplant，FUT）和毛囊单位提取（follicular unit extraction，FUE）技术。FUT 技术包括两个基本要素：供区头皮条的获取和毛囊单位的显微分离。如果毛囊单位直接从头皮安全供区逐个获得，而不需要切取条状头皮行显微分离的方法称为 FUE 技术。

毛发移植术的理论基础建立在 1959 年美国医生 Norman Orentreich 提出的"供区优势理论"之上：即从后枕部安全供区获取毛发，移植到受区，移植后的毛发仍保持其在供区的生长特性，并能在受区长期存在，受区微环境不改变供体雄激素受体水平。

毛发移植术本质上是将毛囊单位从原供区无损地取出，将其移植到受区，使其重新建立血运、存活的过程，移植后的毛囊在早期仅靠体液循环维持生存，因而在重新获得足够营养补充之前，实际上毛囊往往因为"营养匮乏"而萎缩。当新的血供形成以后，毛母细胞的增殖和分裂重新活跃，新的毛根和毛干沿着原有通道重新生长，发育延长，从而形成移植后新的永久性毛发。临床表现为：毛发移植后 2～8 周内，往往会看到移植毛发逐渐脱落至全无，而在术后 3～9 个月，原有种植区域又重新逐渐生长出毛发（图 11-58）。

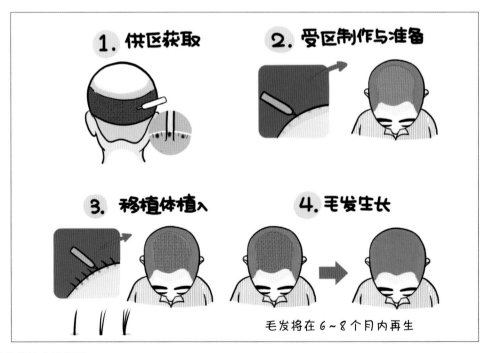

图 11-58 毛发移植术示意图

二、适应证

毛发移植术的适应范围非常广泛，可分为如下几类：

1. 非瘢痕性秃发：雄激素性秃发、非进展期斑秃等。

2. 继发瘢痕性秃发：如先天性皮肤发育不全、毛囊角化病、感染、物理和化学损伤、创伤所致的秃发。

3. 特殊部位美容移植：如睫毛、眉毛、胡须、阴毛等各类体毛缺损或稀疏的移植。

三、禁忌证

1. 雄激素性秃发患者处在大量脱发期，不宜在短时间内选择植发手术。

2. 斑秃患者的秃发治疗以内科为主，充分评估后方可考虑植发手术。

3. 如红斑狼疮、毛发扁平苔藓、黏蛋白性秃发、脱发性棘状毛囊角化病、瘢痕疙瘩性痤疮、糜烂性脓疱性皮肤病等，能证实毛囊正处于非正常病理过程的原发瘢痕性秃发。

4. 新形成瘢痕、瘢痕疙瘩不宜选择植发手术，因手术易刺激瘢痕且皮下组织薄弱，且原瘢痕区血运受损严重。

5. 严重心理疾病、对于整形美容手术无正确认识的患者不宜进行植发手术。

四、毛发移植术所需要的特殊器械

根据手术方法以及术者、助手的个人操作习惯自行选择毛发移植术中的基本器械，常用手术器械如下：

（一）供区头皮条和毛囊单位移植体获取器械

FUT 技术：门诊小手术包 1 个，包括刀柄、剪刀、镊子、血管钳、持针器等；不锈钢直尺 1 把，长度至少达 20 cm；进口 10 号大圆刀片，用于切开头皮；单齿皮肤拉钩 2 个，用于头皮切开时将两侧头皮向相反方向拉开，便于更好地暴露毛囊；电凝器，用于创面止血；布巾钳 3 把，用于钳夹两侧头皮，帮助减少缝合时头皮张力；3/0 可吸收线头皮内减张缝合，4/0 不可吸收线头皮缝合，也可以用皮肤缝合钉缝合创面。

FUE 技术：电动毛囊单位提取机、不同口径的提取钻环、毛囊单位拔取镊子。

（二）毛囊单位移植体分离和储存器械

1. MANTIS 显微镜或者其他的放大镜：为了避免毛囊单位的横断，所有移植体的切割都应该在双目立体显微镜下完成。供区头皮条用至少 4 倍放大的立体显微镜来进行分割，使移植体呈现最佳的可视性。立体显微镜的最大优点是可以获得高质量的毛囊单位移植体，大小一致，保留了皮脂腺、毛乳头和少量的脂肪组织，从而提高了毛囊单位移植体的产出率。

2. 毛囊分离工作台：无菌手术分离台，能维持舒适姿势；高度可调的桌椅；自然光线、冷光源或者 LED 光源照射，防止移植体的脱水和温度的升高；切割板必须无菌，材质坚硬；还可采用特制戒指来收集移植体，戒指内的生理盐水还可以保湿移植体。这些方法都可以节约收集移植物的时间，减轻手术人员的疲劳，缩短毛囊植入的时间。

3. 切割工具：分离毛囊单位的刀片可以按照助手的个人喜好选择，可采用 10 号手术刀片，也可选择消毒剃须刀片，但必须锋利，切忌来回分割。镊子挟住移植体体部软组织，切忌夹持毛囊球部。

4.储存工具：装有生理盐水湿纱布的培养皿，培养皿放置在冰碗内，时刻保持湿润与低温。

（三）受区打孔及种植器械

1. 头戴式放大镜：放大倍数在 2.5 ~ 4 倍。戒子：用于放置并保湿移植体。

2. 打孔器械：包括宝石刀、不同规格的注射器针头、Choi 毛发移植针，以及由 J.Wong 和 Roy Ratson 共同研制、张菊芳改良后的锐利刀凿。根据医生个人喜好和习惯采纳，但要保证打孔器械锋利，以最小的损伤获得最佳效果。

3. 移植镊子必须头部尖直、硬质耐磨，便于夹持毛囊周围组织又不损伤毛球，另一直镊或者弯镊帮助扩孔，边扩边植；也可采用注射器针头，在距针尖 1 cm 处弯曲成 120°，帮助拉开种植孔，再植入。

五、手术方法及操作要点

（一）FUT 技术操作步骤

FUT 技术包括两个基本要点：一是供区条状头皮条的获取，二是毛囊单位的显微分离（图 11-59）。

1. 头皮条切取及供区处理

（1）供区麻醉：神经阻滞麻醉主要对枕大神经进行阻滞。一只手的中间三指竖直放置于正中项线位置，方向平行于正中项线，中指（指腹）位于枕后隆突表面；另一手将 30 号针头在手指外侧缘部位刺入，深度达骨膜浅面。两侧各注入 1 ml 含 1∶10 万肾上腺素的 1% 利多卡因溶液。

局部浸润肿胀麻醉是在后枕部毛发供区（即整条头皮切取区域）范围内注射肿胀麻醉药液至形成一条坚硬的"麻醉肿胀带"。此肿胀麻醉注射平面位于真皮内，能够使毛囊根部位置在注射后远离

神经、血管所在平面，甚至可以进一步在皮内注射生理盐水使组织肿胀更加完全，通过肿胀液的机械压迫帮助术中止血，同时抬高毛囊以避免手术时伤及深层血管、神经等组织。肿胀麻醉液一般为每 100 ml 生理盐水加入 10 ml 2% 利多卡因及 0.25 mg 肾上腺素。为了减少术后的肿胀，可以适当在麻醉注射液中加入类固醇。

（2）头皮条切取：局部麻醉成功后，用 10 号圆刀片沿设计线切开头皮，刀刃的方向始终与毛发的方向平行，可以借助皮肤拉钩将头皮向两侧牵拉，以便暴露毛发生长方向。切割时一定要注意避免伤及毛囊部分。

（3）供区无张力缝合：使瘢痕最小的一个永恒不变的原则是：无张力缝合。经过多年的探索，很多技术可以使术后的瘢痕几乎看不见。"促毛发生长关闭伤口技术"最先是由 Drs. Patrick Frechet、Mario Marzola 和 Paul Rose 在 2005 年提出的，具体方法为：关闭供区切口之前，先将切口下缘皮瓣的游离缘剪去 1 ~ 2 mm 的表皮组织，剪刀角度呈锐角，生理盐水冲洗创面，止血后分层缝合。

2. 毛囊单位移植体分离及获取

一位助手用刀片和精细镊子将头皮条在立体放大镜下分片，其他助手将"薄片"继续分离为结构保留完整的毛囊单位移植体。分离好的移植体被放置在装有生理盐水纱布的低温无菌培养皿中，并按 1、2、3 及以上毛发的毛囊单位排列，便于计数和分类。

3. 毛囊单位移植体的植入

在所有需要的孔打完后，术者用镊子将移植体小心植入受区。还可采用"边打孔、边植入"的方法，这种方法比较适合鬓角及眉毛的植入，术后效果自然美观。

FUT 技术可以进行大数量的毛发移植，最大一次移植量可以达到或者超过 4000 个毛囊单位，密度达到每平方厘米 30 个毛囊单位或更多。

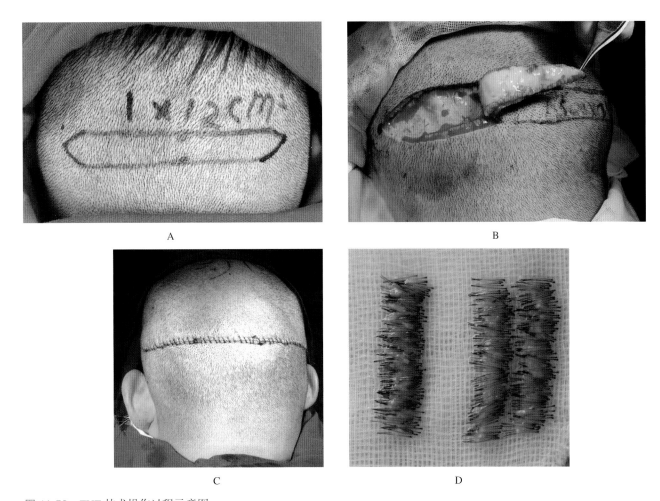

图 11-59 FUT 技术操作过程示意图

A. 供区选取并麻醉；B. 后枕部头皮条切取；C. 头皮减少张力的精细缝合；D. 头皮条分离成毛囊单位植入受区

（二）FUE 技术操作步骤

操作方法是用内径很小的环钻，直径一般为 0.8 mm、1.0 mm 或 1.2 mm，对单个毛囊单位进行环切，深度大约在真皮中层，再用提取镊子逐个拔取已经被钻的毛囊单位（图 11-60）。

1. 供区麻醉

一般无须行神经阻滞麻醉，直接采用与 FUT 技术中类似的肿胀麻醉即可。

2. 毛囊单位获取

麻醉成功后，用直径合适的手动或电动环钻对单个毛囊单位按照毛发生长方向钻入，游离并

提取，将提取后的移植体放置在装有生理盐水纱布的低温无菌培养皿中，排列计数。供区则外用油膏涂布，敷料包扎。

3. 毛囊单位移植体种植

若获取的毛囊单位周围组织量不多，可以不再进行镜下的分离操作；带有组织量较多的毛囊单位则必须进行初步分离后再种植。因 FUE 技术获取的毛囊单位周围一般缺少一定组织保护，故种植时须避免镊子夹伤毛囊球部结构而造成二次损伤。

FUE 技术避免了条索状头皮瘢痕形成，恢复期疼痛不明显，没有头皮条切取后的胀痛，适用

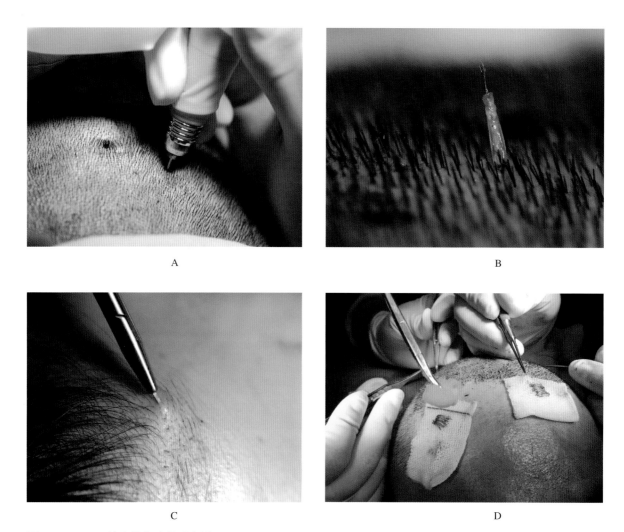

A   B

C   D

图 11-60   FUE 技术操作过程示意图
A. 供区毛囊单位移植体钻取；B. 提取的单个毛囊单位；C. 受区麻醉后先扩孔；D. 毛囊单位植入过程

于头皮较紧的患者或者第一次已经做了头皮条切取的患者。

随着毛发移植术的发展，FUE 技术提取毛囊单位的离断率明显下降，提取速度明显提高，最终移植后的毛囊单位存活率也有显著提高。更多的患者把关注度放在了术中及术后的舒适度上。FUT 技术因为术后头皮的紧绷感及不适感较明显，同时术后后枕部的线状瘢痕相比于 FUE 技术的点状瘢痕也更明显，使很多患者放弃了该术式。近年来，FUE 技术逐渐被更多的患者及医生所接受，FUT 技术的应用逐渐减少，但在某些方面，例如

弥漫性脱发的女性患者、年轻的 V 级以上的雄激素性秃发患者的治疗上，FUT 技术仍具有重要的意义。

六、术后常规护理

1. 受区护理。毛发移植术后 24 h 局部即可清洗，使用温和低敏的洗发水对术区进行清洗，可以有效防止因痂皮过厚导致的毛发生长不良。注意清洗时动作轻柔，用指腹轻揉融化血痂，不宜抓搔以防止移植体被带出皮肤。如果确实发现移植体

蹦出，则立即用显微镊子再次植入，可以保障移植体再成活。

2. 供区护理。FUT 手术供区术后 1 周拆除间断缝合的减张缝线，术后 10 ~ 14 天拆除连续缝合的缝线；FUE 手术供区则在术后正常清洗，一般在 1 ~ 2 周后局部痂皮脱落，无明显痕迹。

3. 术后适当应用口服药物、外用药物或者中成药物、激光等联合治疗，促进毛发生长，缓解脱落。

4. 运动。术后 1 ~ 2 周可以进行一些轻运动量的运动如游泳，或者其他低运动量的活动，但应该循序渐进。术后 3 ~ 4 周开始可以进行大运动量的锻炼，但要避免任何可能引起头部创伤，如打球等。

七、术后并发症的预防及处理

1. 疼痛

FUT 手术供区的疼痛常发生在术后当晚，切口张力越大，疼痛越明显。对此，首先可以在术前数月起采用局部按摩松弛头皮来减轻切取头皮条的张力，其次术中及术后可采用口服或肌内注射镇痛药物来缓解。FUT 手术受区及 FUE 术后的疼痛则一般可忍受，有部分患者较为敏感，同样可以采用口服非甾体消炎药。

2. 出血

无论是供区还是受区，术后的出血量是非常少的。如果患者已经经历了一次大面积的毛发移植术，供区遗留下明显的瘢痕组织，就可能导致出血。如果有出血，一般也出现在术后 24 h 内。绷带加压包扎可以帮助止血。

3. 肿胀

组织的肿胀在术后 3 ~ 5 天会蔓延至前额，偶尔会蔓延至眼眶周围，导致眼周的淤血肿胀。口服皮质激素或直接在肿胀液中加入适量激素，可以有效防止术后的水肿。减少肿胀的物理方法包括

冰袋敷前额，每天 3 次，一次 15 min ；早期在前额用弹性绷带加压包扎，或者佩戴头带，同样也能有效阻止眼眶周围水肿的发生。

4. 植入的毛囊单位再脱出

植入的毛囊单位再脱出一般发生在术后 5 天之内。直接的暴力是导致移植体脱出的主要原因，但血痂的存在可能掩盖了移植体脱出的现象。移植的毛囊单位一旦脱出，如果不立即重新植入，会很快脱水失活。如果不幸发生大量的移植体脱出，可以把脱出的移植体放在生理盐水中或者隐形眼镜冲洗液中，然后及时插入原切口中。

5. 毛囊炎和表皮囊肿

毛囊炎是指毛囊的炎症反应，其发生可以有很多原因。实际上，大部分毛发移植手术中都会存在皮肤碎屑或短发随移植体共同插入毛囊的现象，均有可能导致毛囊炎或者表皮囊肿。一般用消毒针头挑破即可，外用抗生素软膏如莫匹罗星软膏。

6. 伤口开裂或者坏死

伤口开裂或者急性的伤口坏死不常发生，但却是非常严重的供区并发症之一，经常发生在拆除缝线的时候，也可以发生在拆线后的一段时间内。出现这种并发症的危险因素有老年人、长期使用皮质激素类药物、营养不良以及有全身性疾病（例如糖尿病）的患者。因此，对于有上述危险因素的患者，手术医生取头皮条时应该切除最保守的宽度。如果术中发现判断失误，可以通过分离创缘，双层缝合或间断缝合来减小切口张力；沿着切口长轴关闭两侧可以靠近的创面，用可吸收线做双层缝合；张力过大的区域暴露创面，用湿纱布包裹暴露切口，宁可留有空隙地缝合，等待肉芽组织自行充填满，这样瘢痕也要比强行直接拉拢缝合愈后的效果好；并积极随访，以待愈合后再行修复。

已经发生创面坏死的处理与其他外科创面处理相同，包括清创坏死组织和结痂。如果创面感染不确定，仅表现为创面持续红肿、有渗出，可以用生理盐水冲洗创面，然后局部和全身使用抗

生素。待创面愈合后，可以再考虑行瘢痕整复术。

7. 神经瘤和神经痛

如果在取头皮条时不慎完全或局部切断了主要神经，特别是耳颞、枕后和枕大神经，都会造成持续的头皮感觉敏感。过敏区域治疗的替代方法有用皮质激素和局麻药每月局部注射。少数情况下发生神经损伤，刺激形成神经瘤，表现为质软、可触及的小结节，则需要手术切除。

8. 感觉减退

一定程度的感觉减退在每个毛发移植患者身上都会发生，好发在头顶部和头皮中央，尤其是取头皮条后的患者。常规情况下，术后3~6个月感觉会恢复正常，但偶尔也有持续到术后18个月的。

9. 瘢痕

一般见于FUT术后。获取头皮条时，最后瘢痕的明显与否主要取决于瘢痕的数量和宽度。手术中无张力缝合可以使供区瘢痕不明显，一旦缝合张力过大，就可能导致难以接受的瘢痕，甚至坏死。可在围术期于后枕部供区注射肉毒杆菌毒素，缓解局部张力。另外，术中仔细对位，双层减张缝合，修剪供区头皮边缘毛发，这些技术都可以帮助伤口得到较好的愈合。

10. 供区暂时性脱发

供区的脱发主要表现为在术后6周内开始的临时性脱发，沿着切口的上下缘分布，或者是发生在FUE术后的弥漫性脱发。这种脱发更像是生长期脱发，是毛发血供受到影响后的结果。当然，在供区边界为瘢痕组织的情况下，或者当主要的神经、血管被意外切断时，这种脱发风险会大大增加。

提示

毛发移植术无疑是男性求美者需求最多的美容项目，但目前有越来越多的女性求美者加入到毛发移植行列中，有的是为了降低发际线，缩小高宽前额以改变脸型，也有的是为了获得更精准的轮廓和分明的美人尖、眉毛和睫毛等毛发标志。据统计，在女性毛发移植中，女性高宽前额降低占48%~55%，眉毛移植占30%~33%，睫毛移植占8%~10%，特殊部位毛发移植也备受关注，如阴毛移植、鬓角移植占6%~8%。

目前，毛发移植术与线技术联合应用已经被广泛接受，操作要点如下：

1. 术前充分评估手术部位的解剖情况，了解求美者意愿，充分沟通手术预期及手术效果。

2. 移植过程中需要注意控制移植毛发密度、方向、角度，与邻近或残余毛发相近。

3. 毛发移植术与线技术可同期或者分期联合进行，注意额部埋线提眉不宜与眉毛移植同期进行。

4. 对于女性高宽额头伴中下面部皮肤松弛，以及男性雄激素性脱发伴中下面部皮肤松弛的患者，建议同期行毛发移植术联合线技术，可达到更好的重塑面部轮廓的效果。

5. 毛发移植术与线技术联合应用时，建议先行面部埋线，后行毛发移植术，在术中再次评估局部毛发分布及方向的变化，及时调整植发部位的设计。如分期进行，一般待移植毛发生长稳定后再行埋线。

八、临床效果观察

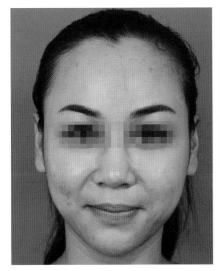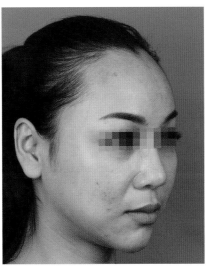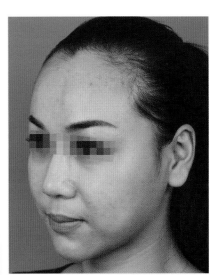

术前正位、半侧位

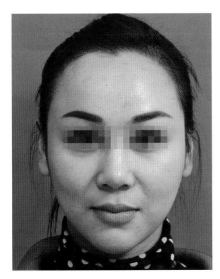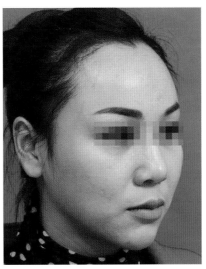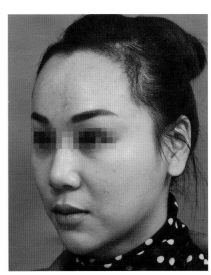

发际线调整后 10 个月正位、半侧位

图 11-61　40 岁女性，因中面部松弛、发际线过高就诊。行发际线调整联合线技术重塑面部轮廓，可见两侧额角发际线填充下移，中下面部皮肤提升，眶颧沟及鼻唇沟改善，发际线下移，脸型变小，面部轮廓重建

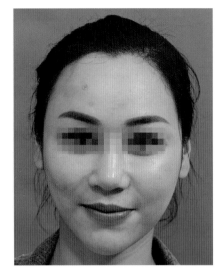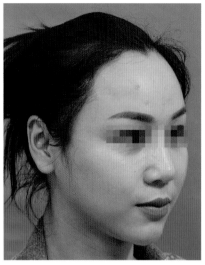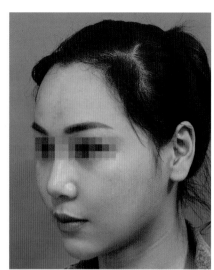

面部埋线提升术后 6 个月正位、半侧位

图 11-61 （续）

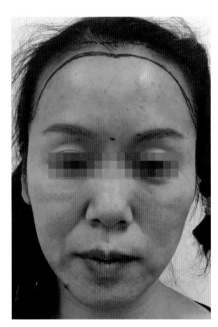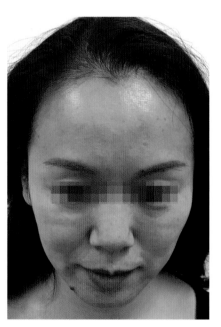

图 11-62 45 岁女性，因中下面部松弛、发际线过高就诊。行发际线调整联合中下面部线技术提升及鼻唇沟透明质酸填充。术后 10 个月可见额部发际线降低明显，中下面部提升，眶颧沟及鼻唇沟改善

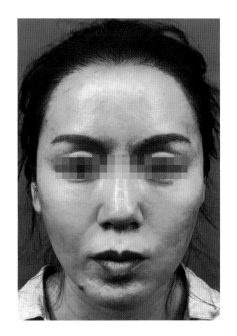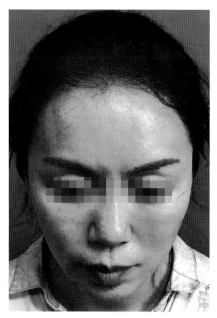

图 11-62 （续）

（张菊芳　石冰）

参考文献

[1] 贾明, 张菊芳, 王宇燕, 等. 应用自体毛囊单位毛发移植术重建女性发际线. 中华整形外科杂志, 2014, 30(1): 60-63.

[2] 林晓曦, 胡丽, 陈辉. 微创注射与面部年轻化: 适应证及选择. 中国美容整形外科杂志, 2016, 27(1): 1-4.

[3] 范巨峰, 宋建星, 郝立君, 等. 埋线美容外科专家共识. 中华医学美学美容杂志, 2017, 28(7): 145-147.

[4] 张菊芳. 毛发变迁与面部轮廓之美. 中华医学会整形外科分会第十三次全国学术交流会论文集, 2014: 450.

[5] Carruthers J, Carruthers A. The use of botulinum toxin type A in the upper face. Facial Plast Surg Clin North Am, 2006, 14(3):253-260.

第7节　线技术与溶脂术联合应用

引言

前文已经表明，由于单一术式存在一定的局限性，故面部年轻化往往需要综合的解决方案，强调不同术式之间的联合应用。就面颈部松弛下垂而言，部分求美者或多或少伴有一定量的脂肪堆积，在要求紧致提升的同时伴有减脂诉求，而对于面颈部这些精细部位，多采用溶脂联合吸脂的方法祛除多余脂肪。目前有创性溶脂术大致分为两种，即激光溶脂和射频溶脂。其主要利用光热效应或阻抗加热原理来溶解脂肪，同时凝固微小血管、刺激胶原增生，从而在溶脂的同时达到紧致提升的目的。射频溶脂和线技术提升各自具有优、缺点：前者面部提升的效果有限，但维持的时间相对较长；而后者即刻效果佳，但维持时间较短。临床上将这两种术式联合，在吸脂和溶脂造成的创面基础上，通过线技术提升形成错位愈合，互相弥补单一术式的缺点，在紧致提升方面效果明显，提高了患者的满意度。

对于同时进行溶脂是否会对线技术提升术的效果产生不利影响，国外有相关文献报道，利用离体的腹部皮肤软组织及尸体来研究吸脂及脂肪移植对线技术提升术效果的影响，结论为在线技术提升术之前进行吸脂及脂肪移植，不会影响锯齿线对周围组织的绞索力、支撑力及美容效果。

实际在临床上，溶脂区域和锯齿线的排布区域基本上是分开的，即使有部分交叉区域，涉及层次也不同（图11-63）。溶脂区域多涉及下颌脂肪堆积区、口角囊袋样改变区及鼻唇沟外侧的多脂肪区（皮下脂肪最厚，其下有颧脂肪垫及深面的颊脂肪垫）。

就笔者的个人经验及体会而言，口角与耳垂连线下方多为射频溶脂区，鼻翼与耳垂连线多为布线最远端。布线方式多采用双"U"形悬吊、"L"形悬吊、"W"形悬吊、"8"字悬吊、网格状悬吊、

弧形悬吊等，尽可能同时利用倒刺和线体本身的提拉力，而非单纯依靠倒刺的提拉力，所以在临床上多采用闭合回路，两两打结、缝合固定。

国内韩雪峰医生对于埋线悬吊联合射频溶脂则有不同的观点及操作方法。他认为，对于先行吸脂造成的创面，由于皮下脂肪会形成渔网样组织分离，导致倒刺线于皮下层次埋入后，提拉力量减弱，倒刺线无法形成有效提拉而极易从提拉部位拉出，因此主张在实施吸脂和射频治疗后行埋线治疗。埋线层次为：进针点近端（未超过面神经二级分支处）为皮下层次，进针点远端为SMAS下层次。此种埋线层次的优点是：①具有较强的提拉力量，避免因倒刺勾拉组织过少而产生"脱线"问题；②由于进针点近端为皮下层次，避免损伤面神经主干部位而出现神经损伤症状；③倒刺线远端可深入到咬肌前间隙、颊间隙和面中部深层脂肪室，

可提拉下垂的颊脂垫和面中部深层脂肪室；④倒刺提拉的过程实际为将位于其上方层次的 SMAS 做波浪状折叠，从而与吸脂和射频溶脂造成的创面形成波浪状愈合，以维持长久的效果。其原理示意图如图 11-64 所示。溶脂区域多层次和颊脂垫提升埋线悬吊示意图如图 11-65 所示。

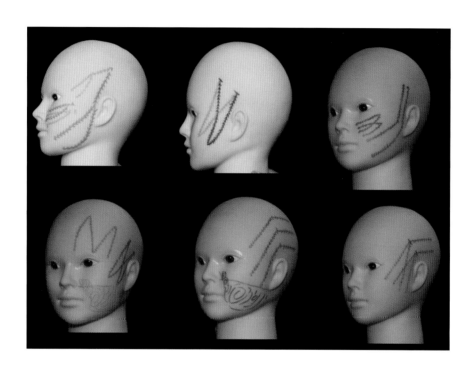

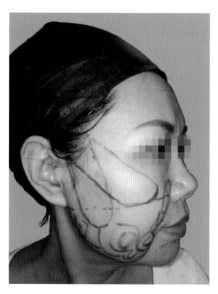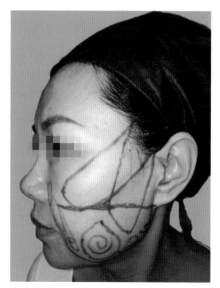

图 11-63　布线区域、方式以及溶脂部位

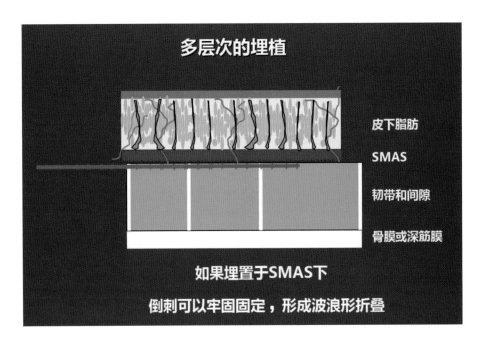

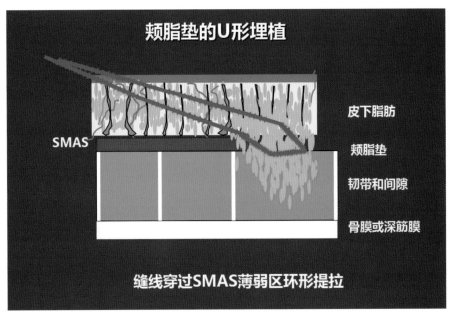

图 11-64　图示为颊脂垫突出于面颊薄弱区，环形提拉该处颊脂垫

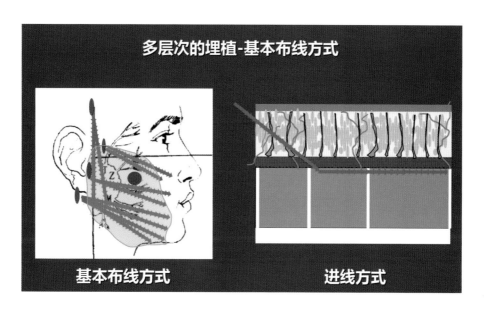

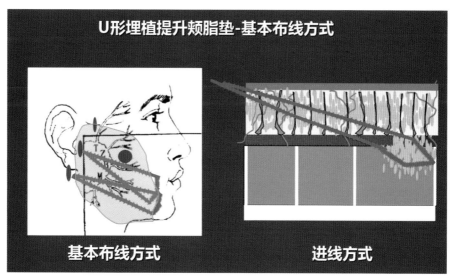

图 11-65　图中椭圆形红色点为进针口，红色圆形为麦格雷戈斑（McGregor's patch）（该区域 SMAS 下有面横动脉、面神经的颧支和腮腺导管穿过，为 SMAS 下穿行的禁区），绿色透明区域为吸脂和溶脂范围。蓝色为倒刺线环形走行方式

点评

上述两种设计理念与操作方法均有其适应证，均可以采用。需要补充说明几点：

1. 一般面部需要溶脂、吸脂的部位以下面部为主，偶尔包括鼻唇沟区。所以从理念上说，可以将脂肪处理及线技术提升设计在不同区域，不用交叉以及少交叉，对提升效果不会有影响。

2. 有时吸脂、溶脂的范围增大，涉及中面部大部分，就有影响提升效果的隐患。如果操作在同一个层次，那么建议在溶脂或吸脂时要注意高效、少量、快速，不要反复抽吸，否则脂肪特别是纤维间隔破坏较多，形成较大的腔隙，线材就容易滑脱，失去绞索力。适当的抽吸或溶脂后再进行提升，同时利用提升以及错位愈合的纤维粘连，效果会更加持久。

3. 设计在不同层次埋线可以较好地解决以上的问题，但是也有一定风险和隐患。因为均是在盲视下操作，故要求操作者有十分丰富的经验与手感。虽然在鼻唇沟以及口角处的面神经分支已经超过两级，损伤致运动障碍的概率很低，但是并非没有可能，特别是在不熟练的前提下，而且远端也有损伤口周肌肉的可能。另外，深层提拉颊脂垫时，因为腮腺导管在其上方，位置很接近，解剖变异时可能会上缘骑跨，所以稍有不慎，就有损伤腮腺导管的可能。

4. 从解剖学衰老规律来讲，深层脂肪间隔是以容积萎缩为主，下垂的因素较小，因此深层以填充、支撑浅层脂肪间隔为主。但是颊脂垫由于其特殊的解剖结构及路径，位置较深，和颞深脂肪垫相通，所以可以进行提拉以补充附近深层脂肪间隔的容量。

一、线技术与溶脂术联合应用优势

如图 11-66 所示。

1. 溶脂术后有效分离，增加皮肤移动性，便于提拉。

2. 溶脂术后组织修复形成有效粘连，创面错位愈合，效果持久。

3. 溶脂后减少组织量，减少埋线提升的拮抗力。

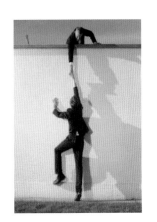
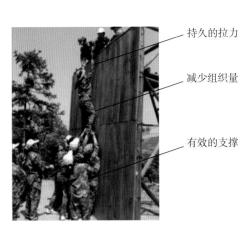

持久的拉力

减少组织量

有效的支撑

图 11-66　左图：示意线技术提升术；右图：示意与溶脂术联合应用

4. 溶脂的远期效果与埋线的即刻效果相结合，提高术后满意度。

二、适应证

1. 轻中度面部松弛下垂伴 / 不伴脂肪堆积（下颌缘轮廓不佳、颈颌角变钝、颈阔肌松弛、口颊囊袋、重颏）。

2. 重度面部松弛而又不愿实施开放性除皱术者。

3. 过于肥胖，吸脂后会出现皮肤松弛状况者。

三、禁忌证

1. 严重高血压、心肺功能不全、糖尿病、脑血管疾病、癫痫及其他严重的器质性疾病。

2. 体内植入心脏起搏器、除颤仪等金属电子设备。

3. 应用激素、免疫抑制药物。

4. 局部皮肤感染、破溃。

5. 妊娠、精神疾病等。

6. 关节置换术或体内有金属植入物。

7. 正在服用导致凝血障碍的药物。

8. 术区位于文身或硅胶假体表面。

四、手术方法（以射频溶脂术为例）

（一）技术原理

射频溶脂仪器为双极射频，针体尖端发出射频能量，与圆形回路电极片之间形成回路，加热位于上述两者间的组织。射频于皮下脂肪产生近80 ℃的高温，该温度可溶解脂肪，加热脂肪间隔导致收缩，最终形成胶原重塑。由于针体尖端发出能量后，温度自深层向浅层逐渐衰减，因此可保证皮肤在42 ℃的耐受范围内而不至于发生烫伤；同时，该仪器配有温度传感器，当表皮温度超过预设定温度时会自动断电，保证其安全性（图 11-67）。

（二）操作步骤

1. 术前根据患者脸型、皮肤松弛度、脂肪堆积情况，常规 B 超测量脂肪厚度，充分沟通后制订手术方案。

2. 标记溶脂范围、锯齿线走向及穿刺点位置。

3. 调节治疗参数。常规消毒铺单后行肿胀麻醉，以 16 G 或 18 G 针头刺穿皮肤作为穿刺入口，置入治疗头，针体均速缓慢移动并以定点盖章的方式治疗（间隔约 1.0 cm 做单次盖章形式治疗）。

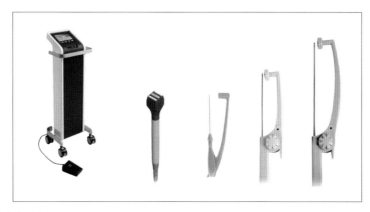

图 11-67　射频溶脂仪及治疗手柄

整个术区均匀覆盖一次后，使用内径 2 mm 面部吸脂针进行机械性吸脂；降低功率及其能量后进行二次溶脂（以收紧皮肤为主）。国内李发成医生常用面部侵入性射频参考参数为，功率：10～15 W；温度上限（根据皮肤厚薄质地相应调整）：38～39 ℃；阻抗：30～40 Ω。

4. 溶脂完成后即刻埋线悬吊。按照术前标记的穿刺点做 0.5 cm 大小切口，使用血管钳分离至颞深筋膜，按照术前设计的路径使用套管针导入锯齿线。退针时左手按压套管针的远端，缓慢回撤套管针，保持线尾有一定的张力。在所有锯齿线埋置完成后，患者取坐位，两侧面部交替调整，力求两侧悬吊力量平衡、对称美观，两两互相打结，用镊子将线结推送入皮下，缝合切口。

5. 具体手术过程如图 11-68 所示。

国内韩雪峰医生的埋线悬吊步骤与上述基本一致，具体埋线悬吊步骤如图 11-69～11-72 所示。

6. 缝合切口，外涂抗生素软膏。建议术后 24 h 佩戴颈颌套 5 天，再 12 h 佩戴至 21 天。

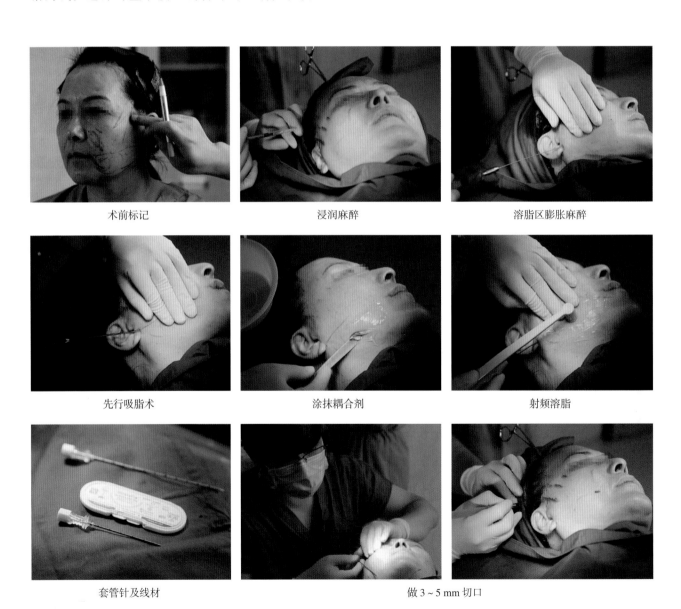

术前标记　　　　　　　　浸润麻醉　　　　　　　　溶脂区膨胀麻醉

先行吸脂术　　　　　　　涂抹耦合剂　　　　　　　射频溶脂

套管针及线材　　　　　　　　　　　做 3～5 mm 切口

图 11-68　射频溶脂联合应用线技术提升术手术过程

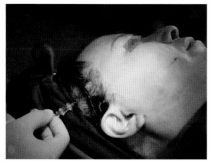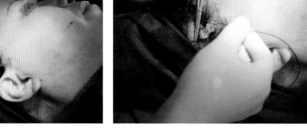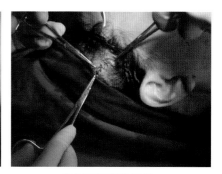

引入倒刺线　　　　　　　　　　反向引入倒刺线　　　　　　　　缝合固定于颞深筋膜

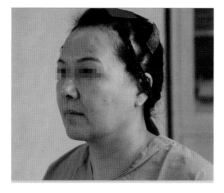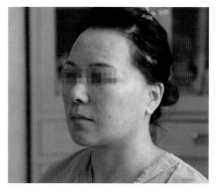

手术前、后即刻对比

图 11-68　（续）

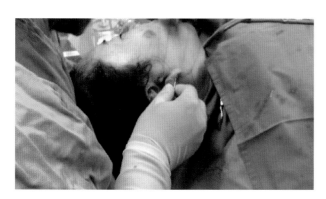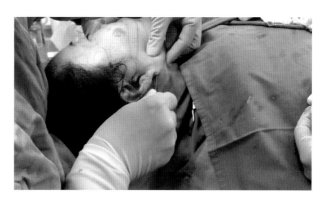

图 11-69　倒刺线植入：进针处至咬肌前间隙后缘为皮下层次，远端为咬肌前间隙内和颊脂垫内，提升颊脂垫和波浪形折叠位于线体上层的 SMAS

图 11-70　倒刺线植入：进针处至颈阔肌耳筋膜前缘为皮下层次，远端为颈阔肌下间隙，波浪形折叠位于线体上层的颈阔肌

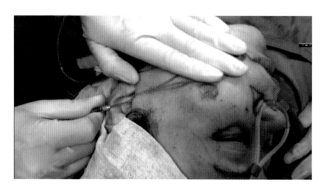

图 11-71　倒刺线植入：进针处至腮腺咬肌筋膜前缘为皮下层次，远端为 SMAS 下层次，提拉颊脂垫和面中部脂肪室

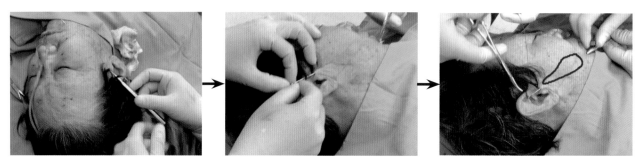

图 11-72　环形提拉颊脂垫：进针处至咬肌前间隙前缘为皮下层次，远端为咬肌前间隙内和颊脂垫内，提升颊脂垫和波浪形折叠位于线体上层的 SMAS。所采用针体为长 15 cm 缝衣针样式。如图示将针体尖端部分穿出皮肤，而后将倒刺线（注意倒刺方向）穿入针尾，将线拉入创面后，针尾于颊脂垫附近环形穿刺颊脂垫，之后如图回针后自进针口穿出，适度张力打结

五、注意事项

1. 笔者认为溶脂术去除脂肪的效率远不及机械性吸脂，但溶脂利用的是光热效应或阻抗加热原理，在溶解脂肪的同时还可以凝固微小血管，术中出血少。所以对于脂肪量较大的求美者（尤其下颌部位），往往先进行溶脂（减少出血），再吸脂（有效祛除脂肪），降低功率后进行二次溶脂（以收紧皮肤为主），即"先溶、后吸、再溶"的方法。

而国内李发成医生的操作模式为先行吸脂，而后进行紧肤操作。理由是：①充分注入肿胀液后，等待肾上腺素作用 10 min，并不会增加出血概率，同样可以获得很好的脂肪抽吸效果；②祛除脂肪后，侵入性射频紧肤多数能量作用于脂肪纤维隔，

而不作用于待吸出的脂肪，因此收缩效果好，总能量的应用也较"先溶、后吸、再溶"的模式少，理论上减少了血清肿和皮肤烫伤的发生。

2. 对于面部脂肪的处理应遵循"宁少勿多"的原则，因为随着年龄的增长，会伴随容量缺损。除脂肪量较大者外，多数情况下主要利用射频溶脂术后继发的创面愈合反应，刺激胶原增生，以达到紧致提升的目的。

3. 线技术提升术将面部松弛下垂的组织进行有效复位后，本身从视觉上就可达到"瘦脸"的效果，故在处理口角囊袋区时，应控制祛除脂肪量。国内李发成、韩雪峰等医生的经验是，对于位于颊脂垫薄弱区的颊脂垫下垂突出的患者，尤应注意的是适度祛除该区域脂肪，否则失去局部的屏障可能加重颊脂垫下垂。此时应联合颊脂垫埋线提

升或手术切开除皱术治疗该类患者。

六、并发症及其处理

对于埋线常见并发症，前文已有详细介绍，此处仅对两种术式联合的特殊并发症进行简单阐述。

1. 水肿

由于肿胀麻醉、射频热损伤、机械损伤等，术后都有不同程度的水肿，尤其是射频热损伤造成的水肿更为明显。术中应注意冰敷，避免过多热量蓄积而导致水肿期延长。术后口服草木犀流浸液片（消脱脂），必要时肌内注射地塞米松（视溶脂范围而定），佩戴颈颌套。正常水肿期一般为 1～3 天。

2. 皮下硬结（以下颌部位多见）

射频溶脂后局部皮肤会产生硬结，临床表现为局部凹凸不平，这是射频溶脂的正常反应，术后 24 h 即可消失，无须处理，但需要和线体埋置过浅导致的局部凹凸不平及线结相鉴别（图 11-73）。

3. 局部凹陷

多发生于出皮点附近，常见于双"U"形悬吊、"W"形悬吊、"8"字悬吊、网格状悬吊等，多由于线体前端包饶过多组织而与表面皮肤相连且过度牵拉导致，可将出皮点周围组织提前进行预分离，避免局部凹陷形成（图 11-74）。

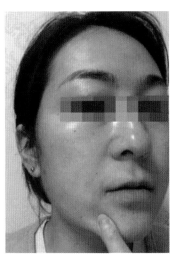
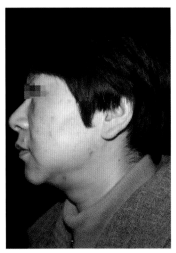

图 11-73　皮下硬结

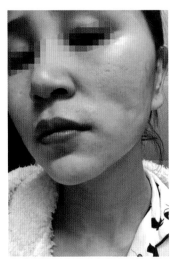
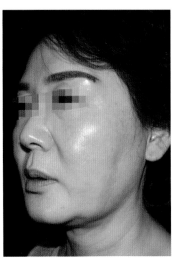

图 11-74　局部凹陷

七、临床效果观察

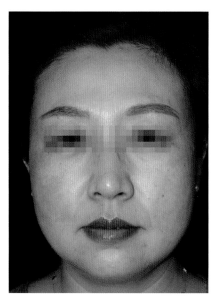
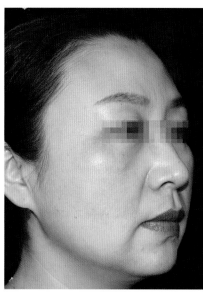
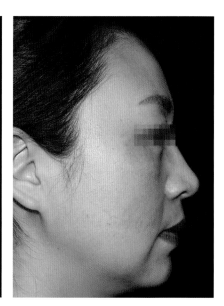

术前正位、半侧位和侧位

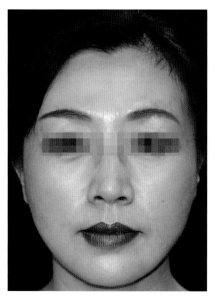
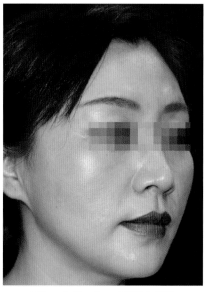
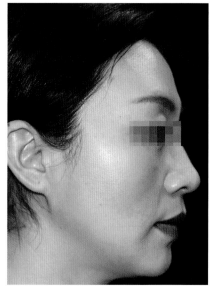

术后 16 个月正位、半侧位和侧位

图 11-75　40 岁女性，面部轻度脂肪堆积、口角囊袋样改变，射频溶脂联合线技术提升术（鱼骨线）术后 16 个月

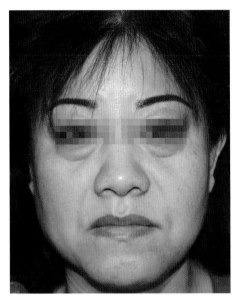
术前正位

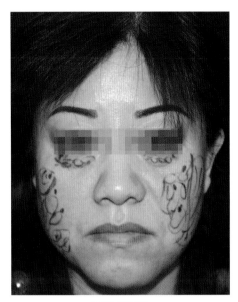
术前标记正位

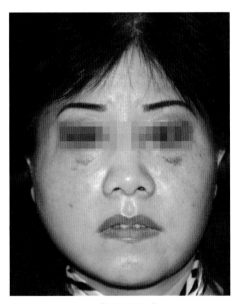
术后 7 天正位

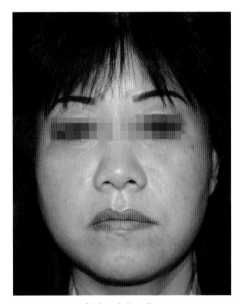
术后 2 个月正位

图 11-76　45 岁女性，面部松弛下垂、口角囊袋样改变，光纤溶脂联合线技术提升术（鱼骨线）及眼袋整复术术后 2 个月

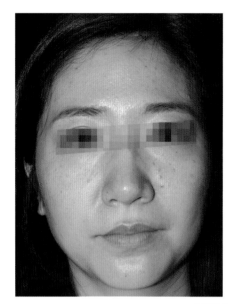
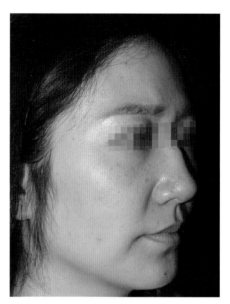

术前正位、半侧位

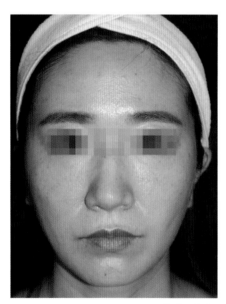
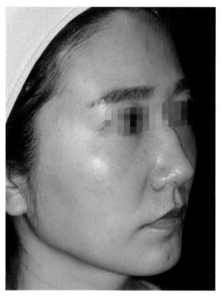

术后 6 个月正位、半侧位

图 11-77　32 岁女性，下颌缘轮廓不佳、颈颌角圆顿，射频溶脂联合线技术提升术后 5 个月

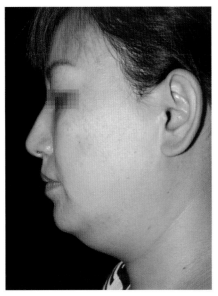
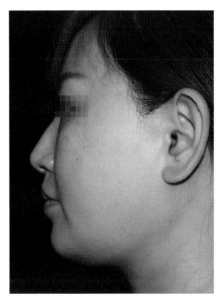

术前侧位　　　　　　　　　　　　　术后 7 个月侧位

图 11-78　33 岁女性，下颌脂肪堆积、下颌缘轮廓不佳，射频溶脂联合线技术提升术后 7 个月

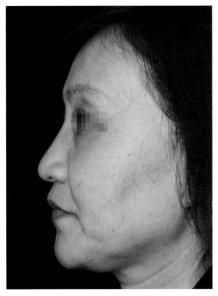
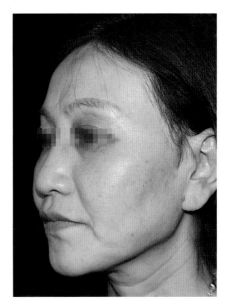

术前半侧位　　　　　　　　　　　　术后 3 个月半侧位

图 11-79　57 岁女性，下颌缘轮廓不佳，射频溶脂联合线技术提升术后 3 个月

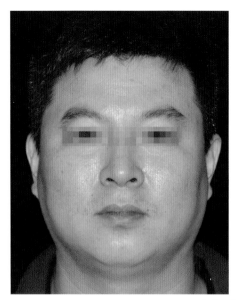
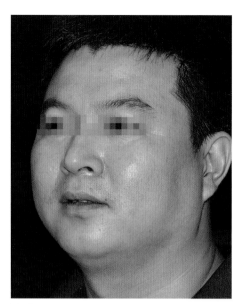

术前正位、半侧位

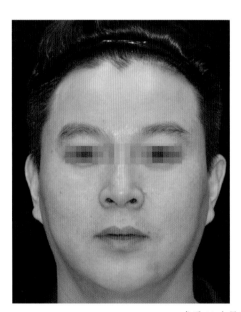
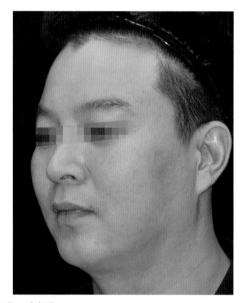

术后 12 个月正位、半侧位

图 11-80　射频溶脂联合多层次线技术提升术后 12 个月

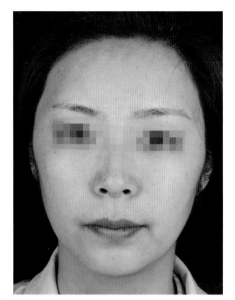
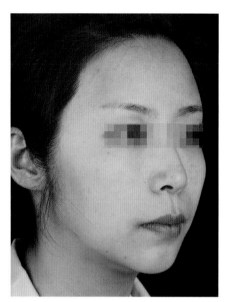

术前正位、半侧位

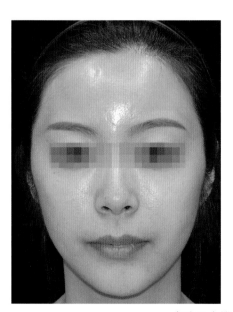
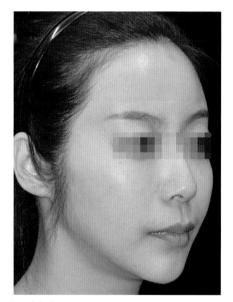

术后 18 个月正位、半侧位

图 11-81　射频溶脂联合多层次线技术提升术、全面部脂肪移植术后 18 个月

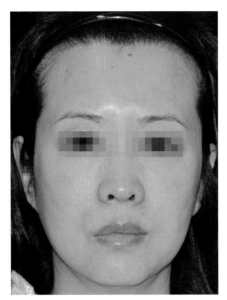
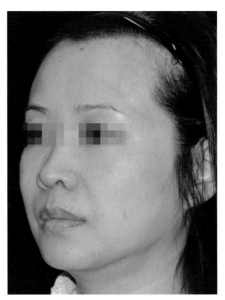

术 前正位、半侧位

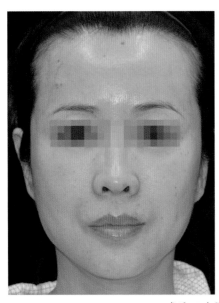
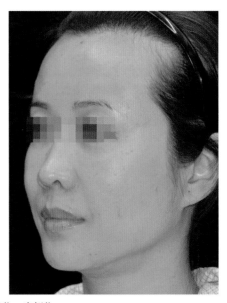

术后 12 个月正位、半侧位

图 11-82　射频溶脂联合颊脂垫环形线技术提升术、全面部脂肪移植术后 12 个月

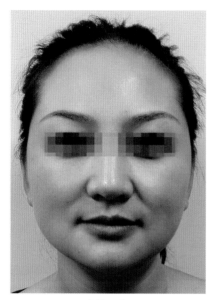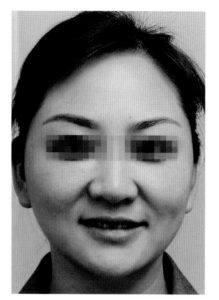

术前正位   术后两年半正位

图 11-83　32 岁女性，面部吸脂联合线技术提升术后两年半随访，面部轮廓改变明显

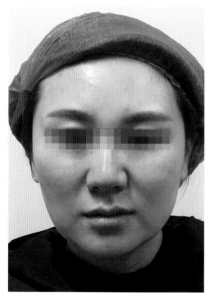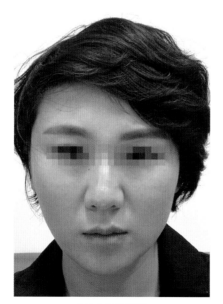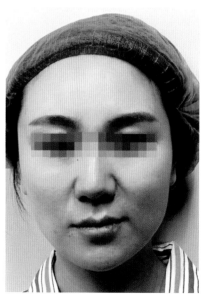

术前正位   术后 5 个月正位   术后 13 个月正位

图 11-84　38 岁女性，因面部松弛要求行线技术提升术，行中下面部吸脂联合线技术提升术手术前后效果对比

（韩雪峰　赵涛；审校：李发成　石冰）

参考文献

[1] Paul M, Mulholland RS. A new approach for adipose tissue treatment and body contouring using radiofrequency-assisted liposuction. Aesthetic Plast Surg, 2009, 33: 687-694.

[2] Irvine Duncan D. Nonexcisional tissue tightening: creating skin surface area reduction during abdominal liposuction by adding radiofrequency heating. Aesthet Surg J, 2013, 33(8):1154-1166.

[3] Suh DH, Jang HW, Lee SJ, et al. Outcomes of polydioxanone knotless thread lifting for facial rejuvenation. Dermatol Surg, 2015: 41(6):720-725.

[4] Alvarez N, Ortiz L, Vicente V, et al. The effects of radiofrequency on skin: experimental study. Lasers Surg Med, 2008, 40(2):76-82.

[5] Kim J, Zheng Z, Kim H, et al. Investigation on the cutaneous change induced by face-lifting monodirectional barbed polydioxanone thread. Dermatol Surg, 2017, 43(1):74-80.

[6] Lee YW, Park TH.Does simultaneous liposuction adversely affect the outcome of thread lift? A preliminary result. Aesthet Plast Surg, 2018, 42(4):1151-1156.

第8节　线技术与水光疗法联合应用

引言

　　线技术虽说是主要作用于SMAS层、皮肤支持韧带及脂肪垫的有效治疗方式，但毫无疑问，它对皮肤本身也有很大的直接作用。线技术已经超越了单纯的物理性作用方式，而是融合了多种组织学变化及生物力学变化的治疗方式。

　　目前，许多临床医生将这种既可以刺激胶原新生，又能部分解决皮肤问题的有效方式进行了优化，将原本用于紧致提升的线技术与主要作用为激活皮肤再生的水光疗法相结合，使皮肤整体的再生能力得到明显的倍增。

　　水光疗法是将透明质酸等营养物质或药物直接注入肌肤真皮层，使皮肤水嫩、光泽透亮，真正解决真皮层缺少水分的问题，并且具有恢复弹性和美白的作用。埋线通过物理方式产生水肿，形成肉芽组织，促使结缔组织增生、成熟、收缩及重塑，改变皮肤的内部环境，改善组织间的紧密程度，促进细胞的再生修复。但是，皮肤（表皮和真皮）内缺乏的水分及流失的营养素等并不能通过单纯的物理刺激来解决。特别是在埋线植入的部位，胶原蛋白虽然有明显的增生，但植入部位以外的皮肤组织还是之前营养流失的结构状态。所以，同时辅以令皮肤再生的水光疗法（非单纯的保湿或美白）是更为合理的治疗方法。可以预见的是，通过埋线操作形成一个有益的损伤环境，在该环境里直接进行水光操作能够令组织改善的效果加倍。

　　水光疗法最初并非由皮肤科医生发明，而是由整形外科医生发明的。早期，骨科将透明质酸作为补充关节液来使用，渐渐发展成为皮肤科乃至所有科室都在广泛使用的一种治疗方法。水光疗法并不单纯以保湿补水为目的，而是涵盖了营养补充、美白及抗衰的综合治疗，现在更是广泛应用于以治疗各种皮肤疾患为目的的临床操作中。

水光疗法的临床分类、使用目的及配方总结如表 11-3 所示。

一、水光疗法的临床分类

（一）基础水光（透明质酸疗法）

透明质酸是一种强力的吸水因子，能够吸收周围的水分以维持皮肤的保湿状态，并且它的这种储水特性能赋予皮肤弹性。但实际临床运用中发现，单纯使用透明质酸并不能达到理论上期待的保湿效果，是因为透明质酸虽然具有吸水和储水的特性，但它自身并不具有保湿的功能。反而因其过度吸水和储水的特性而造成周围环境缺水的状态，这也就是为什么在单纯透明质酸水光注射后会发生皮肤过敏的现象。

单纯透明质酸水光注射比较适用于患者皮肤状态较好、只需要单纯补水的情况。但如果是干性皮肤或敏感性皮肤，还是建议不要做单纯透明质酸的水光注射，而是要做综合的水光治疗。特别是干性皮肤，缺水主要是由于神经酰胺缺失造成的，比起单纯用透明质酸来补水，其实更应该从营养补充的角度去治疗。

（二）药物水光（药物－水光、药物联合水光治疗）

水光注射配合药物使用时，应充分考虑患者的状况、治疗的目的、组织的目标层次等，对症下药。单次水光注射药物的最大剂量以不超过 4～5 ml 为宜，并且应根据药物的浓度、稀释程度、分子量大小来选择合适的针头，不同药物注射后的注意事项也应熟知、学习。水光注射中使用的药物、作用及注意事项如表 11-4 所示。

表 11-3　水光疗法的临床分类、使用目的及配方

分类	使用目的	配方
基础水光（透明质酸疗法）	补水，基本护理	非交联透明质酸，单独使用
药物水光	治疗性水光	具体配方参见表
水光+微针	注射营养品，促进再生	先水光、后微针
仪器水光（自动水光注射仪）	减少疼痛，操作方便，均衡注射	（但存在漏液的问题）
空气水光（Air-水光、空气注入水光疗法）	治疗瘢痕、痘坑、痘印、黑眼圈	空气、二氧化碳
抗衰老水光	促进皮肤再生	PRP、CGF或干细胞
设备水光	镇静、修复，促进再生	超声刀、黄金微针、热玛吉
冰敷联合水光（Ice-水光）	过敏、炎症、怕痛时	要配合抗过敏、抗炎药物
肉毒杆菌毒素水光（B-水光）	改善细纹、毛孔粗大，抗炎	注意肉毒杆菌毒素的剂量、浓度、治疗周期，配合其他药物

表 11-4　水光注射中使用的药物、作用及注意事项

药物名称	作用	注意事项
透明质酸	最基础、最普遍的水光注射药物	适用于油性皮肤和弹力不足的皮肤，其他皮肤类型和敏感性皮肤慎用（建议可少量配比使用）
维生素C	抗炎、美白、促进恢复、抗氧化	一定要使用皮下注射制剂，注射时的疼痛感和炎症反应较强
维生素B族	帮助皮肤抵抗日光损害，促进细胞再生，参与氨基酸代谢，促进胶原纤维生成，	从营养学角度来说是人体的必备成分，但过量使用时容易出现淤青。由于维生素B_2、B_6、B_{12}可相互影响、相互作用，缺乏任意一种都会造成影响
胶原蛋白	改善肌肤弹性，促进胶原蛋白生成，均匀肤色，刺激成纤维细胞再生	用于水光注射时，一定要充分地正确稀释且找准注射层次（真皮和真皮下）；每3个月为一次注射周期
氨基酸	参与蛋白质合成，促进弹力纤维再生，恢复肌肤弹性	根据皮肤目标注射层次的状况和患者的症状选择合适的氨基酸药液种类
多聚脱氧核苷酸（PDRN）	供给细胞间质营养、补水；各皮肤层次间共用，且特别适用于炎症和过敏皮肤	使用量不足时，效果不明显
肉毒杆菌毒素	改善皱纹，紧肤，收缩毛孔	用4～5 ml生理盐水稀释（水光注射时使用）；8～15 U配合时要慢慢稀释，不要超过25 U；配比中属于最后加入的药剂
自体血液浓缩制品（PRP、A-PRF、PRFM、CGF、ACT）	补充皮肤细胞活性因子	必须使用离心分离机从血小板里精准地分离提取，且不能在常温环境下放置过久（建议2 h以内操作）
生长因子	补充皮肤细胞活性因子	在水光注射后48 h内会被吸收殆尽。比起单独使用，建议与其他药物配合使用，效果更佳
干细胞培养液	如脂肪来源干细胞及培养的上清液，可用于皮肤抗衰老项目中	需要昂贵的设备及熟练的提取-培养-保存技术，细胞存活率的不同也会造成效果的差异化
氨甲环酸	美白效果（止血效果强，抗炎效果弱），其退黑除斑的功效比维生素C高约50倍	该成分本身带有腐蚀性，建议一定要在安全使用量范围内注射，且不要只在色素部位注射，应均匀注射；禁止与青霉素、尿激酶配合使用；月经量少的人慎用
左旋肌肽	抗氧化作用，抑制自由基破坏，保护胶原纤维	无特别的副作用和注意事项，无单品注射剂
地塞米松	抗炎、抗过敏，适应于皮肤红肿、发痒、发热时	临时使用
庆大霉素	抗炎，治疗痤疮	稀释使用，注意耳毒性
谷胱甘肽	解毒，美白，抗过敏，保肝、护肝	不能与肉毒杆菌毒素配合使用，与氨甲环酸要分开注射，不得与维生素B_{12}、K_3混合（注：还原型谷胱甘肽不建议与维生素B_{12}合用。原理为：维生素B_{12}即氰钴胺到达人体内必须要转化成腺苷钴胺或甲钴胺才能发挥效能。在转化过程中首先要转化成羟钴胺，羟钴胺容易被还原型的谷胱甘肽还原成其他形式。但是也有资料显示，即使转化成其他型式，最终也不影响维生素B_{12}的功效）

（三）水光 + 微针

这是一种结合了水光注射和微针操作的综合治疗方式。如果把水光疗法看成是用被动的注射方式进行强制投药的疗法，那么微针就属于用物理性的刺激去促使皮肤主动再生的疗法。

这里一定要注意的是，要根据皮肤的状况来进行合适的刺激。对于敏感性皮肤或炎症状态的皮肤，要避免过度的微针刺激，或是建议使用0.25 mm 的滚针轻轻地进行治疗。

治疗前一定要确认微针的灭菌情况。建议根据患者的皮肤状况来选择合适的微针设备类型，如手动滚针、盖印微针（精细部位治疗时：眼周、鼻背、嘴角、瘢痕部位、痛觉敏感的患者等）、纳米微针（痛觉敏感的患者，或当患者需要低刺激性微针治疗时使用）、电动微针（快速治疗、反复治疗、瘢痕、毛孔、大面积操作或痛觉不敏感时）等（图11-85）。

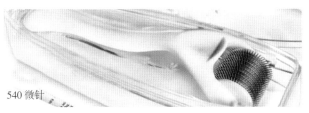
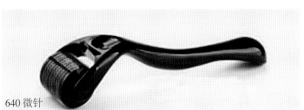
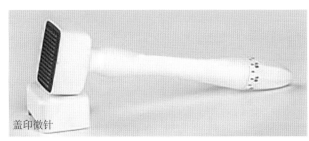
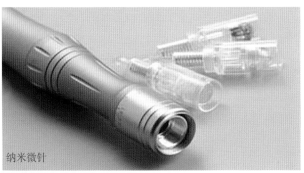
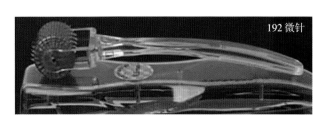
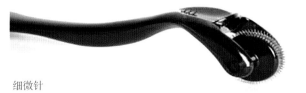
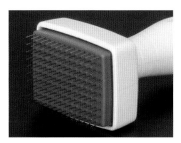
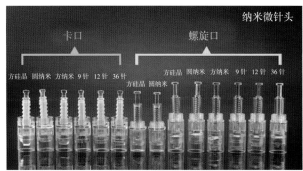

图 11-85　各种微针设备图片示例

（四）仪器水光

随着自动水光注射仪器的出现，水光疗法也随之广泛且普遍地推广开来，并且可以根据不同的目的和用途选择各式各样的水光注射仪。目前市面上的自动水光注射仪通常有单针、3针、5针、9针这几种类型，且根据是否有负压、是否能精确调整药物注射量、是否具有附加功能（自动微针功能、空气负压、注射量调整等）等，又分为很多不同种类。

自动水光注射仪也存在缺陷，不管是哪种类型的仪器，似乎都存在漏液的问题，所以在临床使用时，应充分考虑仪器的特性后进行调节使用，这样才能获得更好的治疗效果。仪器使用后，应进行正确的消毒和严格有序的管理。

（五）空气水光（空气注入水光疗法）

空气水光适用于瘢痕、痘坑、痘印、黑眼圈和细纹。使用 31 G 以上的细针插入到真皮层或粘连的组织位置，注入一定量的空气或二氧化碳气体，能够起到一定的剥离粘连组织、扩张空间的效果，而二氧化碳能够直接参与皮肤细胞的代谢，且具有能够降低 pH 的效果。这是一种简单的治疗方法，但却意外地获得求美者很高的满意度。

（六）抗衰老水光

PRP 水光、CGF 水光和干细胞水光疗法都属于较为有代表性的抗衰老水光，PRP 和 CGF 是从血小板里提取出来的生长因子，生长因子可以刺激受损皮肤的胶原蛋白和纤维束形成、促进皮肤再生。该疗法利用患者本人的血液提取物或培养的干细胞进行直接注射，适用于各种皮肤问题及抗衰老领域的治疗。

比起单纯补充营养的一般水光疗法，抗衰老水光在激活组织活性、刺激细胞再生等方面表现不俗，且大大提升了求美者满意度，临床应用也更

加广泛。如果注射后再结合贫血小板血浆（PPP）微针治疗会获得更好的效果。但该疗法很考验操作者的熟练度和技巧，且因准备过程中有效成分的流失、失效或细胞存活率等因素的影响，可获得的治疗效果差异化也较大。

（七）设备水光

设备水光是指联合了超声、射频等抗衰老领域常用光电设备的水光疗法。这些激光设备的共同点都是向皮肤的目标层次传导一定的能量来刺激胶原蛋白的收缩（热反应）和凝结（热损伤），促进皮肤再生过程，从而达到多重的皮肤改善效果。这类侵入式热传导类光电仪器往往需要 3 周左右的恢复期才能显现出治疗效果，如果此时加入帮助皮肤再生的水光治疗，那么得到的疗效将是事半功倍。

如今这类结合了抗衰老光电设备的综合水光疗法已经广泛运用于临床治疗。但热玛吉治疗后并不建议立刻做水光治疗，黄金微针治疗建议在注射水光 2 ~ 4 h 后进行。

（八）冰敷联合水光（Ice- 水光）

该水光疗法是一种十分简单却非常有效的综合疗法。适用于对利多卡因麻醉软膏过敏或刺激反应较重的，或麻醉软膏的麻醉效果不佳时，或患者痛觉敏感度较高而使用麻醉软膏困难等情况下，可临时采用。先将冰袋或具有冰镇效果的仪器消毒干净，在注射部位冰敷 5 ~ 8 s 后马上进行注射。

该方法主要利用的原理是：温觉和痛觉的传导神经通路为同一神经通路，利用皮肤对温感的反应传导，从而阻隔针头及药物注射时的痛觉反应。但该反应时间非常短暂（虽因人而异，但普遍都在 1 ~ 2 s），所以需要术者的操作技术非常熟练。

（九）肉毒杆菌毒素水光（B- 水光）

该方法是用 5 ~ 15 U 的肉毒杆菌毒素，同水

光针剂一起注射进皮下。经临床验证，肉毒杆菌毒素多点微量皮内注射（multiple intradermal small bolus injection of botulinum toxin，MISBIB）已经成为皮肤美容领域的一项突破性技术，现已被临床广泛应用于抗衰老、改善皱纹、提升紧致、改善面部潮红、祛痘等。

选择肉毒杆菌毒素水光疗法时，建议使用低剂量、低浓度的肉毒杆菌毒素。通常建议 100 U 肉毒杆菌毒素用 5 ml 生理盐水稀释（也可以使用 7 ml，根据注射面积和目的进行选择）。不建议使用曲安奈德等皮质类固醇类药品进行混合注射。在药物混合时，建议最后混入肉毒杆菌毒素，并且混合时不要操作过猛以免破坏肉毒杆菌毒素的活性。建议注射间隔为 1 cm，均衡打进真皮层，以表皮能看到稍许皮丘的程度即可。根据患者的术后反应来选择治疗周期，一般为 2 ~ 3 个月一次。

二、水光疗法的并发症

（一）感染

1. 注射操作感染

是指消毒不规范、器具被污染、未遵循无菌操作原则等引起的感染，严重时可导致败血症。操作前一定要进行彻底的消毒洁净，且要使用一次性耗材；注射过程中严格遵守无菌操作原则，选用正品的仪器和针头；患者治疗后 3 日内要跟踪回访。

2. 恢复期的感染

水光治疗后，在未充分补水、镇静及隔绝紫外线的情况下，患者回家后因用污染的手、化妆品，或家里宠物接触等情况引起的感染。根据情况不同，处理时可用抗生素软膏、口服抗生素、注射抗生素等方法，并辅以医用面膜镇静、湿敷、充分休息、多喝水、避免刺激性饮食等，但最重要的是，术后要对患者做好注意事项的宣教，避免感染发生。

埋线术后再行水光注射发生感染的概率较低，但如果是在未充分准备好的情况下（埋线后的配药、注射器等物品准备不充分），仍有发生感染的可能性，所以在埋线操作结束时，如何更安全、有效地进行水光操作的连接准备，需要对配合的医务人员进行专业的教育和训练。

（二）过敏反应

1. 麻醉药过敏

这是临床医生遇到的比较棘手，也是最应该注意的一种过敏情况。医生应在患者初诊当日，在其耳后、上肢内侧提前涂抹少量的麻醉软膏，测试患者对麻醉软膏的敏感度后，再进行操作治疗。

2. 水光药物过敏

治疗前一定要详细问诊患者的既往过敏史并如实记录。可能与皮肤接触的所有消毒（如乙醇、碘伏、苯扎溴铵、氯己定等）、治疗用品（如透明质酸、氨基酸、肉毒杆菌毒素等），都有可能成为过敏源。特别是有过敏体质的患者，从一开始配药就要减量，先做 2 次以上的 PDRN 或 PRP 等抗敏水光治疗后，观察恢复过程和结果，之后再配合其他药物进行治疗，这样来对应可能引起的药物过敏反应。

3. 面膜过敏

功能性面膜或防腐剂过多的、成分复杂的、过期的面膜，容易引起过敏症状，特别是功能性面膜因其化学成分较多，易引起脱屑等过敏症状。水光治疗后一定要使用专用的安全性和洁净度高的医用面膜，对引起过敏反应的面膜要做好详细记录，以免再次发生过敏反应。

4. 自身过敏

存在内分泌紊乱或自身免疫性疾病，或是重症疾患者，容易因外部注射药物或是刺激性治疗引起过敏反应。应充分考虑患者的既往病史和体质问题，不能一开始就为了追求良好效果而加入过多的药物成分，最好是先使用单纯的营养补充型药物进行循序渐进的治疗，之后再根据实际情况来逐渐添加配比的药物。此类患者适合使用 PRP 等自体血液浓缩制品或 PDRN 产品，不建议使用透明质酸产品。

5. 光过敏炎症

水光治疗后，由于镇静、保湿不充分或是直接暴露于紫外线，容易引发光过敏炎症反应，初期应同过敏性炎症反应的症状区分开来，进行针对性的治疗管理。水光或微针治疗均会对皮肤造成物理性和化学性的刺激，改变皮肤内部微循环，这种状态下对外部自然光中的紫外线会异常敏感，所以水光或微针治疗后应该比平时更注意防晒保养。

> **提示**
>
> 水光治疗出现的过敏反应从免疫学的角度来归类，应将其视作 I 型变态反应。I 型变态反应是由于 IgE 类抗原与抗体在介质释放细胞上相互作用，释放出组胺等致敏因子，从而引起过敏性反应。这些介质能够引起毛细血管扩张、通透性增强、细支气管平滑肌收缩、腺体分泌增多等强力炎症反应。
>
> 临床上也出现过 II ～ V 型变态反应的极端情况，所以问诊时一定要养成询问患者既往病史、家族史、过敏史的习惯，且做好记录，以备不时之需。

（三）疼痛

水光疗法从组织解剖学来说，目标层次为真皮的乳头层。乳头层连接着真皮和表皮，乳头层内分布有丰富的毛细血管网，为表皮供应所需的营养物质。由于乳头层的神经末梢能够感知触觉和痛觉，所以在操作时常会听到患者抱怨治疗过程痛感较强。

患者的健康状况、生理心理情况、治疗的项目、治疗器具的状况、麻醉的方式及效果、使用的药物、操作人员的熟练度，还有患者同术者之间的信任度等，都有可能影响疼痛的程度。努力与患者多沟通、多做情感疏导，建立与患者之间的信任，有时比任何麻醉方法都具有更大的镇痛效果及安慰作用。

1. 治疗时的疼痛

采用视觉模拟评分法（visual analogue scale/score，VAS），如果疼痛等级在 3 ～ 5 级，需要将麻醉软膏涂抹时间延长，或更换利多卡因含量更高的麻醉软膏，或采用冰袋一边冰敷降温、一边治疗的方式来降低疼痛感。如果疼痛等级达到 7 级以上，则建议采用睡眠麻醉的方式，能更好地进行项目操作，也能让患者的舒适度和满意度更高。

> **提示**
>
> 值得注意的是，并不是一味地延长涂抹麻醉软膏的时间，获得的麻醉效果就好。涂抹感到麻木后，要在 20~30 min 再补涂一次，这样才能达到最好的效果。水光操作时，建议使用 30 G 以上规格的针头，这样几乎无疼痛感。另外，因水光治疗使用的药物大多数呈酸性，也有些专家会将 5% 碳酸氢钠稀释后少量使用，以降低药物的酸度。但在部分注射区域如颧颊部，仍然会有疼痛感发生。

2. 治疗后的疼痛

治疗后的疼痛多是局部水肿产生的疼痛。通常用冰袋或镇静面膜冰敷可缓解大部分的疼痛感，也可以给过敏体质患者或免疫力较为低下的患者预防性注射镇痛消炎剂。如果治疗 4 h 后仍持续感到疼痛的话，必须重新确认一遍药物的注入层次、方式、药物有效期等各种细节后，再对症处置。

（四）红肿

1. 治疗反应

治疗过程中有稍许的红肿反应属正常范围。但如果局部红肿持续加重，就有可能是对药物过敏，要注意对症处置。

2. 过敏或炎性反应

疼痛伴随的红肿通常采用冰敷无法缓解，还须给予消炎镇痛及抗过敏药物治疗。

3. 紧张性红肿

临床偶尔也会遇到紧张性红肿反应的患者。这类情况的特点是：术前就已经处于紧张状态且对外部反应十分敏感，比如初次注射、对针头有心理恐惧感、对医院有恐惧心理等，在这类情况下可能会伴随出现红肿反应，还有可能影响治疗后的效果、延长恢复期（因组织内部充血严重，药物吸收循环不畅，紧张还会引起人体肾上腺素过度分泌，从而影响水光的治疗效果）。遇到这类患者首先应使其镇静，状态好转后再行治疗。

提示

水光治疗后几乎都会采取冰敷，对于缓解疼痛、红肿，预防淤青等有较好的辅助作用，使用时须注意冰敷温度应保持在 10~17 ℃，以免引发冻伤等并发症。

临床上冰敷使用的误区通常有以下三种：

1. 水光治疗后麻醉软膏的效力尚未消失，此时皮肤对冰敷的温度反应迟钝。

2. 将冰袋直接接触皮肤表面，或者冰敷一个部位太久。这是经验不足的医务人员或是之前未接受过治疗的患者最容易犯的一个错误。

3. 已经冻伤了，却置之不理。

冰敷的注意要点包括：

1. 麻醉软膏的药效通常会持续 2 h 左右，在治疗后一定要教会患者正确的冰敷方法，且观察确认其状态（冰袋一定要用 2 张左右的纱布包裹后使用，或是使用恒温控制的皮肤管理仪器）。

2. 冰敷 30 min 后要中断 15 min，然后再敷 30 min，再中断 15 min。

3. 一旦出现冻伤，必须及时找医生处理。

（五）淤青

淤青属于水光疗法的常见并发症之一。操作时一定要考虑不同部位的皮肤厚度不同，来调节进针的深度。遇到患者月经期，或长期服用活血及抗凝药物、凝血异常等情况，如果不进行术前确认的话，很容易发生严重淤青的情况。如已经发生淤青，可使用维生素 K 软膏快速进行局部治疗。

（六）药物性丘疹

药物性丘疹的临床特征为患部无发痒、疼痛、红肿、感觉异常等现象，只是呈现发硬、凝聚的皮丘状态。通常引起该症状的因素有：透明质酸的颗粒大小和交联度、微生物膜反应、注射层次太浅、单点注射量太大、混合的药物间发生了异常的化学反应、患者体质因素等。

治疗上首先采取保守治疗，给予 33~37 ℃温敷和淋巴按摩（不推荐热敷，热敷有可能导致情况恶化）。如 1 周以上仍不见好转，可换成射频类仪器辅助治疗以促进透明质酸的吸收。但如果丘疹恶化，则需要应用地塞米松或强的松等处方类药物抑制生物膜反应。

（七）色素沉着

色素沉着是水光疗法较常见的并发症之一。但水光治疗并不是诱发色素沉着的直接因素，反而对一些炎症后引发的色素沉着有很好的疗效，这一点不容忽略。炎症恢复后期形成的红色或红褐色的色素沉着同完全的色素堆积形成的黑褐色色素沉着是两种不同的类型，对应的治疗和护理方法也不同。前者应采用水光注射给药（建议使用 PRP 或 PDRN 等产品），改善皮肤内部环境（注射周期尽量缩短且注射量要足），再辅以彻底的保湿和防晒；后者则建议用 Q- 开关 1064 nm 或 755 nm 激光结合各种美白方法进行循序渐进的温和改善（这点很重要）。

三、埋线提升后辅以水光治疗或水光治疗后辅以埋线提升

从字面上看，似乎是两种相同的治疗方法，实则不然。两种方法的治疗目的、注射层次、配比的药物、注射方法等均有所不同，如表 11-5 所示。

表 11-5 埋线提升后辅以水光治疗和水光治疗后辅以埋线提升的比较

	埋线提升后辅以水光治疗	水光治疗后辅以埋线提升
治疗目的	以改善松弛、抗衰老为主，可应用治疗性水光（图11-86）	以改善皮肤问题为主
注射层次	• 以埋线植入部位为主进行注射 • 埋线后在真皮层进行注射	• 以真皮乳头层为主进行注射 • 根据不同的皮肤问题成因，调节注射的目标组织层次（表皮、真皮、真皮下或脂肪）
配比使用的药物	以胶原蛋白、干细胞、PRP、ACT、PDRN等为主	非交联透明质酸、美白类、抗过敏、抗炎药物等
注射方法	25 G/23 G钝针，放射性注射或单针注射	水光枪，31 G/32 G锐针，单点注射
注射量	一次5～10 ml	一次5 ml左右
特点	既利用线技术的提升作用，又加上水光注射的成分补充，两者相辅相成，效果加倍	促进胶原蛋白增生及皮肤组织再生的埋线与解决皮肤问题为目的的水光同时进行，可用于改善细纹、皮肤弹性、慢性痤疮、瘢痕等

注：治疗目的及方法要根据患者的实际状况来选择。

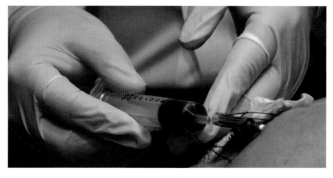

图 11-86　内含倒刺线导针植入面部后，先不拔出导针，将注射器接至导针尾部，注入药物后再拔出导针，将线体留在组织中。通常单侧面部药物注射量为 3～5 ml

四、水光疗法的注意事项及建议

1. 医患双方均应确认产品的有效期，使用一次性无菌耗材、器具；操作过程严格遵循无菌原则。目前，一些非专科医生或非医疗从业者滥用水光操作，导致一些严重的医疗事故频发，须引起重视。

2. 术前应进行面部的彻底消毒。消毒的第一步是清洁。如果是带妆过来的患者，应为其卸妆、清洁并做好基础保湿工作，对于术后效果也有辅助作用。根据患者的皮肤类型不同，选择合适的清洁方法，有效保护皮肤屏障（角质层）。水光治疗前禁止做过度的果酸治疗，有可能导致皮肤负担过重。

另外，在卸除麻醉软膏后应至少消毒2遍。如果选用碘伏消毒液，则消毒后一定要用蘸有生理盐水的纱布再进行1~2次的擦拭，直到除去颜色。消毒顺序遵循外科原则。

3. 麻醉软膏的选择和使用

（1）麻醉软膏的选择：建议选用有3种以上麻醉成分的软膏。麻醉软膏的成分、浓度、添加剂不同会导致其麻醉效果、持续效果、皮肤反应的不同。如患者自述皮肤为敏感型，或是曾有过敏史的患者，这时候一定要做敏感性测试。在做面部清洁时，取少量麻醉软膏涂抹在患者耳后及手腕内侧，观察皮肤的反应。

（2）做好使用记录：麻醉软膏的种类、涂抹时间、用量记录、患者反应等一定要记录完善，第二次治疗就会更顺利。

（3）麻醉时间：虽然不同种类的麻醉软膏涂抹时间稍有不同，但大部分都应控制在20~40min。术者也可以根据患者的敏感程度来调节软膏的涂抹时间以获得更好的麻醉效果。通常在患者有了麻木感后再涂抹20 min左右，效果会更好、更持久。

（4）麻醉软膏的保管：在有效期内的麻醉软膏一旦开封，要记录好开封的日期，且一定不能用被污染的器具去取用软膏。用剩的麻醉软膏密封、冷藏保管。

（5）麻醉软膏的毒性反应：因局麻软膏中的成分会透皮吸收，亦会引发全身毒性反应。轻微中毒（头晕、感觉异常、不安、乏力等）虽然通过保守治疗可以完全恢复，但如果是严重的毒性反应（心律失常、呼吸困难、休克等），一定要采取急救措施处理。近期文献中有报道因大面积激光脱毛涂抹麻醉软膏中毒致死的案例。

4. 药物的配比

药物的配比应根据治疗目的和患者的皮肤状况来对症选择。基本原则是：第一次注射时，配药种类不超过3种。首先须明确治疗目的，诊断清楚了再选择2~3种药物进行配比，治疗后观察效果，之后再次治疗时再添加1~2种药物进行配比。之所以选择这种阶段递进的治疗方式，是因为只有这样才能更好地把握皮肤对药物的反应情况，同时也能确保安全性。一开始就进行多种药物的混合注射，容易引发过敏或毫无治疗效果的情况，且混药过多也不易分辨出到底哪种药物是过敏原。

5. 精准的注射

水光注射分为手工注射和仪器注射两种。须谨记的是人体不同区域的皮肤厚度是不同的（图11-87）。不同的人、性别、年龄和肤质类型，皮肤厚度也会不同。操作时一定要仔细观察、反复确认，当然也需要丰富的临床经验来判断，以将药物正确地注射进目标层次。

随着医学科技的发展，专业的水光注射仪层出不穷，如单针、5针、9针，有负压的、无负压的、自动调注射量的、抗药物逆流的等。值得注意的是，仍有很多仪器存在漏液、注射量不准、负压吸引错误等问题，在操作过程中要随时注意

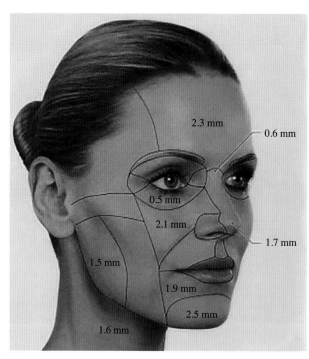

图 11-87　人体不同区域的皮肤厚度参考

一边观察、一边进行。

6. 针头的选择

使用高分子类药物和黏弹性低的非交联透明质酸注射时，推荐使用 30 G 锐针针头；如果选用生长因子、PDRN 等低分子药物注射时，推荐使用31 ~ 32 G 锐针针头；干细胞等在保证细胞存活率的情况，建议使用 27 G 的针头。

7. 治疗后注意事项

水光治疗虽然几乎接近无创，但其实仍有细微的创口（针孔），治疗后处理也十分重要。

（1）镇静面膜和再生修复霜：水光注射后，针孔部位为开放的创口状态，仍有较高的感染风险，并且表皮组织或真皮的肉芽组织还会有瘢痕形成的风险，发生过敏反应的情况也时有发生，因此，术后一定要使用经灭菌处理的医用面膜即刻将注射区保护起来，进行镇静、保湿。禁止使用功能性面膜，特别是美白面膜中含有大量的荧光剂等，容易引起过敏。临床上为了达到有效的镇静、抗菌、再生修复的效果，往往还会在敷面膜前先涂上再生修复霜（含 EGF 成分）。

（2）冰敷：冰敷可以镇静、消肿、减轻疼痛，是水光治疗后的一个必要流程。具体注意事项参见上文"水光疗法的并发症"部分。

（3）防晒霜：水光治疗后，一定要涂抹成分安全的防晒霜（建议使用物理性防晒霜），同时做好物理防晒，如戴口罩、帽子、墨镜等，尤其在紫外线强烈的夏季。

五、临床效果观察

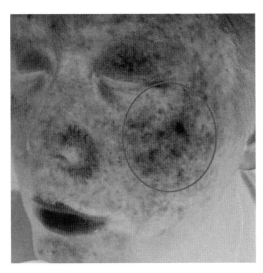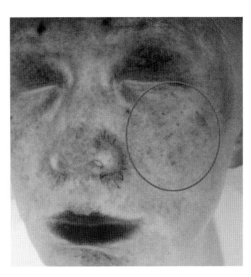

图 11-88　女，43 岁，严重敏感性皮肤，面部毛细血管扩张严重。行平滑线埋置辅以水光治疗（PRP+PDRN）。图示为 2 次治疗后的 VISIA 前后对比检测结果

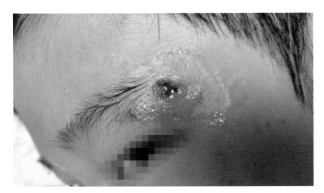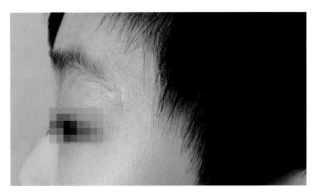

图 11-89　男，9 岁，左眉外侧外伤，深至肌肉层，未缝合，通过水光药物注射及平滑线埋置治疗进行联合修复。水光药物均匀注射至皮下组织后，再利用螺旋线植入的方式刺激胶原蛋白再生。图示为治疗前后对比照片

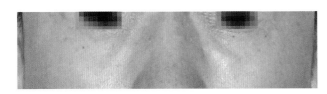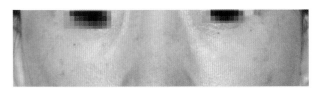

图 11-90　泪沟凹陷用平滑线埋置联合药物水光（透明质酸 +PDRN）治疗 1 次对比照片

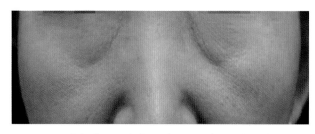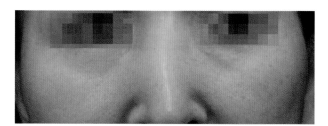

图 11-91　为解决下睑老化，采用平滑线埋置辅以水光（PDRN）联合治疗对比照片

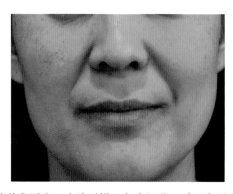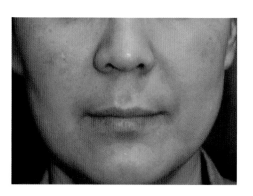

图 11-92　为改善鼻唇沟、皮肤干燥、色素沉着，采用鼻唇沟平滑线埋置联合水光治疗。右图为 3 个月后治疗效果

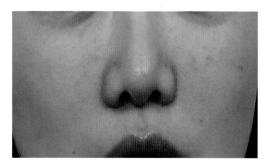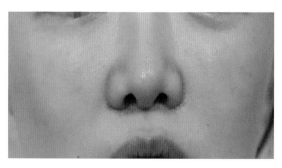

图 11-93　患者，女，4 年前行全面部自体脂肪填充术，术后颧脂肪垫及面颊部位经常长痤疮、发痒、泛红等（左图），且经过多次抗过敏治疗后仍无效果，反复发作。给予修复型水光（含 PDR、NPRP 等）治疗，注射层次为脂肪层而不是真皮层，2 次治疗后基本痊愈（右图），建议后期仍定期行脂肪层水光注射

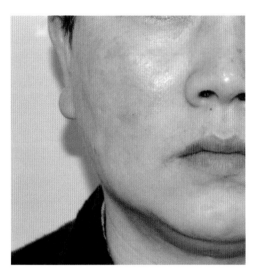 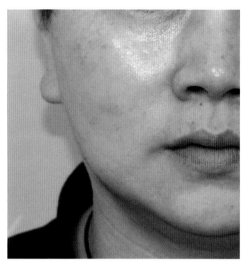

图 11-94　患者，女，49 岁，3 年前行全面部自体脂肪填充术后出现面部瘙痒、毛细血管扩张、皮肤表面凹凸不平等症状，曾辗转多家医院求诊，均按照吸脂术后并发症诊断、处理，效果不佳。患者于 2017 年 3 月接受了线技术提升辅以水光治疗（PRP+PDRN）的综合疗法。1 个月后复查时（右图），瘙痒和皮肤表面凹凸不平的情况明显好转，毛细血管扩张也明显改善

（申载薰　刘红梅　石冰）

参考文献

[1] Varani J. Fibroblast aging: intrinsic and extrinsic factors. Drug Discov Today Strateg, 2010, 7(3-4):65-70.

[2] Longo C, Casari A, Beretti F, et al. Skin aging: In vivo microscopic assessment of epidermal and dermal changes by means of confocal Microscopy. J Am Acad Dermatol, 2013, 68:e73-82.

[3] Tosti A, De Padova MP. Atlas of Mesotherapy in Skin Rejuvenation. London: Informa, 2007.

[4] Savoia, A, Accardo C, Vannini F, et al. Outcomes in thread lift for facial rejuvenation: a study performed with happy lift revitalizing. Dermatol Ther, 2014, 6, 4(1):103-114.

第9节 线技术与光电技术联合应用

引言

我们已经了解到，线技术不仅可以用于组织复位提升、沟槽的改善，而且对皮肤质地的改善也有一定的作用。但是很多求美者对于皮肤有着多元化的需求，并非是线材可以全部解决的。而且目前的光电设备种类不断增加，针对不同的皮肤问题提供了更为专业和有效的治疗途径，使得面部年轻化的治疗效果更加完善和完美。光电医疗美容技术可以解决或部分解决求美者的以下问题：

1. 面部肤色的改变：包括面部色斑、毛细血管扩张等；
2. 面部皮肤质地的改变：包括真皮变薄、弹性降低、透明质酸含量减少、干燥、暗沉、细纹等；
3. 面颈部静态性皱纹和混合性皱纹；
4. 面颈部组织的轻度松垂移位。

当皮肤逐渐开始衰老时，在皮肤的不同层次都会有不同的体现，如表皮细胞更新开始变慢，表皮会变得粗糙、有色素沉着，屏障功能也会变差，厚度也会变薄，并出现红血丝、色斑、皱纹、赘生物等；而真皮层随着胶原蛋白、透明质酸的含量减少，体现在皮肤的外观上则表现为松懈，出现皱纹，毛孔会变得粗大；皮下脂肪会萎缩变薄，并且由于重力的原因而出现下垂，脂肪纤维间隔及皮下的筋膜层支持能力亦会随之下降（图 11-95 ）。

光的范畴主要涵盖激光和脉冲光。电的范畴主要包括射频、单极（热玛吉）、双极／多极、波相单极、聚焦单极、微针射频等。线技术与光电技术针对皮肤的不同层次起作用。线技术在改善组织松垂及面部轮廓方面有独特的优势，但是对于皮肤的色素、血管扩张、赘生物、皮肤多层次的生物电以及生化紧致方面，光电技术有其特点。而完美的面部年轻化治疗需要综合地考量治疗策略。有关线技术与光电技术联合应用的经验及研究报道较少，笔者通过近年来的临床观察与实践，提出以下观点与同道们商榷。

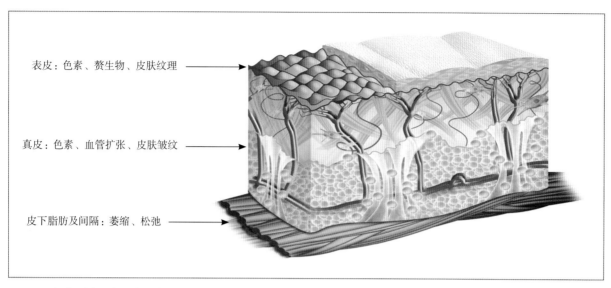

表皮：色素、赘生物、皮肤纹理

真皮：色素、血管扩张、皮肤皱纹

皮下脂肪及间隔：萎缩、松弛

图 11-95　皮肤不同层次的衰老表现

一、强脉冲光和激光与线技术联合

（一）作用原理

1. 生物刺激作用。光作用于皮肤后产生的光化学作用使真皮层的胶原纤维和弹力纤维内部产生分子结构的化学变化，增强血管功能，使血液循环改善，从而达到消除皱纹、斑点以及缩小毛孔的目的。

2. 光热解原理。由于病变组织内的色素团含量远远多于正常组织皮肤，其在吸收光之后产生的温度也高于皮肤。利用它们的温差使病变血管封闭、色素破裂分解，而不损伤正常组织。

（二）适应证

1. 强脉冲光（intense pulsed light，IPL）或称脉冲强光是以一种强度很高的光源经过聚焦和滤过后形成的宽谱光，其本质是一种非相干的普通光而非激光。IPL 的波长多为 500 ~ 1200 nm。IPL 在临床中被广泛应用于清除或减淡各种色斑和年龄斑；去除面部红血丝（毛细血管扩张）；改善面部细小皱纹；收缩粗大毛孔；增厚皮肤胶原层，增强皮肤弹性；显著改善面部皮肤粗糙状态。

2. 激光是产生高能量、聚焦精确、具有一定穿透力的单色光，作用于人体组织并在局部产生高热量，从而达到去除或破坏目标组织的目的。各种不同波长的脉冲激光可治疗各种血管性皮肤病及色素沉着，如太田痣、鲜红斑痣、雀斑、老年斑、毛细血管扩张等；以及去文身、眼线，治疗瘢痕等；高能超脉冲 CO_2 激光、铒激光进行除皱、磨皮换肤、治疗打鼾等，取得了良好的疗效。

（三）禁忌证

治疗区域皮肤炎症、感染、过敏、开放性伤口等，近期暴晒史或口服光敏性食物、药物史与光敏感性疾病史。

（四）治疗要点

1. IPL 与线技术治疗针对的层次与改善问题的侧重点不同，可以很好地互补联合。需要注意的是联合治疗的顺序与间隔时间的选择，比如先进行光子治疗后，如果皮肤的反应尚可，可以直接进行线技术治疗，因为光子的治疗层次非常浅，所以在反应不重的情况下，可以考虑间隔较短的时间进行线技术治疗；如果反应非常重，比如出现明显的水疱、红肿，要考虑皮肤恢复以后再进行线技术提升。如果先进行线技术治疗，而且进行的是悬吊线提升治疗，那么就要充分考量与选择光子治疗的间隔时间。因为线材埋置的层次虽然较深，但是由于一部分光可以到达皮肤深层，这对于线材的代谢会有影响，故一般建议间隔 1 个月较为稳妥；如果埋置了平滑线，在选择光子治疗时需要更长的时间间隔，避免因线材代谢过快而影响治疗效果。

2. 和强脉冲光联合线技术的治疗原则一样，激光联合线技术也应注意治疗的先后顺序和策略。一般情况下，激光的治疗安排在线技术之前进行，给皮肤一定的恢复时间；而线材治疗后应用激光治疗时，一定要注意线材埋置的层次与线材的代谢特点。笔者曾处理过 1 例不良病例：该求美者全面部埋置 PPDO 线材的第二天进行了去色素激光治疗，之后面部出现沿着埋置线方向分布的色素沉着（图 11-96）。

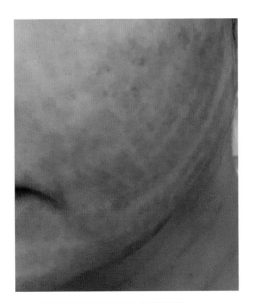

图 11-96　可见面部明显的线性色素沉着

二、射频与线技术联合

（一）作用原理

射频（radiofrequency，RF）是一种高频交流变化的电磁波，直接穿透皮肤，利用皮肤形成的阻抗作用，可使细胞分子产生强烈的共振旋转，在真皮层产生热能，真皮层胶原纤维在 55～70 ℃时会立即产生收缩，同时还会刺激真皮层分泌更多的新生胶原纤维，使皮肤真皮层的厚度和密度增加，进而改善皱纹与松弛。

（二）适应证

主要用于改善面颈部、腹部皮肤松弛和皮纹，嫩肤，改善肤质，淡化妊娠纹，另有溶脂及吸脂后抚平作用。

（三）禁忌证

治疗部位有损伤、炎症、过敏等局部病灶，体内有金属植入物，孕妇等。

（四）治疗要点

线材的代谢在早期主要与温度有关，所以和射频类无创技术联合使用时，治疗的顺序和间隔时间非常重要，而且需要根据不同求美者的皮肤状态来联合使用不同的射频技术。

对于穿透较深的单极射频（如热玛吉），或者以热作用为主的射频（如深蓝射频），如果用于线技术提升之后，尤其是 PPDO 线，一般建议在 3～6 个月后进行。如果是其他吸收时间更长的线材，在线材开始吸收之前，都不建议进行以热作用为主的射频治疗。而进行过层次较深的单极射频治疗之后，如果有皮下的轻度水肿，也建议要间隔一定时间再进行线技术治疗。从原理上讲，热玛吉的起效时间需要 3 个月，所以可以 3 个月后再评估求美者是否需要进行线技术提升。

而对于改善肤质的点阵射频技术或射频微针技术，因为穿透的层次较浅，可以在悬吊线提升肿胀期过后进行治疗。但如果埋置的是平滑线，因为上述治疗层次相同，则要有一定的时间间隔。

建议

1. 因为各类可吸收线材在代谢前是完整的线状结构，特别是悬吊提拉线，本身虽然不是严格的导体，但是各类光电技术均会作用于靶组织而产生热量。如果，作用层次较浅，将热能传递到线材，那么线材本身产生的热能有可能造成组织的二次继发性损伤，甚至造成严重的烧烫伤改变。因此，建议一定要在线材开始代谢以后再使用光电技术。

2. 对于可吸收线材的后期吸收包裹进而形成的瘢痕，笔者认为可以跟射频重复结合治疗。射频治疗的电效应可以导致瘢痕内病理性胶原组织重新收缩与整合，同时电热作用可以使胶原蛋白收缩，诱发新生胶原蛋白形成，所以在线技术提升的后期结合射频治疗，是笔者在临床中推荐使用的联合方式，但还需要进一步的长期随访观察与验证。

三、临床效果观察

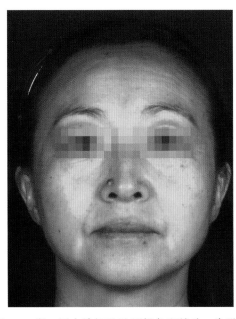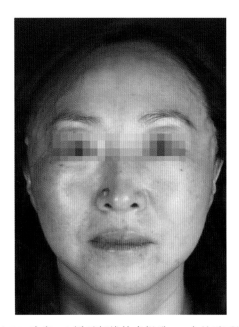

图 11-97　女性，52 岁，因皮肤松垂及面部色斑就诊。先进行 IPL 治疗，2 周后行线技术提升。1 个月后可见面部松垂得以矫正，皮肤色斑改善，肤色改变效果明显

（田艳丽　石冰）

第 10 节　线技术联合应用路径规范探索

引言

　　通过本章前几部分内容可以看出，线技术不仅可以单独取得良好的治疗效果，而且可以与众多十分先进的微创手术及治疗技术同时或先后联合使用，在安全的基础上起到叠加、取长补短及减少并发症的作用，效果令人满意。

　　但是我们知道，面部衰老应该从以下五个方面来综合考虑：皱纹、松弛、容量、沟槽及肤质。只有这样的综合考量，面部年轻化的效果才能接近完美。而通常通过评估，多数求美者的致衰老因素并非一两个，有的甚至全部存在，这使得线技术与某一单项技术的结合无法满足需求，需要同时或先后联合更多的技术与材料，那么序列联合治疗的路径选择就显得尤为重要。

　　在该部分中，笔者凭借自身的点滴经验与体会，总结了一个面部年轻化微创治疗联合序列路径，仅供各位同道参考。

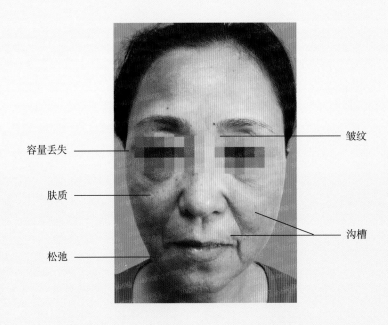

面部年轻化序列联合治疗临床路径

面部衰老的病因是多元化的，医生应从五维的角度去综合考量

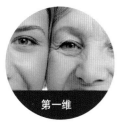 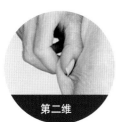 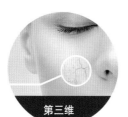 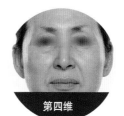 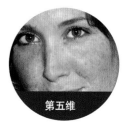

第一维	第二维	第三维	第四维	第五维
皱纹	松弛	容量丢失	沟槽形成	肤质、色斑问题

面部年轻化联合序列治疗临床具体路径参考

序列路径一	序列路径二	序列路径三	序列路径四	序列路径五

首先通过肉毒杆菌毒素放松表情肌，阻断向下牵拉的肌肉力量，比如颈阔肌、眼轮匝肌、降口角肌、皱眉肌及降眉间肌复合体等，亦帮助祛除动态纹。	1.使用线技术从多层次进行全面部提升，改善松垂及轻度的沟槽，进行容量丢失的部分补充。 2.抽取自身脂肪组织，进行SVF/ADSC的分离、提纯及培养。 3.可同期使用填充剂有选择地进行填充以达到各种美学平面	用培养后的SVF/ADSC行细胞辅助脂肪移植，填充凹陷，补充容量丢失，如进行颞部、面颊、颧脂肪垫的填充。也可以对沟槽进行填充，如眶颧沟、鼻唇沟的填充	使用各类中胚层疗法补充水分、营养成分和生长因子，刺激新生胶原蛋白合成，改善微循环，收细毛孔，改善肤质	使用光声电等仪器设备，祛除各类色斑及表浅色素沉着，亮白肤色，祛除细纹，进一步改善肤质（再进入下一个循环，或根据具体情况调整治疗顺序，以至于整个路径序列）

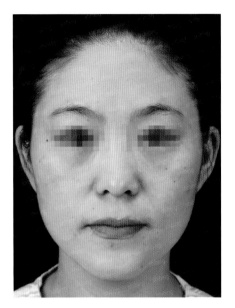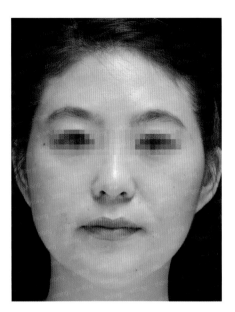

图 11-98　38 岁女性，治疗后 13 个月。联合治疗项目：1.肉毒杆菌毒素注射；2.线技术隆鼻；3.中下面部线技术提升，鼻唇沟、下睑平滑线埋置

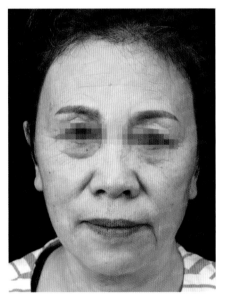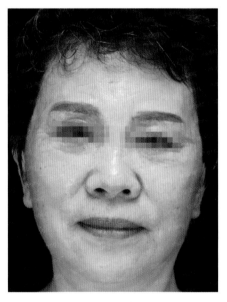

图 11-99　75 岁女性，治疗后 6 个月。联合治疗项目：1.肉毒杆菌毒素注射；2.线技术隆鼻；3.眉下切口上睑松弛矫正；4.中下面部线技术提升，鼻唇沟、下睑平滑线埋置

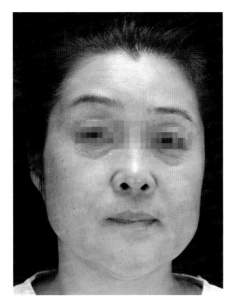
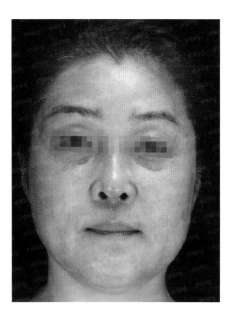

图 11-100　56 岁女性，治疗后 4 个月。联合治疗项目：1. 肉毒杆菌毒素注射；2. 线技术隆鼻；3. 全面部线技术提升，下睑平滑线埋置；4. 鼻唇沟透明质酸注射

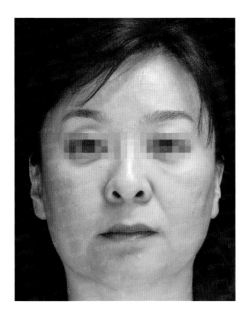
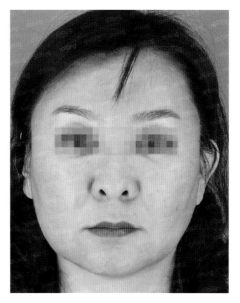

图 11-101　48 岁女性，治疗后 12 个月。联合治疗项目：1. 肉毒杆菌毒素注射；2. 中下面部线技术提升；3. 颧脂肪垫透明质酸注射

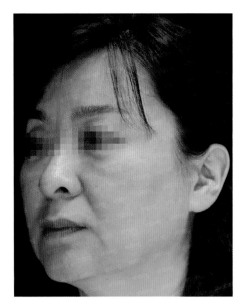
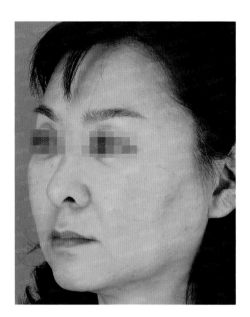

图 11-101 （续）

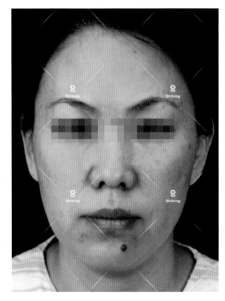
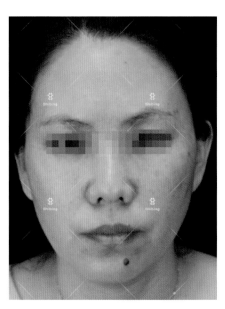

图 11-102　42 岁女性，治疗后 8 个月。联合治疗项目：1.肉毒杆菌毒素注射；2.中下面部线技术提升；3.眉下切口上睑松弛矫正术

（石冰）

线技术隆鼻术目前多采用 PPDO 线材，主要有鼻小柱支撑线和鼻背线。鼻小柱支撑线为 1# 或 19 G，线长 2.5 cm 或 3.8 cm，功能区呈双向反向锯齿，两端设计成伞状头，不易顶破皮肤，有较好的支撑作用，适用于鼻尖塑形。鼻背线为 1# 或 19 G，可以呈直线形或 "V" 形，线长 5 cm，带有双向锯齿，可防止线材在组织中移位。隆鼻线一般配有推杆，有助于将线材推入适合的层次和部位。

一、适应证与禁忌证

1. 适应证

（1）鼻梁局部凹陷、偏低，鼻结构基本正常，无鼻腔生理功能障碍者。

（2）单纯性塌鼻梁者。

（3）鼻尖低塌、鼻小柱短小者。

（4）鼻背软组织量充足者。

2. 禁忌证

（1）妊娠期、月经期女性，未成年人。

（2）复杂性鞍鼻、短鼻，鼻部软组织缺损。

（3）面部或全身有感染（如疖肿或毛囊炎）。

（4）瘢痕性皮肤，并且容易瘢痕增生者。

（5）全身健康状况不佳，有精神疾病者。

二、操作方法

（一）皮肤入路

1. 术前设计

（1）鼻背设计：画出鼻背正中线，双侧旁开 4～5 mm 画两条平行线，这两条平行于鼻背中线的平行线代表鼻背宽度。以双侧重睑弧度最高点连线与鼻背中线交点作为鼻背充填的最上点，鼻尖表现点为充填的最下点。

（2）鼻尖设计：用测量器伸进鼻孔抬鼻尖，检查鼻小柱皮肤的长度，模拟鼻尖抬高后的效果。如鼻小柱抬高后长度小于 2.5 cm，则应告知求美者鼻尖提高程度有限。

2. 进针点设计

在鼻尖处设计 1～3 个进针点，呈 "品" 字形。

3. 术中操作

（1）鼻部皮肤和鼻腔黏膜常规聚维酮碘消毒，铺无菌巾。鼻尖和鼻小柱用利多卡因肾上腺素液

（2% 利多卡因 5 ml+1∶1000 肾上腺素 0.05 ml）局部浸润麻醉。

（2）制作进针点：用 18 G 针头垂直全层刺破皮肤，压迫止血。

（3）鼻小柱埋线：使用鼻小柱线，从最顶端进针点垂直插入皮肤到达皮下层（深度约 3 mm），然后针尾向上转 90° 变为垂直于上颌骨方向进针，在两侧鼻翼软骨尾端间做鼻小柱内进针，使用两手指在鼻孔内保护和引导，直至针尖触及上颌骨；提起上唇观察，确保埋置针未穿出口腔黏膜，确保鼻小柱线稳定，用推杆将线材推出，边推边缓慢拔出针头，用两手指从鼻孔挤压固定线材，当针尖接近鼻尖皮下组织时，针头调转朝上，将剩余线材埋置于鼻尖皮下软组织，防止线头外露；在"品"字进针点的下 2 点用同样方法置入第 2 和第 3 根鼻小柱线，可以为相互交叉方向置入，也可以平行分布于第 1 根线材两侧。

（4）鼻背埋线：从鼻尖进针点埋入鼻背线材，沿中线在鼻背软骨膜和骨膜表面插入线材，注意在软骨和骨交界处会有一个突破感，切勿使用暴力。置入线材一般为 4～8 根。不建议置入层次过浅或置入线材过多，以防线材外露或肉眼可见。

（5）如鼻背弧度轮廓还需要顺滑和过渡，可以联合透明质酸填充。

（6）进针口涂抹金霉素眼膏或红霉素药膏。针眼保持干燥 24 h。

（二）鼻腔前庭入路

1. 术前设计
同皮肤入路。

2. 进针点设计
在双侧鼻孔内穹窿最高点设计 1 个进针点。

3. 术中操作
（1）鼻部皮肤和鼻腔黏膜常规聚维酮碘消毒，

铺无菌巾。鼻尖和鼻小柱用利多卡因肾上腺素液（2% 利多卡因 5 ml+1∶1000 肾上腺素 0.05 ml）局部浸润麻醉。

（2）制作进针点：用 18 G 针头垂直全层刺破黏膜，压迫止血。

（3）鼻小柱埋线：使用两手指在鼻孔内保护和引导，从进针点插入鼻小柱线，垂直于上颌骨方向，在两侧鼻翼软骨尾端间做鼻小柱内进针，直至针尖触及上颌骨；提起上唇观察，确保埋置针未穿出口腔黏膜，确保鼻小柱线稳定，用推杆将线材推出，边推边缓慢拔出针头，用两手指从鼻孔挤压固定线材，当针尖接近进针点时，针头调转朝上，将剩余线材埋置于鼻尖皮下软组织，防止线头外露；对侧鼻孔进针点用同样方法置入第 2 根鼻小柱线，与第 1 根可以为相互交叉方向置入，也可以平行于第 1 根线材。

（4）鼻背埋线：从鼻孔内穹窿进针点埋入鼻背线材，沿中线在鼻背软骨膜和骨膜表面插入线材，切勿使用暴力。

其余操作同皮肤入路。

三、术后注意事项

术后保持头抬高位，间断冷敷 48 h；避免用力碰撞、重压鼻部，防止鼻部线材移动。

四、并发症的预防与处理

1. 局部血肿
原因：①凝血机制不良所致；②操作动作粗暴，组织损伤较重；③术后局部压迫时间过短。

防治方法：①术前常规检查血常规和出凝血时间，排除凝血不良因素；②提倡微创操作，鼻背筋膜下紧贴骨面剥离，保证鼻背筋膜完整，不能使器械进入肌层操作，以免造成较大的软组织损伤。

2．线材偏斜

原因：①置入线材未在鼻正中线两侧均匀分布；②外力导致线材移位。

防治方法：①术前常规画出鼻正中线和鼻背轮廓线，线材埋置应对称；②术后防止暴力挤压鼻部。

3．线材浮动

原因：多为线材放置过浅，使线材不能直接接触骨面，从而失去贴附作用。

防治方法：放置线材应紧贴骨面，保证鼻背筋膜的完整。

4．线材外露

原因：多为线材过长、长时间的局部张力过大所致。

防治方法：①适当裁剪线材，宁短勿长；②术后嘱受术者当出现皮肤变薄、发红、疼痛时应及时就诊，可以避免线材外露过多。如已穿孔，则应立即清创，取出线材。

5．感染

原因：埋线隆鼻术后感染者较为少见。如偶尔发生，多为术前局部就有感染灶，或手术消毒不严格所致。

防治方法：拒绝给有局部感染灶者做埋线隆鼻，严格遵循无菌操作常规，术后预防性使用抗生素。如术后 3 天局部水肿不退反而加重，出现红、肿、热、痛者，应考虑有感染的可能。应立即打开切口，取出线材，用含有抗生素的液体冲洗创腔、引流，静脉应用抗生素。

经验推介

线技术隆鼻术可以视为注射隆鼻术的延伸，两者的操作技巧类似，区别是线技术隆鼻将透明质酸替换成线材，能起到更强的支撑作用，而且没有血管栓塞的风险。目前有 PPDO 材质的网管状线问世，此种线材不仅具有 PPDO 线材的所有特点，而且可以将填充剂注入网管，不仅能防止注射栓塞，还可防止填充剂外扩。

线技术隆鼻术还可以视为假体隆鼻术的延伸，因此所有假体相关的注意事项都适用，例如不能埋置过浅、不能造成鼻尖张力过大等。线技术隆鼻不需要做切口，植入的是分成细线的可吸收材料，操作更简捷，术后基本无恢复期。

五、临床效果观察

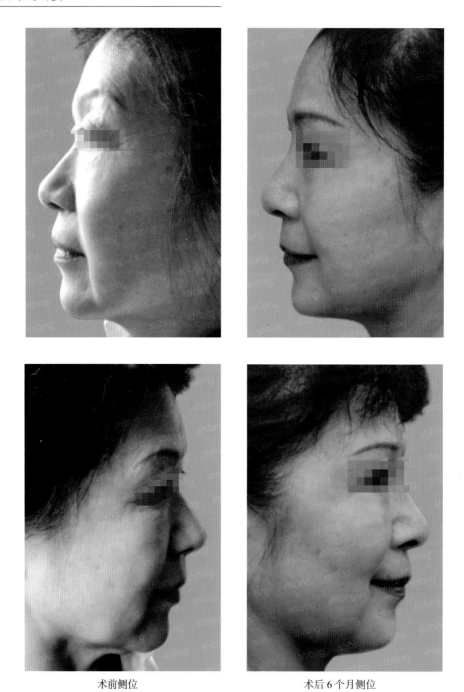

术前侧位　　　　　　　　　　　术后 6 个月侧位

图 12-1　患者，女性，65 岁，自诉鼻背低平，应用 PPDO 线材行线技术隆鼻术

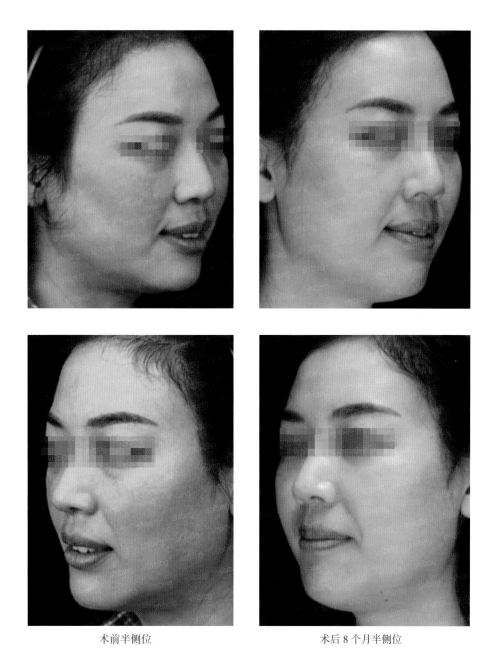

术前半侧位　　　　　　　　　　　　术后 8 个月半侧位

图 12-2　患者，女性，45 岁，自诉鼻背低平，给予线技术隆鼻术

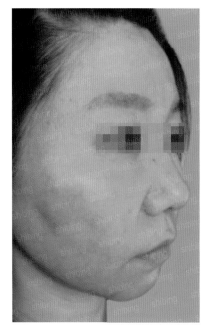 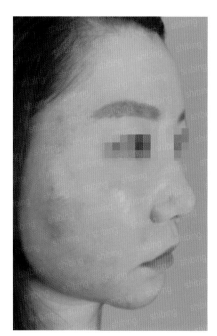

术前半侧位   术后 5 个月半侧位

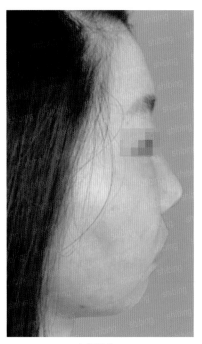 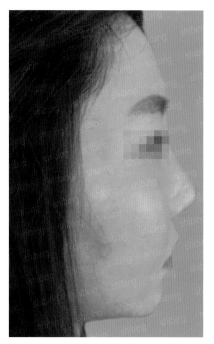

术前侧位   术后 5 个月侧位

图 12-3   患者，女性，33 岁，自诉鼻背低平，给予线技术隆鼻术

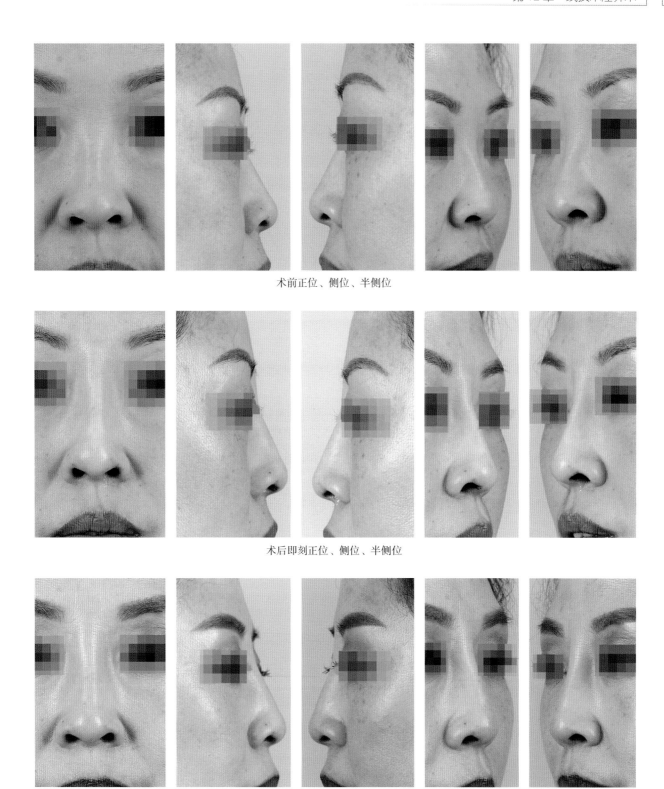

术前正位、侧位、半侧位

术后即刻正位、侧位、半侧位

术后 4 天正位、侧位、半侧位

图 12-4　患者，女性，31 岁，自诉鼻背低平，给予线技术隆鼻术联合透明质酸注射填充

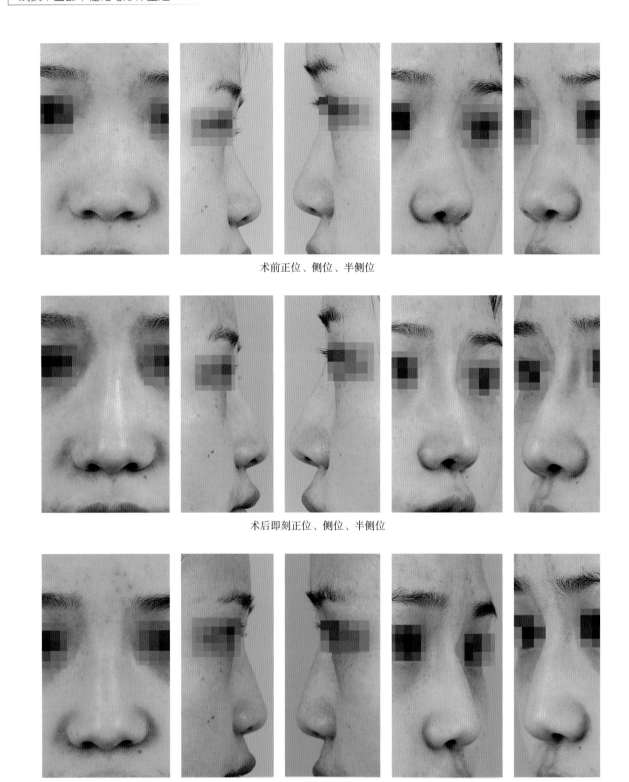

术前正位、侧位、半侧位

术后即刻正位、侧位、半侧位

术后 3 个月正位、侧位、半侧位

图 12-5　患者，女性，24 岁，自诉鼻背低平，给予前庭入路技术线隆鼻术联合透明质酸注射填充

争议与警示

线技术隆鼻术是近年来兴起的微创鼻整形技术，由于操作简便、创伤轻微，被广泛开展，同时也出现了大量的并发症和不良反应。业界对此项技术的评论不一。拥趸者认为这是一种安全微创的方法，值得推荐；反对者则认为对鼻部组织结构破坏较多，瘢痕和异物反应导致二期手术修复非常困难，应该禁止。

笔者认为，对于线技术隆鼻不能一概而论，要具体情况、具体分析。如果由技术熟练的医师使用正规产品在正规医疗机构进行操作，该方法还是有其独特性和优越性的。分析目前并发症较多的原因，一是由于该操作看起来技术难度不大，因此很多非医生纷纷效仿，导致出现大量问题；二是由于这是一项新兴技术，目前没有统一的操作规范，很多医师在技术探索的过程中也在不断地犯错和吸取教训。因此，加强行业规范，对医师进行操作培训，是当务之急。

（夏炜 石冰）

第 **3** 篇

线技术形体塑造

第 13 章

线技术颏颈部松弛提紧术

一、颈部评估

颈部下垂是衰老过程中的必然结果，也是整形外科医师经常遇到的问题。与年龄有关的解剖学因素包括：①皮肤松弛；②颏下区脂肪堆积；③颈阔肌前段或后上段松弛（或僵硬）；④下颌下腺下垂或肥大。术者必须在评估以上因素以后才能实施手术。

不同求美者的皮肤弹性、皮下脂肪量以及颈阔肌松弛度不尽相同。衰老造成的下颌骨体积与形状改变也会导致颈部轮廓存在差异。

低位舌骨是导致下颌角圆钝的常见原因。下颌退缩症也常见于下颌角圆钝的求美者。以上两点都是传统面部提升术不能解决的。不过，辅助术式如隆颏术，可对这些症状有所改善。颏下区域臃肿的病因还包括二腹肌肥大、二腹肌深层脂肪堆积、下颌下腺下垂等。

年轻求美者的皮肤通常更紧致、弹性更好。医师必须仔细检查求美者的颈前部是否存在臃肿，以及是由单侧还是双侧皮下脂肪堆积引起的。检查时，可以令求美者用舌头顶住硬腭，这会引起舌骨上肌和颈阔肌收缩。此时，医师可以用手指将这一部位夹住，由此估算出颈阔肌浅层脂肪的量。

颈阔肌的结构可影响颈前部的外观。存在颈阔肌交叉的求美者会在上颈中部表现出颈阔肌赘余，不存在这一交叉的求美者则会表现为颈阔肌束（双侧颈阔肌内缘及其浅层筋膜突出可见）。这两种表现都会在求美者收缩颈阔肌（做咆哮表情）时加重。颈阔肌深层的一些结构有可能会被脂肪所掩盖。如果术者考虑实施颈前部吸脂术，就必须考虑到这一点。

术者必须明确告知求美者，所有切除颈前部皮肤的术式都会留下瘢痕，尤其会在术后早期比较明显。另外，瘢痕可能会变大，可能需要进一步治疗。

如果求美者赘皮严重，就不适合采用微创除皱术。如果求美者的皮肤缺乏弹性，那么术后皮肤可能不能顺利收缩。适合微创术式的是那些受日光损伤较轻、皮肤层较厚、胶原蛋白和弹性纤维丰富的年轻求美者。

分类及分级：

研究表明，年轻颈部的特点是下颌角尖锐

（105°～120°），下颌下缘清晰，以及胸锁乳突肌明显。清晰的甲状软骨和甲状腺下方凹陷也能为颈部增加魅力。根据不同年龄段求美者面颈部的特点，学术界提出了许多分类方法，比如基于解剖层面的 Dedo 分类法（图 13-1）：

- Ⅰ类：下颌角优美、颈阔肌纹理良好，不存在颏下脂肪堆积的年轻颈部。

- Ⅱ类：单纯皮肤下垂，不存在颏下脂肪堆积。

- Ⅲ类：存在颏下脂肪堆积。

- Ⅳ类：存在颈阔肌束。

- Ⅴ类和Ⅵ类是基于骨性疾病而言。Ⅴ类代表存在下颌退缩症的求美者，Ⅵ类代表存在低位舌骨的求美者。

Steven H/Dayan 参照前述标准和目前可以开展的治疗手段以及已取得的一些进展，将求美者颈部分为不同程度的五级，并给予了治疗建议。

- Ⅰ级：求美者只是皮肤松弛，或轻或重（也称为"火鸡脖"），脂肪堆积很少，颈部解剖结构也较好。治疗：程度轻，只需要观察；若有多余

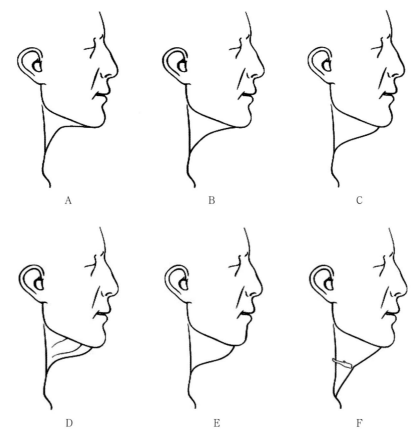

图 13-1　Dedo 颈部分类法。A. Ⅰ类，下颌角优美；B. Ⅱ类，单纯皮肤下垂；C. Ⅲ类，颏下皮肤下垂和脂肪堆积；D. Ⅳ类，存在严重皮肤松弛，伴颈阔肌束；E. Ⅴ类，下颌退缩症的求美者；F. Ⅵ类，低位 / 前位舌骨 [引自：Jordan JR. Direct Cervicoplasty. Facial Plastic Surgery, 2012, 28(1): 52.]

皮肤，常须行除皱术和面部提升。极少数情况下，有大量赘皮者需要直接手术切除。

- Ⅱ级：求美者存在先天性颈部脂肪堆积，而皮肤弹力较好。治疗：该级求美者可能需要做0.5 cm的颏下小切口吸脂术，不需要行皮肤切除术。

- Ⅲ级：特点为颈阔肌下垂和（或）中度索带，多余皮肤，伴或不伴有下颌多余脂肪。治疗：需要行面颈部联合提升术，但可能不需要下颌切

开。下颌若有多余脂肪可进行小切口吸脂术。

- Ⅳ级：明显可见中重度颈阔肌索带，皮肤多余，伴或不伴有下颌脂肪堆积。治疗：包括面颈部联合提升术，以及2.5 cm下颌切口和颈阔肌内侧边界折叠缩短术。

- Ⅴ级：特点是解剖结构不理想 [赘皮、多余脂肪、低位舌骨、高位二腹肌、下颌下腺下垂、短颈和（或）胖颈]。治疗：需要行面颈部联合提升术和多重悬吊术。

治疗路径建议

下颌成形术（颏颈部年轻化）的分类定向解决路径

分类	解剖异常	术式选择
Ⅰ级	仅有皮肤松弛	面颈部提升术或选择性直接切除术（"T-Z"字成形术或"W"字成形术）±隆颏术
Ⅱ级	弹性皮肤 单独颏下脂肪性松垂	颏下小切口脂肪切除术 ±隆颏术
Ⅲ级	多余皮肤 ±颏下多余脂肪 中度颈阔肌下垂及索带	面颈部提升术伴或不伴颏下小切口脂肪切除术±隆颏术
Ⅳ级	多余皮肤 ±颏下多余脂肪 中重度颈阔肌下垂及索带	面颈部提升 2～3.5 cm颏下切口 下颌部脂肪切除术 颈阔肌折叠缩短术±隆颏术
Ⅴ级	颈部短小 多余皮肤 下颌多余脂肪 颈阔肌严重下垂 二腹肌肥厚 下颌下腺下垂 颏下垂 低位舌骨	面颈部提升 2～3.5 cm颏下切口 下颌脂肪切除术 颈阔肌切除术及折叠缩短术 颈阔肌以下深部脂肪切除术 ±隆颏术和（或）悬吊术

建议

对于颈部衰老的治疗研究远没有受到太多重视，因为人们更多关注的是面部年轻化，而且由于东方人颈阔肌的特点是基本上上 1/3 或更多是重叠或交叉的，发生松垂的程度远没有西方人严重。当然也有类似的情况存在，只是比例问题。在线技术问世以来，医生们通过经验积累发现，在适应证选择合理的情况下效果还是肯定的，而且新型慢吸收线材的线体设计以及所推荐的紧致提升方法更加开阔了视野和思路。国内很多医生也改良和发明了很多适合于国人的颏颈部年轻化术式，得到了同行及求美者的一致好评。在上面的路径基础上，笔者建议：

1. 在 Ⅰ、Ⅱ 级情况，无论是单独还是复合存在，均可以联合应用倒刺悬吊线和平滑线进行提升和固定，从而予以改善。

2. Ⅲ、Ⅳ 级亦可以用上述方法进行矫正，但是效果会有折扣，需要提前向求美者交代。而且一般多需要进行颏区的溶脂或吸脂，而后再进行线技术提升紧致。在颈部皮肤较薄的前侧面，随着衰老的加重变得愈发菲薄，而此时平滑线的埋置通过刺激胶原合成和血管生成，可以较好地矫正此缺陷，但是要掌握好埋线深度，过深效果不良，过浅则线体容易外露或可见；线的数量亦不要过多，分次埋置更为稳妥。

二、手术治疗

根据颏颈部松弛程度，可选择不同的线材和埋线方式，也可几种方法结合应用。

（一）线材选择

常用线材大致有以下几种规格：

1. 无刺平滑线，锐针，4-0、5-0、6-0 号，长度为 2.5 cm × 2.5 cm 双线、1.5 cm × 1.5 cm 双线。

2. 无刺螺旋平滑线，锐针，4-0、5-0、6-0 号，长度为 2.5 cm × 2.5 cm 双线。

3. 双向倒刺悬吊线（短），半钝针，2-0 号，长度为 5 cm × 5 cm。

4. 双向倒刺线（长），0 号，14 cm × 14 cm。

5. 2-0 号，12 cm × 12 cm 双锐针线、23 cm × 23 cm 双锐针线。

6. 2-0 号，双锐针、双向倒刺线（Ⅰ针线，线在针体中间固定）。

（二）麻醉方法

1. 埋置平滑线或螺旋线，术区皮肤外敷 5% 复方利多卡因乳膏 45 min。

2. 埋置锯齿线，在进、出针点及布线轨道皮下行局部浸润麻醉。

3. 视情况可以采用静脉无痛麻醉。

（三）手术操作

1. 相关解剖

颈部埋线主要在颌下三角区和颏下三角区操作，布线的层次是浅筋膜层，该层次无重要血管和神经。层次把握得当，一般不会损伤深层的颈外动静脉等血管，但该处有颈丛耳大神经和面神经颈支等神经分布，偶尔会损伤到这些较表浅的皮神经，一般 3~6 个月可慢慢恢复。

颈阔肌 - 耳韧带（platysma-auricular ligament，P-AL）是指起于颈阔肌后上缘，连于耳垂附近的一层薄而坚韧的结缔组织结构。该结构在颈阔肌后缘、上缘均与面部 SMAS 及腮腺筋膜、胸锁乳突肌腱、颈阔肌悬韧带等结构紧密融合，在耳垂下后方形成一略呈尖端向下的三角形致密区。将连接于颈阔肌后上缘与致密区的那部分 SMAS 称为颈阔肌 - 耳韧带。颈阔肌 - 耳韧带与 SMAS 等各层组织紧密愈着，通常作为颈部和口角埋线紧致治疗强有力的锚定点，对维持下面部和颈部年轻化状态有着重要意义。

2. 埋线层次

颈部皮肤及皮下层较薄，颈阔肌菲薄，与皮肤结合紧密，不像面部解剖层次那么清晰。无论是埋置平滑线还是倒刺线，布线层次都是在浅筋膜层，即埋置在皮下组织和颈阔肌。

3. 术前设计（按 Dedo 分类法）

（1）Ⅰ类：以平滑线或螺旋线，顺皮肤纹理方向均匀皮下埋置平滑线、螺旋线。因垂直于颈阔肌埋置，故亦有利于放松颈阔肌，减少颈纹的形成。

（2）Ⅱ类：颏下脂肪堆积不明显，可选用 0 号悬吊线，也可采用 0 号或 2-0 号 12 cm × 12 cm 双针、双向倒刺线 2 根，在颈前区呈 M 形埋置收紧。

（3）Ⅲ类：轻度颈部皮肤松弛，颈阔肌轻度条索，颏下脂肪少许堆积，皮肤弹性好，可采用 Ⅰ 针线 "系鞋带法" 治疗。

（4）Ⅳ类：中重度皮肤松弛，颈阔肌中度条索，可采用 0 号或 2-0 号 23 cm × 23 cm 双针、双向倒刺线 3 根，以耳垂下颈阔肌 - 耳韧带为锚定点埋置。

（5）Ⅴ类和Ⅵ类：存在颏颈部解剖结构异常，埋线治疗效果有限，建议手术治疗。

其中，2.3.4 对于脂肪堆积较多者可以先行溶脂或吸脂，而后同期进行线的埋置。

4. 操作方法

（1）Ⅰ类：选用 5-0 或 6-0 号平滑线、螺旋线，在拟治疗区平行埋置，也可 # 形埋置（图 13-2）。

（2）Ⅱ类：有多种治疗方法可以选择。

①选用 2-0 号 5 cm × 5 cm 双向倒刺悬吊线，耳垂破皮，扇形埋置皮下，提拉收紧，打结、不打结均可（图 13-3）。

②选用 0 号双弯针 14 cm × 14 cm 长双向倒刺线，中间剪断，耳垂、下颌角上下破皮，以套管针将线埋置皮下，形成三角形回路，耳垂下以颈阔肌耳韧带做锚定点，收紧、打结固定（图 13-4）。

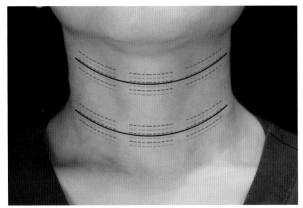 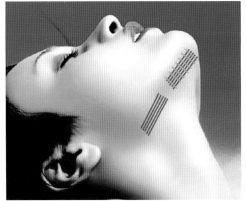

图 13-2　平滑线及螺旋线颏颈部理置示意图

③选用 2-0 号 12 cm×12 cm 双直针、双向倒刺线，以胸锁乳突肌前缘和颈正中线为界，呈 W 形埋置（图 13-5）。

- 在颈阔肌前缘，距耳垂 5~8 cm 标记为 1 点（视颈部松垂程度），上下相距 2 cm 标记为 3、5 点。
- 在颈正中线，距颏颈角上下 1.5 cm 标记为 2、4 点。
- 在 1 点破皮针破皮，蚊式钳皮下稍作分离，双针线从 1 点刺入，走行浅筋膜层，至 2、4 点出针，两条线拉直、保持张力，将颈部组织向后轻推，组织略收紧，穿刺针再进入原孔，至 3、5 点出针，剪线。
- 相同方法治疗对侧。

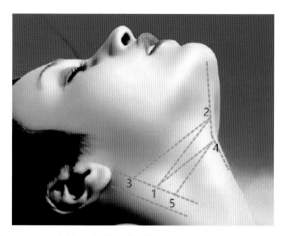

图 13-5 双直针双向倒刺线颈部埋置示意图

（3）Ⅲ类：选用 2-0 Ⅰ针线布线。

■ 进、出针点设计

做颈部中轴线（图 13-6 示虚线），先画进针点 S 和出针点 E。S 点设置为甲状软骨上缘，出针点 E 设置在下颏凹处。从 E 点沿下颌骨外缘间隔 2.5 cm，分别画出针点 G、X 点。从 G、X 点沿下颌缘设计 a3、b3 点，间隔 1.5 cm。单侧 a、b 点之间间隔 1.5 cm，每侧 5 个点（如图 13-6 所示）。右侧：b → a1 → b2 → a3 → G → E。左侧：a → b1 → a2 → b3 → X → E。

■ 布线设计及操作

- 使用 11 号刀片分别在进针点 S 和出针点 E 开口，并以蚊式钳作皮下分离，最外侧的 a 点和 b 点开口，将蚊式钳夹住中间无倒刺区域。

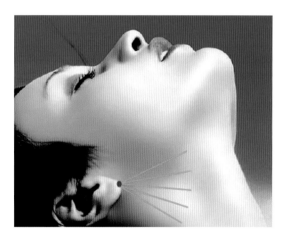

图 13-3 双向倒刺悬吊线颈部埋置示意图

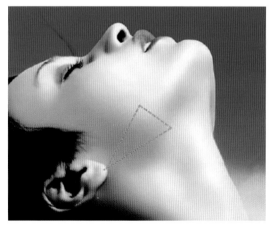

图 13-4 双弯针双向倒刺线颈部埋置示意图

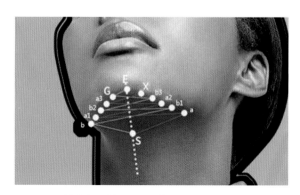

图 13-6 Ⅰ针线颏颈部埋置示意图

- 从 S 点进入走向 b 点，在骨膜表面固定出针，从 b 点同孔进 b1 点出针，进针到 b2 点出针，进针到 b3 点出针，进针到 G 点出针，再进针到 E 点，将针剪掉。

- 松开蚊式钳操作另一半线，从 S 点进针到 a 点（骨膜区悬挂）出针，进针到 a1 点出针，进针到 a2 点出针，进针到 a3 点出针，进针到 X 点出针，进针到 E 点出针。将针剪掉，与另一条线打结并深埋 E 点，操作结束。

- 操作顺序：第一根线 S → b → b1 → b2 → b3 → G → E；第二根线 S → a → a1 → a2 → a3 → X → E。

（4）Ⅳ类

①选用 2-0 号 23 cm × 23 cm 双直针双向倒刺线 3 根。

■ **进、出针点设计**

做颈部中轴线，先画进针点 S1、S2、S3。S1 点在颏下凹陷处，S2 点与 S1 点间隔 1 cm，S3 点在甲状软骨上缘 1 cm。出针点 E1、E2、E3 设置胸锁乳突肌前缘（图 13-7）。

■ **布线设计及操作**

- 各点要预先破皮，蚊式钳皮下稍作分离，可减少穿刺点凹坑的出现。

- 使用蚊式钳一格夹住 23 cm 双针线中心点无倒刺区域，以中间平滑区为分界点，由 S1 点进针沿下颌外至胸锁乳突肌前缘 E1 点出针，同孔进，向上至耳垂下 E 点出针，对侧同等操作。

- 第二根线同上从 S3 点进针，平行第一根线走向胸锁乳突肌前缘的出针点 E2，出针后再同孔进，向上至耳垂下 E 点出针，对侧同等操作。

- 第三根线从 S2 点进针，至 E3 点出针，同孔再入针，15° 向颏部反折 E4 点出针，剪线，对侧同等操作。

- 第一、第二根线打结固定，线结深埋皮下。

- 操作顺序：第一根线 S1 → E1 → E；第二根线 S3 → E2 → E；第三根线 S2 → E3 → E4。

②选用 2-0 号 23 cm × 23 cm 双直针双向倒刺线 3 根。

■ **进、出针点设计**

在颈部中轴线标记进针点 S1、S2、S3，每点相距 1 ~ 2 cm，其中 S3 点距甲状软骨 1.5 cm。做耳垂标记线，斜向颈后，与垂直线呈 30°，标记出针点 E1、E2、E3，每点相距 1 ~ 2 cm（图 13-8）。

■ **布线设计及操作**

- 各标记点破皮，以蚊式钳在皮下稍作分离，利于线体转折和打结固定。

- 线体中间无倒刺区以蚊式钳钳持，扣一格

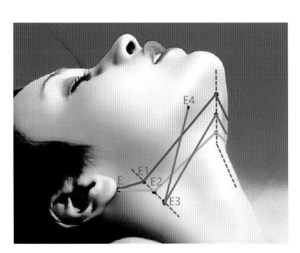

图 13-7　双直针双向倒刺线颏颈部埋置示意图（1）

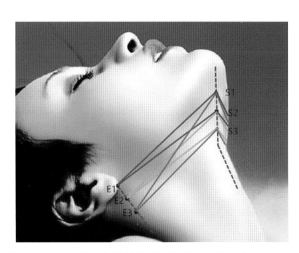

图 13-8　双直针双向倒刺线颏颈部埋置示意图（2）

钳齿，由正中线标记点向两侧走针布线。

- 各线对侧同等操作，稍收紧线体，同一根线两端线尾打结，线结深埋皮下。

- 操作顺序：第一根线 S1 → E1 → S2；第二根线 S2 → E2 → S3；第三根线 S3 → E3 → S1。

三、术后注意事项

1. 术后坚持戴下颌套 1 个月左右。

2. 术后 1～2 周内，术区有牵扯痛，不要做过度旋转头颈的动作。

3. 针孔愈合前勿浸水。

四、并发症的预防和处理

1. 在转折点和打结点的皮下，用眼科弯剪或蚊式钳在布线层面稍作 360° 分离，可确保布线在同一层面，有效避免针眼处凹坑的形成。如已产生，约 1 个月可自行平复。如不能自行恢复，可用 2 mm 皮肤标本采集打孔针在凹坑处打孔至皮下层，皮下稍作分离，针孔处亦可不做缝合，自行愈合。

2. Ⅰ针线操作时，在下颌缘处尽可能保证有一针缝在骨膜，可以牢固固定，如仅仅依靠颈阔肌悬韧带，疗效会稍差。但一定要注意面动脉走行区域，以免损伤造成出血和血肿。

3. 布线时不要为了加强效果而用大力拉扯，稍作收紧即可，否则易导致术区不平整和水肿期延长。

4. 为了避免针孔处瘢痕明显，需要用 6-0 号可吸收线缝合伤口。如针孔处有色素沉着，约 1 个月可逐渐减退和消失，亦可用氢醌乳膏等进行干预。

体会

1. 大多数求美者不愿通过手术来进行颈部年轻化的治疗。如前所述，埋线治疗与传统手术治疗的适应证与禁忌证相对模糊化。线技术虽好，但也不能解决所有问题。很多求美者只愿意接受微创治疗，而且要求达到与手术治疗相似的理想效果。因而，医生对适应证的选择十分重要，并且治疗前必须进行详尽的沟通，以免引起不必要的纠纷。

2. 颏颈部脂肪堆积较重者，一定要结合吸脂或溶脂术，才能达到令人满意的即时和远期效果。

3. 颈部赘皮较重、皮肤弹性差者，埋线收紧治疗易导致术区不平整，建议手术治疗。但若求美者坚持微创治疗，在经过充分沟通后，以及对于恢复时间长等情况表示充分理解的前提下，可尝试埋线治疗。

五、临床效果观察

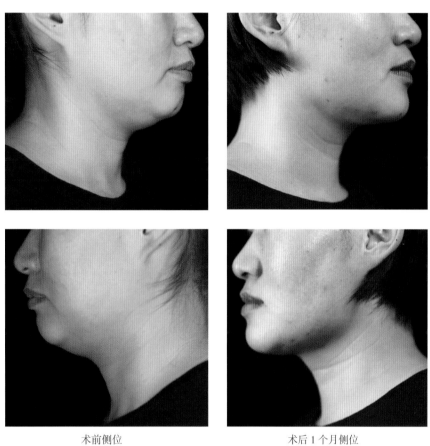

术前侧位　　　　　　　　　　　　　　术后 1 个月侧位

图 13-9　35 岁女性，颏颈部吸脂和线技术颏颈部提紧术同期完成

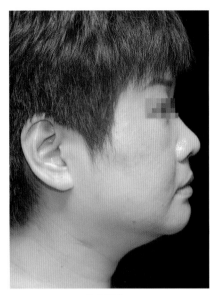

术前侧位   术后 3 个月侧位

图 13-10   42 岁女性，颏颈部吸脂和线技术颏颈部提紧术同期完成

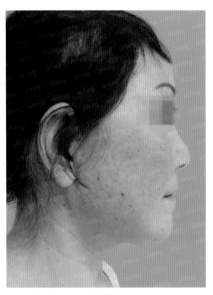

术前侧位   术后 1 周侧位

图 13-11   65 岁女性，单纯行线技术颏颈部提紧术

（石冰   余永刚）

第14章

线技术乳房下垂提升术

引言

女性乳房从胚胎发育角度来说，是位于胸部第 4 肋间的乳腺胚芽在 11~12 岁时开始发育，通常持续整个青春期，到 18~20 岁，乳房初次发育完毕。之后，乳房的形态会受到妊娠、哺乳、体重增减、激素改变、年龄增加等因素的影响而发生比较大的变化。我们在临床上经常会观察到，原本胸部较为丰满的女性，因为初次或再次哺乳，或体重明显减轻以后，乳房会发生中等程度以上的下垂和体积缩小，这种情况经常在 35 岁以前就发生了，比因为年龄增加而导致的乳房松垂老化发生得更早。现代女性对自身形体的审美标准越来越高，因此有越来越多相对年轻的女性求美者对乳房的提升紧致有强烈需求。

在乳房下垂提升的传统手术方式中，应用最广泛的是双环法乳房悬吊提升术。自 1990 年 Benelli 医生提出一系列的改进措施以后，此术式基本定型，乳房提升效果确定，术后的环状切口瘢痕较之前的手术方式有所改善。但是，国内很多女性患者对于正面仍然可见的乳晕环状瘢痕及可能相对变得不规则的乳晕外观，还是不能够接受。本部分将介绍一种全新的非切开的乳房下垂提升方法，即乳房下垂埋线技术，能够在隐匿瘢痕及创伤大幅度降低的情况下，达到相对满意的乳房提升效果。

一、相关解剖

女性乳房垂直向介于第2～6肋间，水平向介于胸骨旁线与腋中线之间，前后向位于胸前壁浅筋膜所构成的囊内。腺体大部分位于胸大肌表面，其深面外侧位于前锯肌表面，内侧与下部位于腹外斜肌与腹直肌筋膜表面。

乳房的动脉血供主要是来自胸外侧动脉、胸廓内动脉的肋间穿支和肋间动脉的外侧支。乳房浅表静脉位于浅层浅筋膜的下面，由乳房浅部组织回流的血液经浅部的静脉汇入深部的静脉。深部各静脉与同名的动脉伴行，分别注入胸外侧静脉、内乳静脉及肋间静脉。

乳房的神经支配主要是第2～6肋间神经的外侧皮支及前支，以及锁骨上神经及胸前神经。

乳腺位于皮下浅筋膜的浅层与深层之间。浅筋膜伸向乳腺组织内形成条索状的小叶间隔，一端连于胸肌筋膜，另一端连于皮肤，将乳腺腺体固定在胸部的皮下组织之中。这些起支持作用和固定乳房位置的纤维结缔组织称为乳房悬韧带（Cooper韧带）。浅筋膜深层位于乳腺的深面（Scarpa筋膜），与胸大肌筋膜浅层之间有疏松组织相连，称乳房后间隙。它可使乳房既相对固定，又能在胸壁上有一定的移动性。

提示

与埋线提升设计和操作关系最密切的解剖结构是乳房的筋膜支持结构。如图14-1所示，Cooper韧带深部连接于胸肌筋膜，穿过乳腺腺叶后，浅部连接于皮肤真皮层下，是一组弓形结构的韧带。Scarpa筋膜分深、浅两层，包绕整个腺体组织，向上方固定于胸壁。作为非切开手术方法，布线的理想层次是Scarpa筋膜浅层之上的脂肪内。在这个解剖层面内，无主干动、静脉及主干神经通过，埋线操作不会引起重要血管神经的损伤，是比较安全的。至于乳腺腺体本身，因其实质坚韧，线材很难穿过。所以，埋线并不损伤乳腺腺体内部结构，对哺乳不会造成影响。在进行埋线设计的时候，要充分利用到Copper韧带和第2肋骨作为线材固定及受力的解剖结构。同时，因站立体位时，乳房下半球组织下垂位移最大，埋线要对该区域组织做重点托举提拉。另外，在真皮下组织埋置密集的平滑线，刺激组织增生达到皮肤紧致，也会有明确的效果。

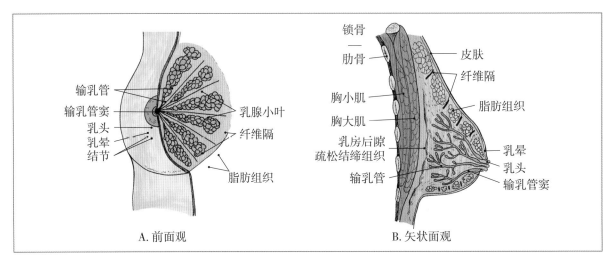

A. 前面观　　　　　　　　B. 矢状面观

图 14-1　成年女性乳房

二、乳房下垂程度分类

1. 正常乳房（图 14-2A）。

2. 轻度下垂：乳头在乳房下皱襞线上，高于乳房下部轮廓和皮肤（图 14-2B）。

3. 中度下垂：乳头在乳房下皱襞线下方，但高于乳房下部轮廓和皮肤（图 14-2C）。

4. 重度下垂：乳头在乳房下皱襞线下方，并低于乳房下部轮廓和皮肤（图 14-2D）。

5. 假性下垂：乳头在乳房下皱襞线上方，但处于乳房最低位置（图 14-2E）。

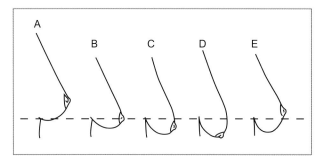

图 14-2　乳房下垂分类。A.正常乳房；B.轻度下垂；C.中度下垂；D.重度下垂；E.假性下垂

三、适应证与禁忌证

1. **适应证**

身体健康，乳房下垂程度分类为轻、中度。

2. **禁忌证**

（1）胸部皮肤及皮下明显老化。

（2）乳房体积过小。

（3）乳房体积过大（巨乳症）。

（4）乳房重度下垂或严重外扩。

（5）管状乳房（乳房基底面积过小）。

（6）胸廓明显畸形。

（7）乳房包块疑似诊断恶性肿瘤。

（8）严重高血压、糖尿病等慢性病史。

（9）重要脏器器质性病变。

（10）自身免疫性疾病。

（11）严重过敏体质。

（12）半年内有怀孕及哺乳计划者。

四、线材选择与布线设计

Gulhima Arora 等应用多根 PPDO 平滑线在乳房皮下埋置，术后观察到乳房有确切提升效果（图 14-3）。

Gregory Ruff 等应用 PPDO 锯齿线绕乳晕向第 2 肋方向埋置，来调整双侧乳头平面不对称，取得了相对良好的效果（图 14-4）。

国内有医生用国产锯齿 PPDO 线提升乳房，设计与上图类似，在第 2 肋骨缝合固定，向乳头平面做反"V"形布线设计，但是未能查到公开发表的文献资料。

近 1 年时间以来，笔者应用一种新型可吸收 PLA-PCL 线材进行乳房埋线提升，取得了相对满意的效果。设计方法如图 14-5。

首先，为达到将整个乳房组织相对均匀而不改变形态地上提，走线受力方向设计为托举乳房内下及外下象限为重点的多重弧形布局。这样的布线设

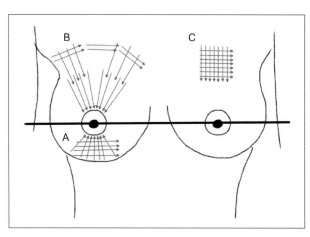

图 14-3　Gulhima Arora 法乳房提升线材埋置示意图

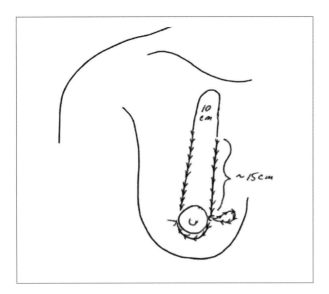

图 14-4　Gregory Ruff 法乳房提升线材埋置示意图

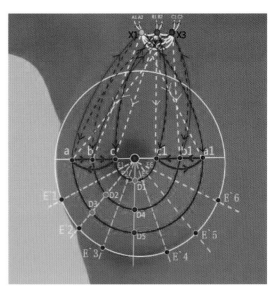

图 14-5　PLA-PCL 线材胸部提升埋置示意图（此方法由意大利 Accardo 医生团队发明，未见公开发表，笔者进行了一定的改良）

计，既能充分利用 Scarpa 筋膜包绕腺体和 Copper 韧带贯穿腺体的解剖特性进行提拉，同时浅层脂肪内的纤维间隔亦能对线材的固定形成助力。其次，选择第 2 肋骨骨膜作为线材上方的坚强固定锚着点。

（一）线材种类及规格

以意大利 happylift PLA-PCL 材质长效可吸收胸部提升线组合（图 14-6 ~ 14-8）为例进行说明。

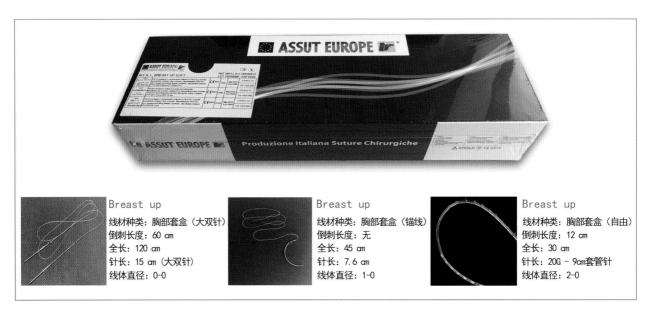

图 14-6　意大利 Happy Lift PLA-PCL 材质长效可吸收胸部提升线组合

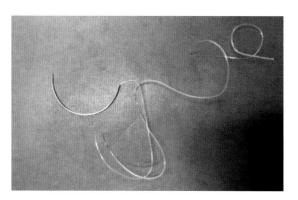

图 14-7　弧形角针带线（导引线）6 根，线体直径 1-0，长度 45 cm；弧形角针，针长度 7.6 cm，无倒刺平滑线

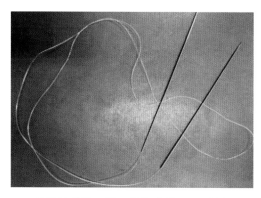

图 14-8　双锐针带线 3 根，线体直径 0-0，长度 120 cm；针长 15 cm；倒刺长度 60 cm

（二）设计方法

患者取站立位，肩部外展，挺胸。首先触诊定位胸骨柄以及两侧的第 2 肋骨。在第 2 肋骨上定位 X1、X2、X3 3 个锚定点，每个点之间间距 1.5 ~ 2 cm。然后提拉乳房上极皮肤，画出复位后的乳头新平行线，一般以乳头部位向上推移 3 ~ 6 cm 为准。以乳头为中心画出包含整个乳房组织的圆形区域，半径以提升后的乳头到乳房下皱襞直线距离为准。在乳头位置平行线上画出基本等分的 a、b、c、a1、b1、c1 6 个点。注意 c 和 c1 2 个点与乳晕距离不可太近。在圆形区域内画出 a-a1、b-b1、c-c1 3 个同心半圆，作为托举乳房组织的双针线走线区域。在同心半圆线上定位 D1、D2、D3 3 个点，分布相对均匀即可。分别连接 a-X1-a1、b-x3-b1、c-X2-c1 3 个三角形作为导引上提线的走线区域（图 14-9）。

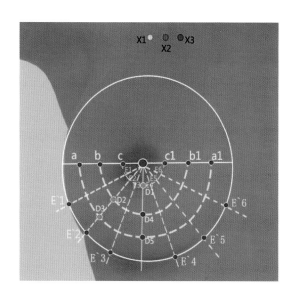

图 14-9　术前埋线设计图

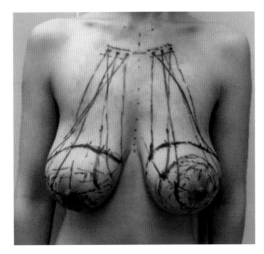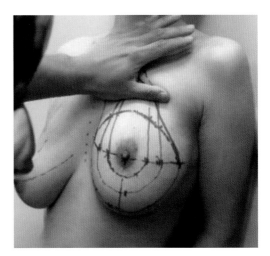

图 14-9 （续）

五、麻醉方法

为了提高患者舒适度，建议给予清醒镇痛麻醉。患者取半坐位。以上设计各点位给予 1% 利多卡因局部麻醉。所有走线区域给予适量含有肾上腺素的肿胀麻醉液充分浸润，以闭合小血管，防止锐针穿行导致的出血。配方为：1000 ml+2% 利多卡因 30 ml+ 肾上腺素 1 mg。

六、操作方法

具体操作步骤如图 14-10～14-15 所示。

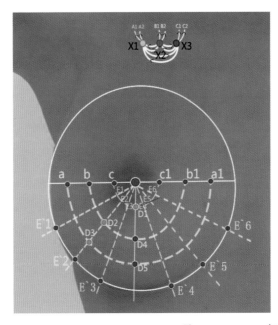

图 14-10　步骤 1：用打孔器在 X1、X2、X3、a、b、c、a1、b1、c1 及 D1、D2、D3 打孔，适度剥离打孔周围皮下组织；带导引线的弧形角针从 X1 进针，从 X2 出针，针走深层时尽量挂第 2 肋骨骨膜，然后从 X2 进针返回 X1 走皮下浅层，出针后将角针剪掉，留导引线头 A1、A2 备用。弧形角针 X2-X3-X2 留导引线头 B1、B2 备用，操作同上。弧形角针 X3-X1-X3 留导引线头 C1、C2 备用，操作同上

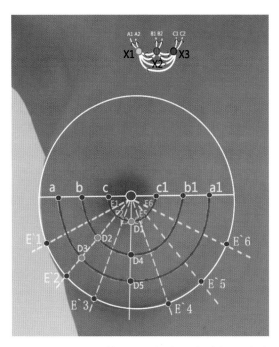

图 14-11　步骤 2：取第 1 根双针线，分别从 D1 走向 c1、D1 走向 c；取第 2 根双针线，分别从 D2 走向 b1、D2 走向 b；取第 3 根 1 双针线，分别从 D3 走向 a1、D3 走向 a。线按图示红色实线走行

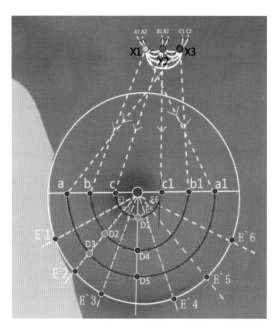

图 14-12　步骤 3：使用引线器，导引线 A1 向 b 穿出，导引线 A2 向 a1 穿出，导引线 B1 向 c 穿出，导引线 B2 向 c1 穿出，导引线 C1 向 a 穿出，导引线 C2 向 b1 穿出。以上走线方向按图示白色虚线箭头方向进行

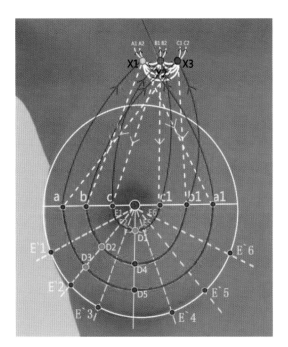

图 14-13　步骤 4：托举乳房到设计线提升的平面位置，然后各导引线和双针线适度收紧后，在相应的 a、b、c、a1、b1、c1 点位各自打 3 个结；打结后的双针线线体部分分别由 a-X1、a1-X1、b-X3、b1-X3、c-X2、c1-X2 回穿，在 X1、X2、X3 点打结。线按图示红色实线走行

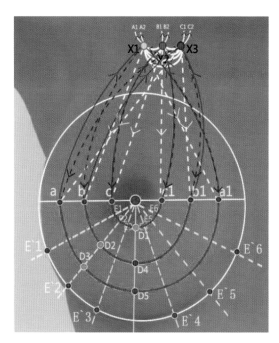

图 14-14　步骤 5：双针线体自 X1-b、X1-a1、X2-c、X2-c1、X3-b1、X3-a 再次回穿，在 a、b、c、a1、b1、c1 分别与导引线再次打结。线按图示红色虚线走行

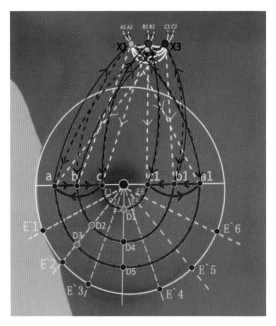

图 14-15　步骤 6：双针线体剩余部分按图示红色粗实线方向，a-b、b-c、c-a、a1-b1、b1-c1、c1-a1 走行，各自打结后剪线，线结埋入皮下。以上所有走线层次均在 Scarpa 筋膜浅层之上的脂肪内。所有打孔位置皮肤均用 6-0 号锦纶单丝线缝合。此外，自乳头到 E1-E6 可给予自由移动锯齿线做辐射状埋置

要点

1. 步骤 1 打孔并缝合固定于第 2 肋骨骨膜。操作过程中，辅助手要协助缝合针的深部走行，要避免针尖向下方肋缘深部滑动，造成肋间动静脉的损伤及穿破胸膜而造成气胸。

2. 所有步骤中，针带线的走行要确认在 Scarpa 筋膜浅层之上的脂肪内，不可过浅。

3. 步骤 4 中，乳房复位平面收紧线和打结的力度要松紧适度，避免因局部承受张力过大而导致皮肤出现过深的凹陷。

4. 步骤 4、5、6 中，由 X1、X2、X3 到 a、b、c、a1、b1、c1 有三次重复穿线悬吊，走线的部位尽量不要在一个隧道内，以增加悬吊的牢固度；另外，也会在线材吸收过程中产生较为广泛的包裹和粘连，即使线材吸收以后，乳房也不会过快重新下垂。同时针对乳腺外扩的程度，外圈线向内侧收紧的时候要做一定程度的调整和纠正。步骤 6 的操作也有助于纠正外扩，并增加一定的乳房凸起度。

5. 从某种程度上说，重复穿线的具体设计与走线有一定随意性，目的是使提升之后的乳房保持应有的解剖学外观。如果打结后发现位置和形状有不妥或不对称，可以利用这一环节进行调整。但是，方法上需要注意布线走行层次可略浅，以利于形态的维持。必要时，可以利用剪下的部分线材重新埋置加强固定，特别是外侧乳腺组织。

6. 所有的设计打孔点位都要在布线前做附近组织的游离，以减少术后凹陷的形成及方便多个线结的埋放。另外，由于东方人种容易形成增生性瘢痕，故所有打孔处均应用快吸收缝线紧密对合缝合，缝合与否差异很大。

七、术后注意事项

1. 常规口服抗生素7天。

2. 胸部固定胶布7天后拆除，同时拆线。

3. 拆除固定胶布以后，胸部戴稍紧一些的无钢圈弹性胸罩，持续6~8周。

4. 2个月内避免剧烈运动。

八、术中和术后并发症及其防治

1. 出血、血肿、气胸及术后皮肤淤青

布线走行的解剖层面主要在Scarpa筋膜浅层脂肪内，这个层面没有主干血管通过。避免的主要方法就是术前在布线区域给予适量肿胀液浸润，以闭合小血管，达到止血目的。比较危险的出血和气胸可能发生在锚定第2肋骨的缝合操作过程中，可能伤及第2肋间血管及胸膜。操作要点按上述操作步骤1进行。图14-16为术后皮肤淤青，可给予生物电辅料外敷。

2. 皮肤凹陷

因提升复位带来的张力，会在线材出入针点产生凹陷（图14-17）。减轻凹陷的主要方法见上述操作步骤3、5。较浅的凹陷一般会在术后2~4个月内消失。严重的凹陷可在术后3个月内用锐针在皮下做小范围剥离，以尽快恢复。

3. 提升后双侧乳房外观不对称、局部畸形及乳晕旋转

术前设计时模拟提升复位以后的位置，标记出现凹陷的部位，建议布线之前在该部位皮下浅层填充脂肪以减轻提升后可能出现的畸形。如图14-18所示，需要在右侧乳头下位置皮下填充脂肪。

手术体位在半坐位进行。一侧操作完毕以后，另一侧乳房提升复位及纠正外扩尽量比照对侧进行。操作步骤2中，第1根双针线从D1-c1、D1-c，要离开乳晕0.5~1 cm，不能在乳晕区域内走线。图14-17中右侧乳晕出现旋转畸形。

4. 术后线材切割伤

术后给予无菌胶布固定乳房7天（图14-19）；拆线之后穿着紧身胸罩，持续6~8周，待线材与皮下组织包裹固定以后再恢复正常活动（图14-20），以防术后线材切割伤。

5. 术后感染、线结外露

术中严格注意无菌操作，线结埋置在皮下稍

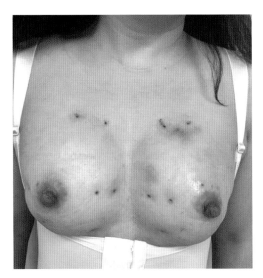

图14-16 术后皮肤淤青

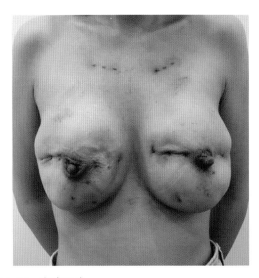

图14-17 皮肤凹陷

深位置，所有打孔部位均以 6-0 丝线缝合。

术后给予口服抗生素 7 天。

6. 术后打孔部位瘢痕增生及色素沉着

打孔处一定仔细缝合，对合确切。拆线后给予外用抗瘢痕药物，增生严重者考虑局部注射激素或者小剂量外放射治疗。色素沉着可以使用氢醌乳膏。图 14-21 为术后打孔部位瘢痕增生。

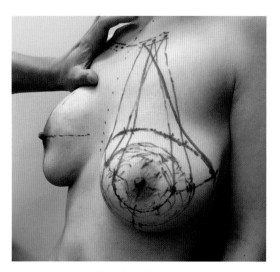

图 14-18　术前设计模拟提升复位以后位置，右侧乳头下方出现凹陷

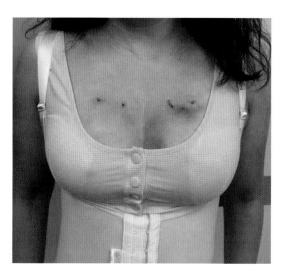

图 14-20　拆线之后穿着紧身胸罩

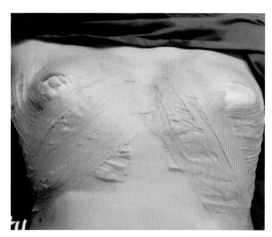

图 14-19　术后给予无菌胶布固定乳房

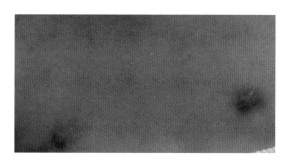

图 14-21　术后打孔部位瘢痕增生

九、临床效果观察

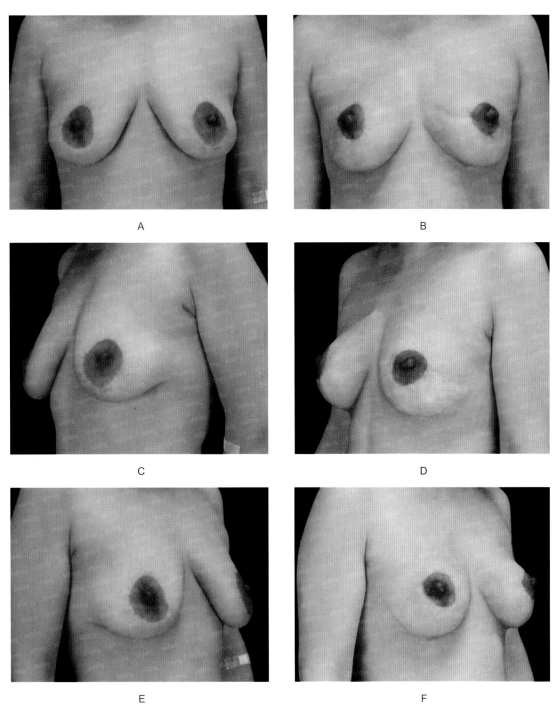

图 14-22　45 岁女性，曾经行双环法乳房悬吊术，但是效果维持较短，下垂复发，轻度下垂，再行线技术提升术。术后 6 个月，上提效果明显，乳头平面上提 3 cm，皮肤及瘢痕形成，患者满意。图 A、C、E、G、I 为手术前照片，图 B、D、F、H、J 为手术后 6 个月照片，图 K、L 为术中即刻操作

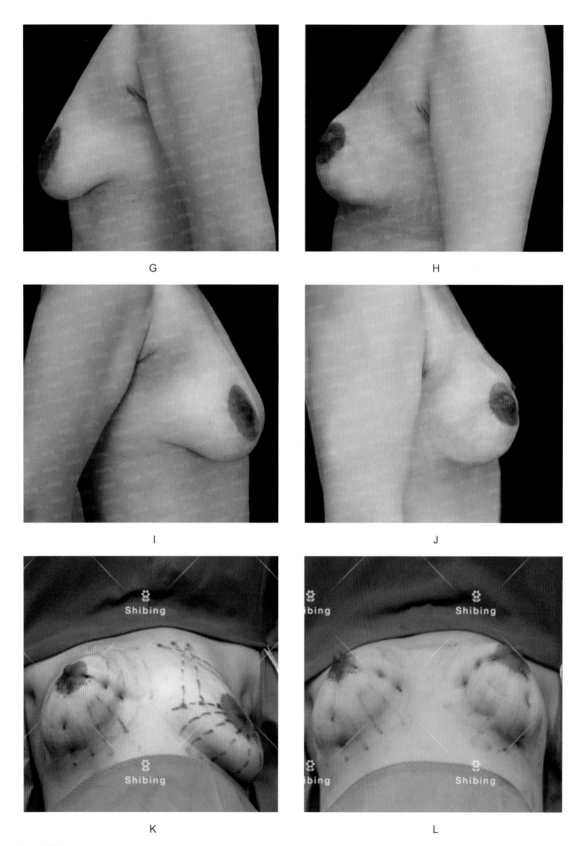

G

H

I

J

K

L

图 14-22（续）

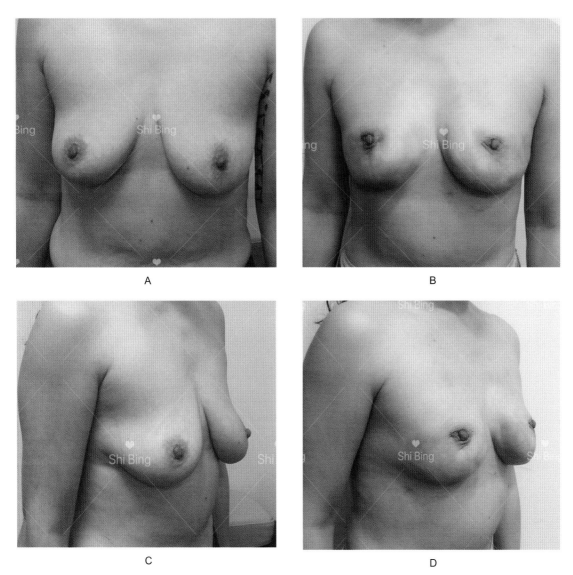

图14-23　42岁女性，行线技术胸部提升术。术后5个月（图B、D），提升效果明显，乳晕处有轻度皱褶，在进一步恢复中。患者自觉效果满意

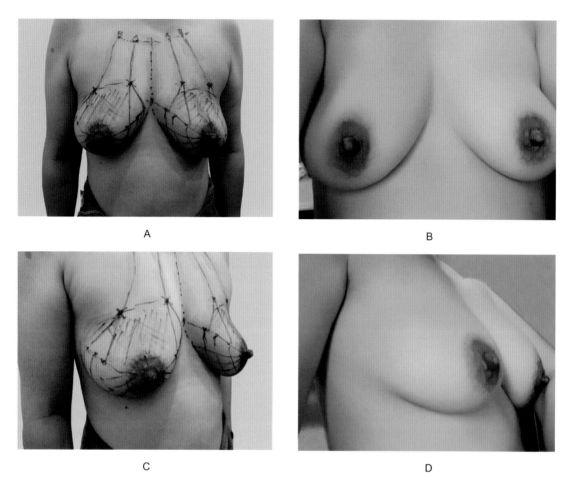

图 14-24　图 A、C 为术前正位及半侧位照片，乳房中度下垂，体积较大。图 B、D 为线技术胸部提升术后 13 个月微信随访自拍照片。观察乳头上提仍大于 2 cm，侧面对比更为明显。无皮肤凹陷，打孔部位未见明显瘢痕。但是该患者第 2 肋锚定点到乳头复位平面布线过少，因此此术后 1 年提升维持力度不够

十、讨论及结论

　　关于乳房埋线提升的临床案例，国内外报道均很少。Gregory Ruff 等报告 2 例患者，其中一例隆胸患者术前观察双侧乳头位置不对称，左侧偏低；双侧 350 ml 假体隆胸以后，左侧使用 0 号 PDO 锯齿线环绕乳晕皮下埋线后向上方皮下走行，提升并固定于第 2 肋骨。术后即时及术后 3 个月观察双侧乳头位置基本对称。另一例患者双侧乳房各抽吸 350 ml 脂肪以后，右侧乳房给予相同的 0 号线埋置提升，术后 8 个月观察，右侧较左侧未埋线的

乳房有提升和紧实的作用。

　　笔者自 2017 年 7 月到 2018 年 6 月近一年的时间内，应用一种新型胸部提升线进行了 30 余例线技术乳房提升术，取得了相对比较满意的临床效果。该术式对照传统双环法乳房悬吊手术的主要优点是，没有手术切口，不会产生明显瘢痕，对乳腺实质及乳晕周围血供无明显影响，恢复时间较短，患者接受度高。通过使用 2～3 根 110 mm 的多段锯齿 0 号双针带线，在乳房下半部分的皮下 Scarpa 层上方脂肪层内做半弧形布线，另外 3 根带针平滑线先在第 2 肋骨骨膜上做缝合固定，然后皮

下向下方穿行到乳头平面的对应位置，将乳房复位以后，上方导引线与与下方双针线打结固定，然后重新返回第 2 肋骨固定位置做加强悬吊。按照最新的改良方法，悬吊位置的走线重复 3 次，能起到非常良好的提升固定效果。线材为可吸收 PCL 材质，平均吸收分解期在 24 个月以上。

对于因提升产生组织移位导致可能出现的乳房轮廓畸形，可在布线前在相应部位皮下给予少量脂肪填充。韩国 Yong Woo Lee 等报告，动物组织及人尸体解剖观察显示，常规吸脂不影响该部位即时埋线提升的效果，但吸脂一般会避开对皮下浅层脂肪的抽吸，而填充脂肪很可能因强调脂肪的成活率和易于填充操作，使得多隧道填充脂肪正好位于布线层次。多隧道浅层填充可能会导致布线牢固度受到影响，而新填充的脂肪和线材在一起是否会增加术后感染率并影响脂肪存活率，这些矛盾的因素值得商榷。另外，可同时在皮下埋置多根平滑线，以达到刺激真皮下组织增生、紧致皮肤、增强乳房提升的效果。根据笔者观察的术后并发症发生情况，线材穿入及穿出部位的打孔点附近的皮肤淤青在两周内均可消失，无一例感染及皮下血肿发生，无气胸发生，无打孔点皮肤不愈合及瘢痕增生，无乳头血运及感觉障碍发生。

该术式出现最多的并发症是在布线穿入和穿出打结部位产生暂时的皮肤凹陷。据笔者的临床初步观察，凹陷完全消失需要 2~4 个月的时间。分析皮肤凹陷产生的主要原因，首先在于患者乳房体积较大，皮下 Scarpa 筋膜层以上脂肪组织过于松弛，脂肪含量少，这样打结的点位承担的力量相对较大，导致凹陷产生。在埋线复位提升的时候，尤其当试图通过线提升对乳房外扩做出一定纠正的时候，将 a-X1-a1 及 b-X3-b1 三角做更大张力的收紧，皮肤凹陷的程度可能会进一步加重。其次，在手术中走线进出操作的时候，针体或者线体倒刺挂住真皮层，也是凹陷出现的主要原因之一。在进行靠近乳晕的内圈弧形布线 D1-c、D1-c 的操作过程中，也可能因上述原因导致术后乳晕旋转变形。综合上述原因，我们在手术操作及术后处理方面需要尽量减轻或者避免凹陷的发生，以缩短恢复期，增加患者满意度。

虽然应用上述新的埋线方法行乳房提升，取得了比较满意的临床效果，没有明显不可逆的并发症发生。但是，由于乳房下垂埋线提升方法临床应用时间比较短，需要积累更多的病例，对于术后长期效果尚待进一步追踪随访。

提示

1. 所有设计打孔的点位，用打孔器打孔确实，切割区域要包括全层皮肤直达皮下。

2. 在打孔部位皮下做适度的扩张游离皮下组织，尤其对于线体进出走行的方向，要做重点游离。

3. 在打孔点进针的时候要垂直进针，深入皮下组织以后再按走线方向返回浅部组织层次。

4. 在打孔点出针的时候，要尽量邻近打孔点，或者在打孔点下方暴露的皮下组织出针；出针的时候尽量避免针及线体倒刺区域挂住邻近的真皮深层组织；出针避免过早、过浅。

5. 在乳腺复位打结的时候，线收紧及打结力度要松紧适度。

6. 靠近乳晕内圈的弧线设计要保证与乳晕的距离大于 0.5 cm，不要在乳晕分界线皮下组织走线。

7. 皮下浅层做足量的脂肪填充。脂肪填充的其中一个主要目的是为了协助处理凹陷。在进行脂肪填充做隧道的时候，脂肪移植针要在线走行可能导致凹陷的区域协助做一定程度的剥离和填充，力度以不影响挂线又能尽量减少凹陷为佳。

8. 要注意将线结深埋皮下，避免污染及线头暴露。术后强调用无菌低敏胶布固定 7 天，然后戴紧身胸罩 6~8 周，以避免线材对组织产生切割伤。

（王晓阳　石冰）

参考文献

[1] Benelli LA. A new periareolar mammoplasty: The round block technique. Aesth Plast Surg, 1999, 14:93.

[2] Ruff G. Technique and uses for absorbable barbed sutures. Aesth Surg J, 2006, 26(5): 621-627.

[3] Lee YW, Park TH. Does simultaneous liposuction adversely affect the outcome of thread lifts? A preliminary result. Aesth Plast Surg, 2018(2): 1-6.

[4] Arora G, Arora S. Thread lift in breast Ptosis. J Cutan Aesthet Surg, 2017, 10(4): 228-230.

上臂软组织松弛，外展时形成悬垂的囊袋，影响美观，俗称"蝴蝶袖"。以往多采用吸脂或上臂成形术等手术方法进行治疗，因其创伤大、恢复期长等因素，患者接受度低，推广乏力。近年来，随着微创整形、埋线技术及材料的不断发展，上臂埋线紧致术因其创伤小、恢复快、效果好，日益受到整形美容医生和广大求美者的青睐。

一、相关解剖

臂部按层次分为皮肤、浅筋膜、肌肉组织、深筋膜、骨膜与骨。与埋线紧致术相关的解剖部位主要是皮肤、浅筋膜、浅表血管与皮神经。

臂部的皮肤较薄，移动性大，浅筋膜薄而松弛，内含两条重要的浅静脉和多条皮神经。

（一）浅静脉

如图 15-1 所示。

1. 头静脉

头静脉（cephalic vein）起自手背静脉网的桡侧，在桡腕关节近侧转到前臂前面，沿前臂桡侧上行，经肘窝前面，再沿肱二头肌外侧上行，行

经三角肌胸大肌间沟，穿锁胸筋膜汇入腋静脉或锁骨下静脉。在肘窝中，该静脉通过肘正中静脉与贵要静脉吻合。

2. 贵要静脉

贵要静脉（basilic vein）起于手背静脉网的尺侧，止行渐转至前臂前面，沿前臂尺侧上行，经肘窝前面，再沿肱二头肌内侧上行，至臂中部穿深筋膜注入肱静脉或伴肱静脉上行，在腋腔与肱静脉合成腋静脉。

3. 肘正中静脉

肘正中静脉（median cubital vein）粗而短，位于肘窝前面，变异甚多，通常连于头静脉和贵要静脉之间，有时还接受前臂正中静脉的汇入。此外，肘正中静脉与深静脉间有吻合支。

（二）浅淋巴管和浅淋巴结

上肢的浅淋巴管引流皮肤和皮下组织的淋巴，可分为内侧组和外侧组。内侧组收纳手和前臂尺侧部淋巴，伴随贵要静脉走行，注入肘淋巴结（cubital lymph nodes），肘淋巴结的输出管汇入腋淋巴结外侧群。外侧组收纳手和前臂桡侧部的淋巴，伴随头静脉上行，一部分汇入腋淋巴结外侧

群，另一部分汇入锁骨下淋巴结。

（三）皮神经

臂部前面的皮神经有臂外侧上、下皮神经，臂内侧皮神经及肋间臂神经（图15-2）。

1. 臂外侧上皮神经

臂外侧上皮神经（superior lateral brachial cutaneous nerve）为腋神经的皮支，在三角肌后缘

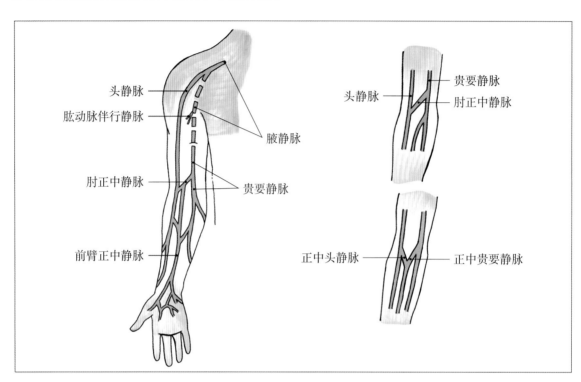

图 15-1　上肢浅静脉

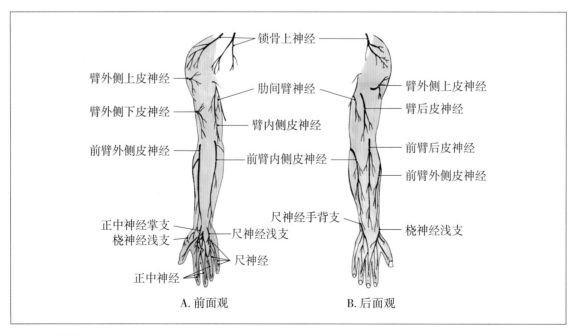

图 15-2　上肢皮神经

穿深筋膜，分布于臂上外侧部皮肤。

2. 臂外侧下皮神经

臂外侧下皮神经（inferior lateral brachial cutaneous nerve）为桡神经的皮支，在桡神经沟内发出，于三角肌止点下方浅出，分布于臂下外侧部皮肤。

3. 臂内侧皮神经

臂内侧皮神经（medial brachial cutaneous nerve）在腋腔起自臂丛内侧束，居于最内侧，下行至臂中部穿筋膜浅出，分布于臂下部内侧面皮肤。

4. 肋间臂神经

肋间臂神经（intercostal brachial nerve）分布于胸壁前部，为第 2 肋间神经的外侧皮支。

（四）肱动脉

腋动脉在背阔肌下缘易名为肱动脉（brachial artery），在臂部伴正中神经行于肱二头肌内侧沟。肱动脉上段居于正中神经内侧，继则经正中神经的后方转到其外侧。经肱二头肌腱膜深面至肘窝，在桡骨颈高度分为桡动脉和尺动脉。肱动脉在肘窝位置表浅，能清楚地摸到搏动，临床上常作为测血压时的听诊部位。

（五）深筋膜

臂部深筋膜包于臂肌表面，向上与三角肌筋膜、胸部筋膜和腋筋膜相续，向下移行于前臂筋膜。筋膜向深部插入，附于肱骨两侧的骨嵴，形成内、外侧肌间隔，将臂部分隔为前、后两区，前区含臂屈肌群、神经和血管等。

（六）臂前群肌

臂前群肌包括浅层的肱二头肌和深层的肱肌、喙肱肌。该群肌肉均受肌皮神经支配。

二、适应证与禁忌证

1. 适应证

因脂肪堆积及自然衰老导致的上臂松弛。

2. 禁忌证

（1）心脑血管疾患未稳定控制。

（2）患凝血功能障碍性疾病、免疫系统疾病、糖尿病未控制稳定。

（3）术区有急、慢性感染未控制。

（4）过度肥胖。

（5）过度松弛，赘皮较多。

三、线材与术式选择

1. 拟治疗区脂肪堆积不明显，软组织松弛不显著，可选择 4-0、5-0、6-0 号平滑线或螺旋线，用线数量依具体情况而定。

2. 拟治疗区脂肪堆积较重，可结合术区吸脂术，效果更佳。吸脂结束后即可行埋线治疗。

3. 脂肪堆积不严重，赘皮不明显，可行锯齿线埋置术。可选用 2-0 号或 0 号 50 cm、柔软度适中的单向锯齿线，或 23 cm×23 cm 双针双向锯齿线。

4. 赘皮严重者，行上臂成形术。

四、术前准备与麻醉选择

1. 体格检查：常规身体检查、心脑血管及呼吸系统检查，包括测量血压、呼吸、脉搏、心电图，排除呼吸系统急慢性炎症、哮喘等。

2. 实验室检查：包括血尿常规、凝血功能、血糖、传染性疾病的实验室检查（如乙肝、获得性免疫缺陷综合征、丙肝、梅毒）等。

3. 术前腋区备皮。

4. 麻醉方法可采用局部浸润麻醉、臂丛麻醉或清醒镇痛麻醉结合局部浸润麻醉。

五、操作方法

1. 患者取平卧位，上臂外展，术区常规消毒铺巾。

2. 埋置线的操作

可选取 PPDO 材料各种规格的平滑线、螺旋线、多股平滑线（爆炸线），呈网格状均匀埋置在需要治疗的部位。埋线层次在皮下脂肪层的浅层。

3. 锯齿提拉线的操作

选取 PPDO、PCL 等可吸收材料，50 cm 单向锯齿线、50 cm 双针双向锯齿线均可，单侧 2 根。操作示意图见图 15-3。操作过程如下：

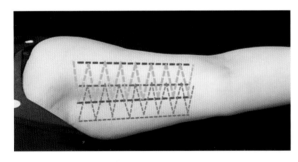

图 15-3　线材埋置示意图

（1）以尖刀片或 10 ml 注射器针头刺破皮肤至浅筋膜层（落空感的层面），按术前画好的布线图，将锯齿线反复"Z"形埋置于皮下浅层，适当挂住部分真皮。

（2）针眼不需缝合，乙醇纱条覆盖，弹力绷带加压包扎。

六、术后注意事项

1. 术后 3～5 日保持创面无菌、干燥。

2. 穿戴上臂弹力套 1 个月。

3. 1 个月内上臂禁做剧烈活动。

七、并发症的预防与处理

1. 感染：严格遵守无菌操作原则，创面愈合前保持干燥。

2. 术区凹凸不平：埋置锯齿线时不要过分收紧。如果出现，1 个月左右可以自行修复，回复平整状态。

3. 针眼不平整：针线反折时要在同一层面操作。

4. 线外露：注意埋置线材全部进入皮下、不外露。在使用单向锯齿线时注意进针及出针时严格同孔进、同孔出，避免线材外露。

体会

1. 单纯采用埋线紧致治疗时应注意选择合适的顾客。对于过度肥胖，脂肪堆积较重者，应先适量吸脂；而皮下脂肪严重缺乏，皮肤严重松垂的患者也应谨慎选用，必要时可考虑上臂成形术，切除多余赘皮。

2. 麻醉选择：最佳方案是静脉镇痛麻醉联合局部浸润麻醉。

3. 术前应跟患者充分沟通：其一，术后创面不平整，1 个月左右可恢复正常；其二，1 个月内上臂用力时会有牵扯疼痛感，1 个月后方可逐步消失。

4. 埋置锯齿线时应注意严格同孔进出针，并应注意埋置深度，一方面可以杜绝线埋置太浅导致后期出现露线，另一方面可以减轻针孔深陷、凹凸不平，并杜绝后期因表皮细胞陷入深层而出现角化异常。操作不熟练时，建议先在转折点用针头刺孔后再操作。

八、临床效果观察

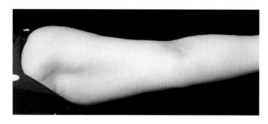 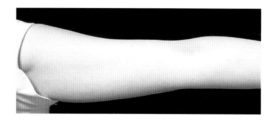

图 15-4　线技术上臂松弛提紧术前（左图）与术后 3 个月（右图）对比照片

（余永刚　石冰）

第 16 章

线技术腹壁松弛提紧术

引言

女性在妊娠、生育后，肥胖者减肥瘦身后，接受腹壁吸脂术后，或者随着年龄增长，腹壁均会发生松垂。有些因个体差异会十分严重，而且多数伴有妊娠纹或类似的皮肤改变，十分影响外观。求美者对此感到十分困扰。

腹壁成形术是十分传统且有效的治疗方式。在西方国家由于肥胖程度较重，腹壁松弛异常严重，该手术便成为首选，人们接受程度很高。但是在东方人群中，腹壁松弛相对轻微，而且由于形成瘢痕的概率很高，加上手术切口大、创伤大、恢复时间长，因此使广大求美者望而却步。

吸脂术虽然在一定程度上可以收紧松弛的皮肤，部分改善肤质，但由于只是缩小了皱褶间距离，而且为了避免皮肤发生血运障碍，尤其对于皮肤较薄者，抽吸层次不易过浅，因此，对皮肤收紧及质地的改善并不十分尽如人意。对于腹部没有过多脂肪沉积的单纯松弛来说，就只能选择腹壁成形术。近年来，线技术走进了我们的视野。经过一些医师们的临床实践发现，效果还是较为确切的，当结合吸脂后效果更为显著。线不仅可以收紧、紧致腹壁，而且由于 PPDO 等线材刺激新生血管和胶原合成的作用显著，对于改善腹壁的肤质和弹性作用明显。埋线技术为解决腹壁松弛提供了另一个可行的治疗手段。

一、相关解剖

（一）腹壁的境界

腹壁上界为剑突和肋缘，下界为耻骨联合、腹股沟韧带和髂嵴，外侧界是从肋缘垂直下行至髂嵴最高点之连线。由剑突向下过脐到耻骨联合的正中线为腹白线，是两侧腹直肌鞘的汇合线。半月线由腹直肌外缘形成，以第 9 肋软骨前端延伸至耻骨结节，呈略向外凸的弧度。两侧髂前上棘连线与正中线连线相交处为脐。

（二）腹壁的层次

腹壁由浅至深共有六层结构，即皮肤、浅筋膜、肌肉、腹横筋膜、腹壁下筋膜和腹壁壁层（图16-1），其中与腹部埋线美容手术关系较密切的主要是浅部的皮肤层、浅筋膜层和肌肉层。

1. 皮肤层

腹壁皮肤被覆于腹腔之上，四周借肌肉附于骨与软骨。腹壁的皮肤薄而富有弹性，有较大的膨缩性及移动性。

2. 浅筋膜层

浅筋膜层主要由疏松结缔组织和脂肪组织构成。以脐为界在上腹结合为一层，在下腹分为浅、深两层，瘦人常不易分清，胖人常能明显分清。浅层又称晕层，位于真皮与浅筋膜的纤维格里。深层又称板状层，位于深、浅筋膜之间，由大量的脂肪球组成，松散地镶嵌在筋膜间隙。肥胖时主

要以板状层增厚为主。其深层为结缔组织，含有弹性纤维，为致密的弹性纤维组织，在中线处附着于腹白线，其两侧向下于腹股沟韧带下方一横指处止于大腿阔筋膜。

3. 肌肉层

肌肉层主要由腹直肌、腹外斜肌、腹内斜肌和腹横肌组成（图16-2）。

（三）腹壁的血管

腹壁的血管分为深、浅两组（图16-3）。与埋线塑形相关的血管主要位于浅筋膜层。

1. 浅组血管

浅组血管包括腹壁浅动静脉、旋髂浅动静脉和胸腹壁动静脉。浅层血管主要位于浅筋膜的浅、深两层之间。

2. 深组血管

深组血管包括腹壁上下血管、旋髂深血管、下5对肋间后血管和4对腰动脉。

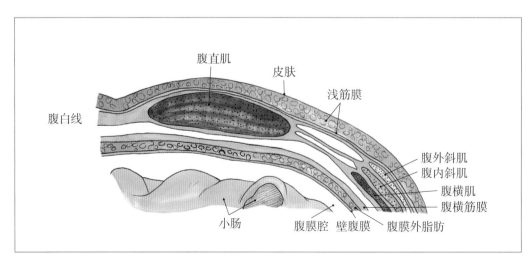

图 16-1　腹壁的层次

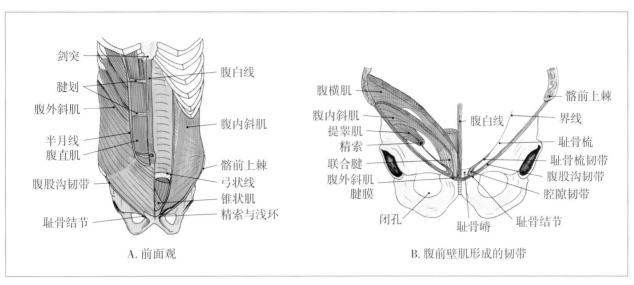

剑突
腹白线
腱划
腹外斜肌
腹内斜肌
半月线
腹直肌
髂前上棘
弓状线
腹股沟韧带
锥状肌
耻骨结节
精索与浅环

A. 前面观

腹横肌
腹内斜肌
提睾肌
精索
联合腱
腹外斜肌
腱膜
闭孔
腹白线
髂前上棘
界线
耻骨梳
耻骨梳韧带
腹股沟韧带
腔隙韧带
耻骨嵴
耻骨结节

B. 腹前壁肌形成的韧带

图 16-2 腹前外侧壁肌

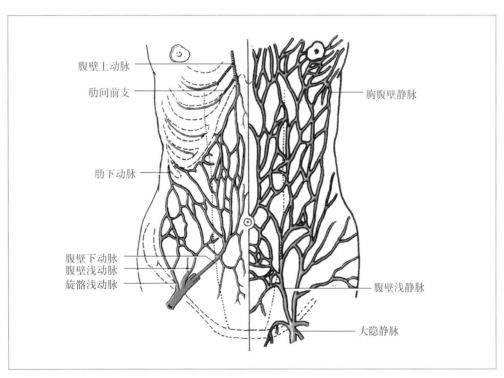

腹壁上动脉
肋间前支
胸腹壁静脉
肋下动脉
腹壁下动脉
腹壁浅动脉
旋髂浅动脉
腹壁浅静脉
大隐静脉

图 16-3 腹壁的血管

提示

　　腹壁埋线的层次一般位于皮下深层和真皮下。如果皮下脂肪过多，特别是板层脂肪过厚，一定会影响埋线紧致效果，甚至会发生收紧时切割和滑脱，因此，必须先行吸脂去除部分脂肪，再行布线；而对于皮下脂肪过少、腹壁过于松弛者，亦不建议埋线，因为会形成长期不能恢复的皱褶，建议直接行腹壁成形术。

　　为了加强收紧后的固定提升效果，预防再度腹壁组织下垂，再走线时可以间断将线缝合固定在腹壁肌肉腱膜上，如腹内外斜肌及腹直肌腱膜，但是不能过深，以免引起腹壁运动时疼痛。另外，由于腹壁浅血管主干多数位于腹股沟上及剑突下，因此深层固定时尽量位于腹壁中部，避免损伤血管而造成局部血肿，也影响紧致效果。

二、适应证与禁忌证

1. 适应证
腹壁松弛，有改善需求者。

2. 禁忌证
（1）心脑血管疾患未控制。

（2）凝血功能障碍。

（3）腹壁静脉曲张。

（4）皮下脂肪少，皮肤过度松弛。

（5）脂肪堆积较重为相对禁忌证，吸脂术后可以同时埋线治疗。

三、线材选择与布线设计

　　腹壁以脐为中点，分为上下左右4个象限。

据患者具体状况及需求，采取不同的埋线方式。

　　1. 可选取 0 号 12 cm×12 cm、23 cm×23 cm 双直针双向倒刺线，0 号 50 cm 单直针单向倒刺线，反复 Z 形布线，术区可达到紧致目的。图 16-4 设计适用于腹壁面积较大、身长较高者。图 16-5 设计特别适用于脐周环形松弛较为明显者。图 16-6 设计则适用于腹壁面积较小、体型瘦小者。

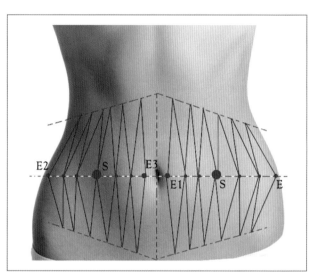

图 16-4　23 cm×23 cm 双针线设计（以右侧为例，红点为双针线进针点，一根双针线向左侧交叉布线，一根向右侧，最后分别在 E1、E2 出针后打结，埋入皮下。其他转折处均为同针孔进出）

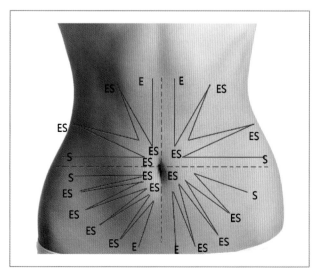

图 16-5　50 cm 单针单向倒刺线设计（每个象限用一根线，S 进，E 出，ES 为同针孔进出）

2. 腹壁脂肪堆积较少、轻度松弛者，以及吸脂后腹壁轻度不平整或先天和继发因素造成两侧轻度不对称者，可选取 5-0、4-0 号平滑线，螺旋线及多股平滑线（爆炸线），在相应部位埋置线材。

对于妊娠纹明显者可以在真皮下布相对细小的平滑线或螺旋线（图 16-7）。针和线较粗的平滑线可以用于辅助倒刺线收紧作用，建议与倒刺线垂直布线（图 16-8、16-9）。

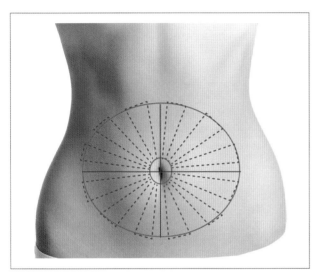

图 16-6　12 cm×12 cm 双针线设计（以脐周环形设计为进针点，布线类似前述章节中的提眉设计）

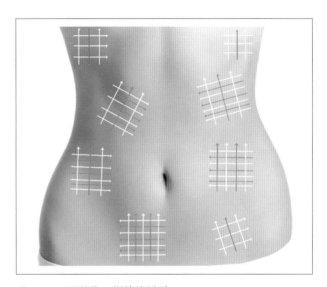

图 16-7　平滑线、螺旋线设计

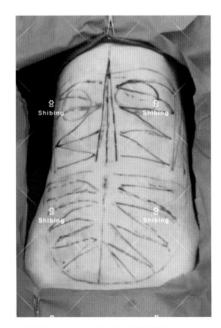
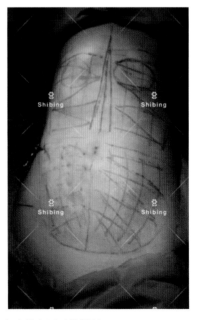

图 16-8　单纯腹壁松弛布线设计，Z 形为倒刺线设计，垂直以及环形为埋置线设计

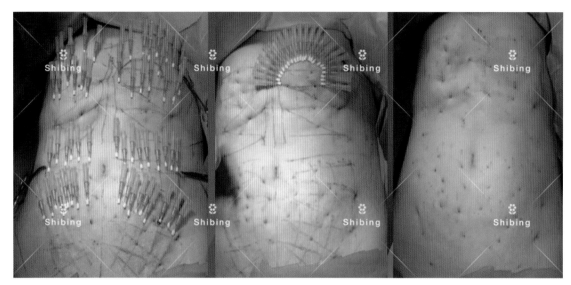

图 16-9　图示平滑线与倒刺线交叉设计与布线，扇形设计布线是用螺旋线解决局部的凹陷

四、术前准备与麻醉选择

术前常规检查同前述章节。麻醉方法可采用局部浸润麻醉或清醒镇痛麻醉。

五、操作方法

脂肪堆积较重者，需结合吸脂术，标记需吸脂部位。吸脂术后即刻或 2～3 个月后再行埋线治疗均可。

患者取站立位，以脐为中心，以亚甲蓝标记两条垂直交叉线，形成 4 个象限的区域，上界标记线为肋缘下 2 cm，下缘为腹股沟韧带及耻骨联合上 2 cm，外侧为腋前线。

1. 悬吊线的操作

以 23 cm×23 cm 双直针双向倒刺线、50 cm 单直针单向倒刺线，或 12 cm×12 cm 双直针双向倒刺线按图 16-4～16-6 在皮下层反复 Z 形置线，远端做同针孔反折。根据设计，在最后出线处打结或直接间断缝线。

线材植入层次多数为皮下深浅层，间断可以缝至腱膜层，以利于组织复位长期固定及异位愈合。避免损伤腹壁浅层血管。线材转折时，以棱形针尖或蚊式钳在皮下稍作扩张，减少转折后凹陷的形成。

2. 平滑线、螺旋线及多股平滑线的操作

一般全腹部宜选用 4-0 号 25 G 或 27 G 的线材布线，在一定间隔与倒刺线平行布线，以加强紧致效果。但是 PPDO 本身可以刺激胶原合成，对于皮肤紧实度相对较好、有一定皮下脂肪者，建议不用布线或少布线。对于皮肤菲薄、妊娠纹较重者，建议用 5-0、6-0 号平滑线或螺旋线在真皮下表浅布线，不要过多及交叉布线，以免偶尔形成突起或结节。对于局部有明显凹陷及不对称者，可以集中用多股平滑线及螺旋线在区域皮下行深浅交叉布线。注意线头需要完全埋置于皮下，避免线头外露。

六、术后注意事项

1. 针眼可不做缝合，喷涂"创伤修复凝胶"

或涂抹红霉素软膏，保护创面。

2. 可以使用生物电面罩外用，加速消肿和减少淤青的发生。

3. 术后以腹带加压 1 个月左右。

4. 1 个月内不要做剧烈腹部活动。

七、并发症的预防与处理

1. 感染：需严格无菌操作，术后 3~5 日尽量不要沾水。

2. 术区出血或血肿：掌握穿刺布线的层次，针眼出血时按压 1 min 左右，压迫止血。

3. 断线：置线提拉力度适当，用力过大或用力不均匀易导致线材断裂。术后 1 个月内不要剧烈活动。断线后，可在术区再次置线。

4. 线外露：无论打结与否，须认真埋置线头。必须确切埋置在皮下深层。发现外露或者由于断线造成线头顶出明显时，需要立即处理，下压剪断线头，以免受到污染后发生感染。

体会

1. 实践证明，和吸脂结合效果会更为理想，原因与上臂埋线一致；但是若想一期完成吸脂与埋线，在吸脂时需要多层次抽吸，避免在一个层次过度抽吸形成腔隙，不仅容易积液，而且会使倒刺线收紧乏力。

2. 在吸脂量稍大或同期联合治疗时，最好采用清醒镇痛麻醉，可增加患者体验及舒适度。

3. 倒刺线需要走行在皮下层，部分走行在腱膜层，勿穿入肌层。如何判断层次很重要。多数情况下在皮下层操作，穿刺针刺破皮肤，有落空感的层次就是倒刺线的布线层次。若想穿刺到腱膜层，则在容易穿行的层次再向下穿行，遇到阻力后斜行穿过腱膜后即可潜行走针。初学者可用钝头套管针，按术前画好的布线图走线；熟练者可以锐性穿刺针布线，更易操作。转折点要在同一层次布线，而且要深入到皮下层后再转折走线，否则均易形成皮肤凹坑。

4. 走线时避免大力收紧锯齿线，否则易导致腹壁凹凸不平。遇到不平整时可以适当用锐针剥离，而不要强力舒平，易造成线的断裂。

八、临床效果观察

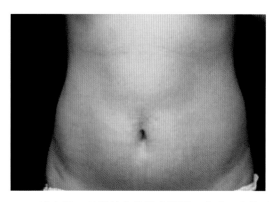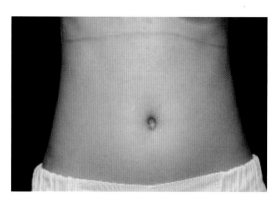

图 16-10　35 岁女性，吸脂结合线技术提紧，术后 6 个月对比图，可见术后脂肪堆积消失，腹壁紧致而富有弹性

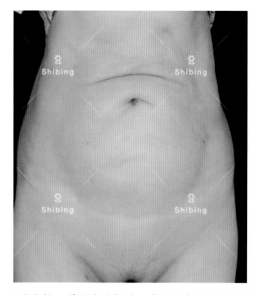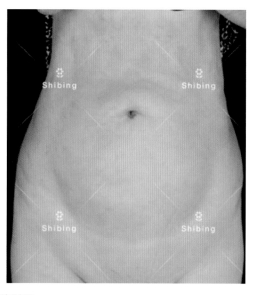

图 16-11　65 岁女性，单纯腹壁松弛，术后 6 个月后见松弛改善明显

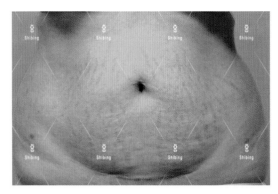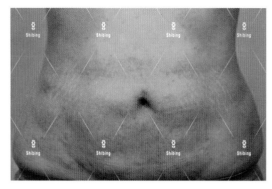

图 16-12　38 岁女性，双胞胎妊娠后脂肪堆积，腹壁松弛，妊娠纹明显。吸脂联合线技术一期完成手术，5 个月后见脂肪堆积消失，腰身曲线清晰，皮肤紧致明显，妊娠纹明显得到改善

（石冰　余永刚　于晓春）

参考文献

[1]　王怀经, 张绍祥. 局部解剖学. 2版. 北京: 人民卫生出版社, 2010: 122-125.

[2]　高景恒. 美容外科学. 2版. 北京: 北京科学技术出版社, 2012: 588-589.

引言

　　性生活的质量高低是反映个人健康状况的重要组成部分。随着物质生活水平的提高，人们对性健康的重视程度也越来越高，逐步走出谈性色变的传统思想禁锢，从以往侧重关注男性性功能障碍，进而开始科学地关注女性性器官的健康与性功能的状态，尤其是阴道松弛引发的性功能障碍，导致性生活时的握持力低下，对性刺激反应低下，性快感缺失，严重影响夫妻生活与心理的和谐。于是，要求通过医学整形手段恢复阴道紧致的女性日益增多，私密整形逐渐走进寻常百姓家将成为必然。近年来，随着技术的更新和材料科学的发展，私密整形逐步体系化、规范化，光电、注射技术、线技术以及联合应用手段逐渐成熟，取得了令人满意的效果。本章将对线技术会阴部松弛提紧术做大致的介绍，以供参考。

一、女性性功能障碍的病因分析

　　女性性功能障碍的发病机制包括但不限于以下因素：

　　1. 阴道松弛：盆底肌肉特别是耻骨阴道肌（俗称"性爱肌"）受损→阴道松弛→性快感下降→性高潮障碍→导致对性爱的恐惧及回避→性欲低下。

　　2. 性唤起障碍：阴部神经感受器去功能化。

　　3. 性交疼痛：盆底及会阴损伤、薄弱，阴道、子宫脱垂等。

　　导致阴道松弛的重要原因并不局限于阴道本身，随着研究的深入，学者们更强调阴道松弛相关盆底解剖与病理的重要性。

　　盆底功能障碍性疾病（pelvic floor dysfunction，PFD）是指由于盆底肌肉、筋膜、韧带损伤及功能减退导致的盆腔器官脱垂、尿失禁、性功能障碍、

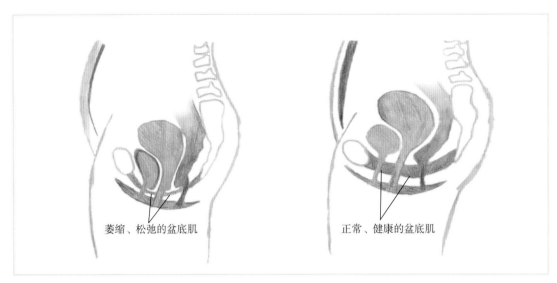

图 17-1　萎缩、松弛的盆底肌与正常、健康的盆底肌

大便失禁、慢性盆腔疼痛、反复生殖系统感染（图17-1）。统计显示，在中国，20 岁以上女性中盆底功能障碍性疾病的发病率为 30.90%。因此，在为患者制订治疗方案时，我们必须重视盆底支持结构的重建。根据患者年龄、阴道松弛的程度、对性生活的要求、有无盆腔器官膨出、患者对手术的耐受程度等，综合分析研究，制订出适合患者的个体化阴道松弛矫正治疗方案。

二、阴道松弛的定义与分度

阴道松弛是指由于盆腔肌肉群的张力下降，造成阴道周围肌肉松弛、阴道变宽。通常以自然状态下可容纳手指的多少作为大致的衡量标准，二指以上可诊断为阴道松弛症。

1. 轻度：二指至三指。
2. 中度：三指至四指。
3. 重度：大于四指。

三、相关解剖

阴道松弛的患者一定存在盆底组织结构的薄弱，既可以表现为整个盆底组织的薄弱，也可以是单个或多个特殊位置盆底组织的薄弱。

（一）阴道

阴道实际上是一个极富弹力的肌肉器官，能收缩，也能舒张，收缩时连一根小手指头也插不进去，而舒张时阴茎可以插入，甚至足月妊娠时，它可以被扩张到足以使足月胎儿顺利娩出，而在产褥期间，它又能逐渐恢复到产前状态。它是由肌肉、黏膜组成的管道。从上下而论，它位于外阴之上、子宫颈之下；从前后来看，它位于膀胱之后、直肠之前（图17-2）。阴道与前方的尿道、膀胱被一层结缔组织，即所谓的"膀胱阴道隔"所分开。在后方，阴道下端和直肠之间亦有由结缔组织所组成的"直肠阴道隔"。阴道的前壁要比后壁稍短，前、后壁分别为 6～8 cm 和 7～10 cm。

阴道的肌层可分为两层平滑肌，外层纵行，内层环形，但整个肌层并不明显。在阴道的下端有一横纹肌带，为阴道括约肌；然而，关闭阴道的主要是肛提肌。在肌层的外面有结缔组织把阴道与周围组织连接起来。

阴道有丰富的血管供应。它的上 1/3 是由子宫动脉的宫颈 - 阴道支供应；中 1/3 由膀胱下动脉供应；下 1/3 则由直肠中动脉和阴部内动脉供应。直接围绕阴道的是一个广泛的静脉丛，静脉与动脉伴行，最后汇流入髂内静脉。

（二）骨盆底

女性的骨盆底像弹簧床一样承托和支持着膀胱、子宫、直肠等盆腔器官，并有多种生理功能：控制排尿、维持阴道紧缩度、控制排便、增进性快感。骨盆底由外向内由三层组织构成。外层即浅层筋膜与肌肉：一对球海绵体肌、一对坐骨海绵体肌、一对会阴浅横肌和肛门外括约肌；中层即泌尿生殖膈：上下两层坚韧的筋膜及一层薄肌肉组成；内层即盆膈：为骨盆底最坚韧的一层，由肛提肌及筋膜组成（图 17-3）。

紧缩阴道并维持阴道正常功能的主要有 3 对肌肉：球海绵体肌（阴道缩肌）、肛提肌和尿道阴道括约肌（阴道环肌）。前两对肌肉，特别是肛提肌在正常情况下比较强大，其紧缩阴道的功能较强，是维持阴道正常功能和增加性快感的重要因素。肛提肌是一组肌群的总称，由耻骨直肠肌、耻骨阴道肌、耻尾肌和髂尾肌组成，其起于耻骨支的中线，向两侧附着到弓状韧带，从骨盆后部绕过直肠，呈 U 形，是阴道、膀胱和直肠的主要支持结

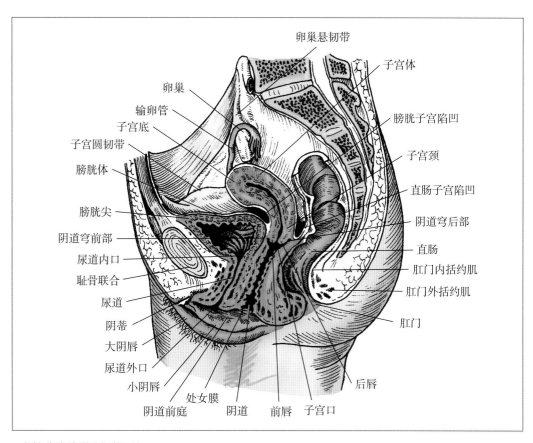

图 17-2 女性盆腔脏器（矢状面）

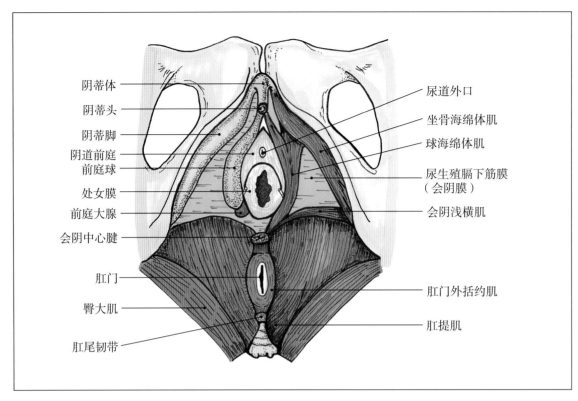

图 17-3　女性骨盆底解剖示意图

构。耻骨直肠肌是肛提肌中最为粗厚强大的部分。耻骨阴道肌沿尿道、阴道两侧而行，并同尿道壁的肌层交织，同对侧肌构成"U"形肌襻围绕阴道，止于阴道侧壁，它主要起固定或收缩阴道的作用。阴道中段和上段周围的脏层结缔组织与肛提肌筋膜融合，对这部分阴道起支撑作用。阴道下段在前方与尿道连接，两侧与肛提肌筋膜连接，后面与会阴体连接。阴道下段在肛提肌水平通过泌尿生殖裂时，处于收缩状态。球海绵体肌起于会阴中心腱，沿阴道两侧前行，抵于阴道海绵体白膜及周围组织，收缩时紧缩阴道。

四、阴道松弛的治疗方法

1.光电类：CO_2 激光、铒激光等。

2.注射类：透明质酸、脂肪、胶原蛋白等。

3.手术类：阴道口缩小、阴道壁切除缝合。

4.微创类：埋线紧致术、埋线填充术。

五、适应证与禁忌证

1.**适应证**

（1）分娩后阴道松弛。

（2）会阴侧切后阴道口变大。

（3）会阴体撕裂，阴道和肛门距离变小。

（4）产伤影响外阴形态。

（5）产后及其他因素导致盆底组织松弛。

2.**禁忌证**

（1）重度阴道前后壁膨出。

（2）重度子宫脱垂。

六、线材选择与布线设计

根据患者症状、需求及临床检查情况，采取不同的埋线治疗方法。

1. 填充治疗

选用平滑线、螺旋线、多股平滑线（爆炸线、网管线）等埋置在外阴皮下或阴道黏膜下，起到填充作用，可以增加治疗区饱满度；后期线材刺激皮肤或黏膜下胶原组织增生，使黏膜紧致、弹性增加。

2. 紧缩治疗

选用双向锯齿线材，锯齿线穿行会阴部浅层肌肉，以会阴联合腱为锚定点与着力点，将会阴浅横肌与球海绵体肌上提、聚拢、缝合，同时将阴道口聚拢收紧。阴道相关的尿生殖区浅层肌肉被收紧提升后，可改善阴道松弛状况。

七、术前准备与麻醉选择

1. 体格检查和实验室检查同前述章节。

2. 专科检查

（1）外阴皮肤有无红肿、破溃、糜烂。

（2）行阴道指诊，评估阴道松弛分度。

（3）窥阴器打开阴道，检查有无脓性分泌物和阴道前后壁情况，有无宫颈疾患。必要时做阴道分泌物与宫颈分泌物病菌检验。

（4）行肛周检查，有无痔、肛周脓肿、肛瘘等疾患。肛周有炎症性疾病者，应暂缓埋线治疗。

3. 术前准备：术前要缓解患者的思想顾虑和焦虑情绪。如选择静脉麻醉，应于术前 8 h 禁食水。术前排空大小便，必要时可术前 4 h 清洁灌肠。

4. 麻醉方法：通常采用局部浸润麻醉。如患者过于紧张或对局部麻醉难以耐受时，可辅助清醒镇痛麻醉。两者结合的优势是：镇痛满意率达 95% 以上，术中可沟通配合，术后恢复迅速，术中、术后并发症少。

八、操作方法

1. 平滑线、螺旋线的操作

外阴大阴唇及周边皮肤萎缩，饱满度欠佳，可选用 4-0、5-0、6-0 号，2.5 cm×2.5 cm 平滑线或螺旋线埋置在皮下浅筋膜层。使用线材数量视具体情况而定。

选用 4-0、5-0、6-0 号，3 cm×3 cm 多股线（爆炸线），在阴道口、皮肤与黏膜交界处入针，轴向均匀埋置在阴道黏膜下。使用线材数量视具体情况而定，推荐用量为 30～60 根。

2. 双直针双向倒刺线的操作

选取可吸收聚乳酸己内酯双针线，规格：0 号双向锯齿，线长 12 cm×12 cm，锯齿长 6 cm×6 cm，线材两端配 21 G、6 cm 针头。

消毒及标记：患者取截石位，术区常规消毒铺巾。消毒范围包括阴道及肛管。标记穿刺点。会阴联合腱位于唇后连合与肛门间中点处，触诊有硬实感，以此点为中心做十字线标记，左右间隔 1.5～2 cm，标记出会阴浅横肌的穿刺点，阴道口内 1～1.5 cm 为阴道内穿刺点。

麻醉：双合诊明确阴道后壁与肛管间厚度，将预先配伍好的麻醉剂约 15 ml 注射入阴道直肠膈，各穿刺点再均匀注射。麻醉成功 3～5 min 后可开始操作。

操作：阴道内放置碘伏纱块两张，10 ml 注射器套入无菌安全套或手套，塞入肛管并缝合固定，将会阴联合腱顶起，利于操作。

以 2 mm 皮肤打孔器，在各标记点打孔，突破皮肤有落空感即可，将切割的皮片取尽，以蚊式钳在皮下稍作分离，扩大皮下间隙。穿刺针折弯利于操作，按布线示意图顺序，将线材植入皮下、浅层肌肉组织中，呈双菱型将球海绵体肌、会阴浅横肌及会阴中心腱聚拢、缝合、打结固定。线结深埋皮下，皮孔以 5-0 丝线缝合（见图 17-4，意大利 Accardo 医生设计）。第 1 根线：2 → 1 → 3、2 → 4 → 7 → 4 → 8 → 4 → 3（3 处打结固定）；第 2 根线：5 → 1 → 6、5 → 4 → 6（6 处打结固定）。

近来，有中国医生对设计进行了多种改良，主要目的是避免了内环线材未完全利用，而外环线材跨度大，使操作难度增加，有时出现线材不够用的情况，更主要的是增强了收紧的效果（图 17-5）。第 1 根线：S1 → S2 → S3、S1 → S4 → S5 → S2 → S6 → S4 → S3（S3 处打结固定）；第 2 根线：a1 → S2 → a2、a1 → S4 → a2（a2 处打结固定）。

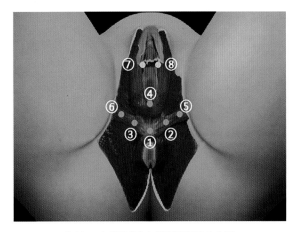

图 17-4 双直针双向倒刺线会阴部提紧示意图

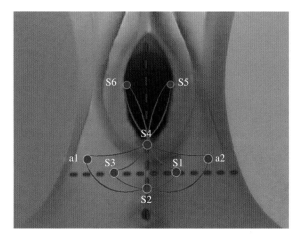

图 17-5 改良双直针双向倒刺线会阴部提紧示意图

提示

1. 术前排空大小便，必要时清洁灌肠。术中外阴皮肤、阴道内及肛管必须严格消毒。

2. 术中注射麻醉剂前，须双合诊探查阴道、直肠间组织的厚度，以利于判断穿刺针走行的深浅。麻醉剂注射阴道直肠隔致膨隆状，增加两者间的厚度，以免穿刺针误入直肠，如处理不当易导致直肠阴道瘘。

3. 两根双针线埋置后，取出阴道内纱块及肛管内注射器，手指伸入肛门，探查有无提拉线穿入肛管。助手将两侧大阴唇向中间推挤，先将内侧小菱形两根线缓慢收紧后再打结，打 3~4 个结，保留 2 mm 剪线，线结深埋皮下，打结处 5-0 号线缝合。同样方法处理外侧大菱形的提拉线。打结时注意掌握力度，用力过大，线材会因锯齿切割而断裂。如果出现断裂，应重新埋置锯齿线。

4. 每一处皮孔以蚊式钳在皮下稍作分离，扩大皮孔下腔隙，出针、入针都须在同一层面，可以减少针眼处凹坑。

九、术后注意事项

1. 针孔以红霉素软膏涂抹。

2. 术后口服抗生素 3～5 天。

3. 每日以高锰酸钾溶液或其他消毒液清洗会阴部，持续 1 周。

4. 1 个月内禁止做剧烈运动。

5. 3～4 周后无不适，可开始性生活。

十、并发症的预防与处理

1. 感染

主要原因为操作者无菌观念不强或患者原有泌尿生殖系统炎症未予控制。

预防措施为加强无菌操作意识，手术无论大小，必须严格遵守外科无菌原则，规范操作流程。术前检查如发现相关急慢性炎症，须控制感染后再行治疗。

如出现感染，须将线材取尽，否则感染难以控制。取出线材方法：了解布线路径，将锯齿线中间移行区剪断，从打结处将线材取出。如有积液或脓肿，须扩创引流，口服或静脉滴注喹诺酮类抗生素 7～10 天。

2. 阴道直肠瘘

这是较严重的并发症，重在预防。

（1）操作前，麻醉剂注射于阴道直肠隔致膨隆状，可以减少穿刺针刺入直肠的机会。

（2）穿刺针误伤直肠的处理：减少活动，无渣饮食 1 周，口服喹诺酮类抗生素 7～10 天。

（3）严重者请胃肠外科医师会诊。

体会

1. 在完善术前检查的基础上，为每位患者制订个性化个治疗方案，是私密整形安全施行及效果保证的前提。需要针对外阴的美学不足加以额外干预：大阴唇不饱满者可以进行脂肪移植及透明质酸注射；小阴唇过大、过长者，可手术治疗。

对本身有较严重的陈旧性产伤，或者侧切口缝合不规范，恢复后皮下深部有明显的组织断裂，导致阴道过度松弛者，建议手术修复结合埋线提升术。

对会阴联合过薄或者黏膜反复撕裂的患者，可以采用黏膜下横切纵缝的方式加以治疗，再结合埋线紧致。

2. 如果只是单纯做埋置线治疗，选取局部浸润麻醉，或结合静脉麻醉均可，视患者的具体情况而定。如果是以倒刺线做肌层的聚拢缝合治疗，最好还是选择局部浸润麻醉，因为静脉麻醉后，盆底相关肌肉组织呈松弛状态，影响术前画线设计，以及术中对肌肉组织与其他软组织的判断。

建议局部浸润常用麻醉剂配伍：2% 利多卡因 10 ml+0.75% 丁哌卡因 5 ml+0.9% 氯化钠 10 ml+ 肾上腺素 15 滴（每 10 ml 液体 + 肾上腺素 6～8 滴，1 ml 常规注射器针头滴入）。

另外，可于术前 1 h 将一粒双氯芬酸钠栓纳入肛门，止痛作用可维持十余小时，能有效缓解术后的疼痛不适感。

十一、临床效果观察

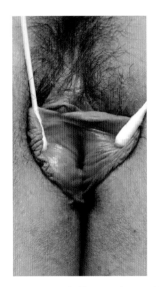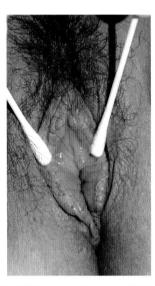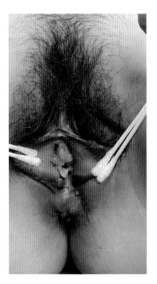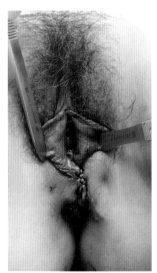

图 17-6　患者，36 岁，已婚，顺产两次，性交痛，会阴联合反复撕裂，行小阴唇缩小手术，不切除黏膜基础上在会阴联合处黏膜下横切，双针线线技术提紧后纵向缝合。图示为术前和术后 1 周对比照片

图 17-7　患者，37 岁，顺产侧切后，阴道松弛，行侧切口重新逐层缝合、双针线线技术提紧术治疗，术后回访效果满意。图示为术前和术后即刻

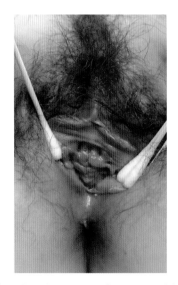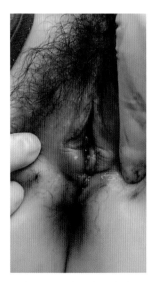

图 17-8　患者，45 岁，顺产 3 次，自觉明显阴道松弛，黏膜偶有脱出，行线技术提紧术，术后回访效果非常满意。图示为术前和术后即刻

（杨亚东　余永刚　何雯　张鸿　石冰）

第18章

线技术臀部下垂提升术

引言

国内有很多医生觉得臀部提升的需求较少，用线技术进行提升操作似乎不是很必要，而且相关报道与评价也很少，手术效果也不会十分理想，因此对其的关注度确实不高。事实上，这只是学科细分的领域不同而已。吸脂术在西方国家是排名第一的美容手术，因此学界关注度很高，相关理论及实践经验报道也较多。其中，臀部美学和相关应用解剖、吸脂技巧以及臀部成形术方面的经验已经被众多学者和医生所认可。

笔者在近20年时间里共实施了约一万例吸脂术，臀部吸脂约占8%左右，而且求美者的需求在不断增加。吸脂是重塑臀部轮廓十分有效的方法，通过精细的臀部吸脂，特别是臀沟部位的修饰，确实可以使臀部有上提的效果，前提是脂肪过多，需要抽吸。但是在相当多的情况下，求美者表现为臀部松垂，只有容量的转移，并非脂肪过多，因此并不是吸脂的适应证（否则臀部变得扁小，凸度下降，比例失调），而这正是用线技术提升臀部组织的适应证。事实上，在吸脂的基础上立即进行线技术的塑形，会增加恢复的速度，并且使塑形效果得到进一步完善。

由于目前国内医生进行线技术臀部提升术的案例很少，也没有总结报道，因此，笔者查阅了近几年发表的一些十分有价值的文献，并对手术原理、线材选择、设计方案、操作技巧、注意事项以及效果评价等进行了综述，希望读者们能有所收获，进一步打开思路，在未来的临床工作中能借鉴所提供的方法，或者自行改良与创新，以积累更多的案例操作经验，总结得出线技术臀部提升术效果的评价体系，并对各种提升方法进行科学的比较，进而提出更加适合东方人的手术方案，使线技术形体塑造的效果更加完美与和谐。

臀部是形体轮廓线条中非常重要的组成部分，紧致、圆润的臀形是女性富有气质和吸引力的象征。在西方国家，人们认为臀部在形体轮廓的表现力方面十分重要，臀部轮廓塑形是最常见的形体塑形术之一。

臀部下垂或过大、过小是较常见的臀部美学问题。臀部下垂的诱发因素包括重力、妊娠、饮食失调等因素。在临床中，有许多方法可用于改善臀部松垂、扁平的外观。传统的提臀方法因切口较长而导致了明显的瘢痕外观，术中大范围的组织剥离也造成了术后疼痛感较重，而且该类方法很难获得亚裔人的认同与接受。因此，轻中度臀部下垂者不建议采用传统手术。除此之外，各种技术的联合应用也较常见，如切除臀部和臀周区多余的组织，吸脂术联合脂肪移植，假体丰臀联合脂肪移植等。然而，术中不切除组织通常无法获得理想的提臀效果，尤其是对臀下象限的处理有限。近些年，无创的线技术臀部提升术越来越受到医师与求美者的重视，通过在臀部植入不同材质的缝合线来获得组织悬吊、提升的效果。有鉴于此，笔者查阅并综述了近些年国外发表的线技术臀部提升术的文献。目前，从检索到的文献来看，线技术臀部提升术大致分为三种：

一、Silhouette线悬吊臀部提升术

2013 年，西班牙的 de Benito J 医生等[1]介绍了用聚丙烯缝合线（Silhouette Lift, Irvine, California）改善臀后突度。指征：González 臀松垂分级 0～3 级，体重指数（BMI）为 22～30 kg/m^2，肌张力良好，臀中央区提捏试验最少为 3 cm，以及手术提臀不足或对假体丰臀效果不满意者。

Silhouette 线为 2-0 号聚丙烯缝合线，线上带有 10 个可吸收的锥体。线远端连接 8 inch（约 20 cm）的引导针，线近端连接 26 mm 的弯针（图 18-1）。

对锥体周围脂肪组织反应的组织学研究表明，缝合线植入 3 个月后能够充分形成纤维瘢痕组织以抵抗臀部组织的重量。基于该发现，de Benito J 医生分两次用 Silhouette 缝合线固定提臀：①第 1 次，将缝合线植入皮下脂肪组织中，缝合线近端不予固定（图 18-2～18-7）。②第 2 次，术后 3 个月，待组织反应更稳定时，将缝合线收紧、打结（图 18-8）。

该技术的优势包括操作简单、创伤小、局麻下操作、手术时间短、恢复快、不适感较轻。此外，该技术能够与脂肪移植或吸脂术相结合应用。

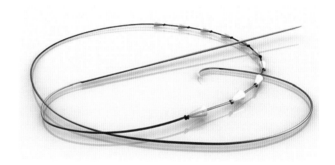

图 18-1　Silhouette 缝合线

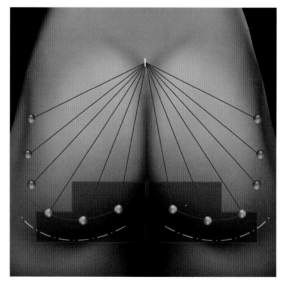

图 18-2　直立位，缝合线分布的示意图

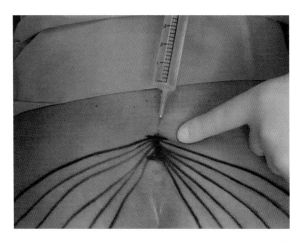

图 18-3　切口部位注射 5 ml 含 1 : 10 万肾上腺 +1% 利多卡因的局麻液

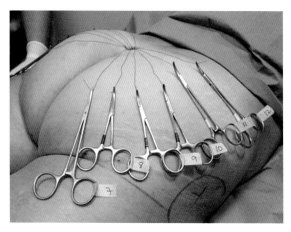

图 18-6　用编号的 Klemmer 镊钳夹缝合线近端。将 Klemmer 镊编号有助于术者识别缝合线的另一端，以便于准确无误地配对缝合线

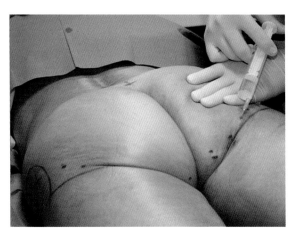

图 18-4　在出针点注射麻药

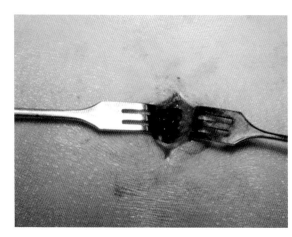

图 18-7　缝合线近端包埋于切口下

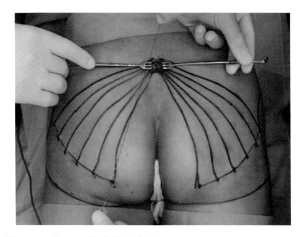

图 18-5　切口、缝合线的位置

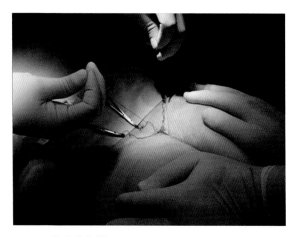

图 18-8　缝合线打结

局限性在于需要分两次完成手术操作。

二、悦升线臀部提升术

2014 年，意大利医生 Accardo C 等发明了一种新型的可吸收单丝倒刺线——Happy Lift™（悦升线）。该线主要有双向倒刺与单向倒刺两种，主要采用可吸收的单丝聚乳酸己内酯材料。该缝合线倒刺长为 19 cm，针长为 18 cm，线全长为 40 cm（图 18-9、图 18-10），降解周期为 18 ~ 24 个月。起初，悦升线主要用于面颈部松垂组织的悬吊提升，并获得了预期的理想效果。随后，Accardo

等扩展了其应用范围，将其用于臀部提升术中。

悦升线提臀的原理是利用了线技术三维提升的概念，缝合线在提升松垂组织的同时刺激局部胶原蛋白、弹性蛋白和透明质酸新生。其适应证为轻中度臀下垂，且 B 超检查显示皮下组织的厚度为 0.5 ~ 2 cm。通过提升臀上象限，能够获得更突、更圆润的臀外观，效果持续长达 30 ~ 36 个月。

操作要点为：①标注上下两条安全线；②在骶骨韧带两侧均定 6 个进针点，按照个体情况选定 3 个出针点；③组织归位；④进针点与出针点打孔，并将缝合线路径的组织分离；⑤按照顺序走线（图 18-11）。

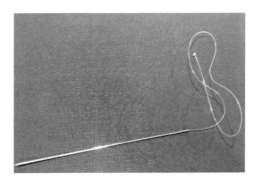

图 18-9　悦升线

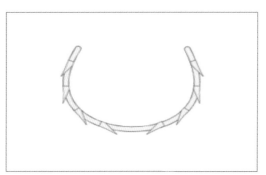

图 18-10　双向内收型倒刺

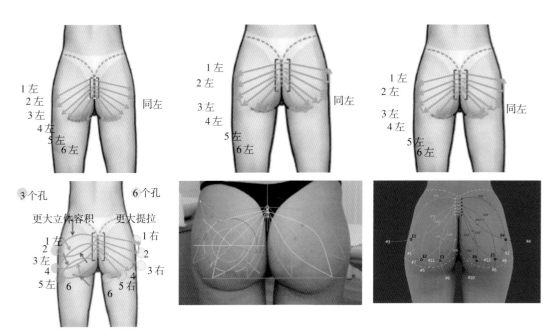

图 18-11　悦升线分布示意图

该方法的优势为：局麻下简单操作，恢复时间缩短；手术安全、有效；瘢痕外观不明显；并发症发生率较低；无须住院；满意度较高。

三、聚丙烯条悬吊臀部提升术

2016 年，巴西的 Ballivian Rico J 医生等[2]用改良的聚丙烯条悬吊塑形臀部轮廓。将面积为 30 cm×30 cm 的聚丙烯外科网剪成 4 条 30 cm×2 cm 的条带（图 18-12）。

建立皮下隧道。直径 5mm、长 35 cm 的套管针内含一端呈"U"形的长 45 cm 的不锈钢丝，利用其"U"形头钩拉聚丙烯条。经图 18-13 所示 A1 点和 B1 点分别进针，沿标记的路径（A1 → A2 → A3 → A1，B1 → B2 → B3 → B1）植入聚丙烯条。在每侧臀部分别植入 2 条线。打结后再将线结包埋于切口（A1、B1）处的皮下组织内（图 18-14）。按需在臀旁区行吸脂、脂肪移植或假体置换 / 取出 / 重置。

该技术的优势为可以单独操作或联合其他美容手术，以增加和提升下垂的臀部和臀旁区组织，无长期的并发症如聚丙烯条断裂等。Ballivian Rico J 医生在 90 例求美者中实施了该手术，求美者的年龄为 20 ~ 50 岁，平均 26 岁。27 例单纯行聚丙烯条悬吊提臀，63 例还联合应用了吸脂术、脂肪移植、假体置入或重置。平均随访 2.5 年，75 例获得了较好的提臀效果，且无感染、血肿、聚丙烯条外露或可触及、进针点或聚丙烯条走行路径处皮肤回缩导致凹坑外观等并发症发生。

四、弹力线臀部提升术

有报道称，线技术臀部提升术后曲髋关节时会有明显的疼痛感，且臀下垂也会复发。2018 年，韩国医生 Oh CH 等[3]报道了弹力线（Elasticum®）臀部提升术，获得了较高的满意度。该技术适用

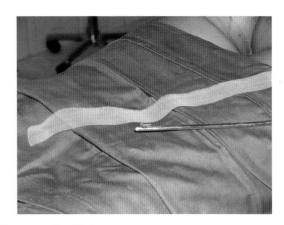

图 18-12　聚丙烯条

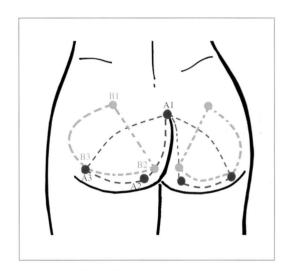

图 18-13　聚丙烯条走行的路径

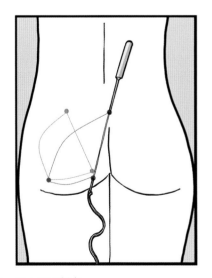

图 18-14　植入聚丙烯条

于 Raul 臀下垂分级为 3 级的轻中度臀下垂者。

Elasticum® 是最近用于面部提升的带长针的弹力线。与传统缝合线不同，该线能够按照实际的面部肌肉运动而伸展。由于该线具有弹性，因此能够形成自然的组织提升效果。Elasticum® 包含一根弹性线和 Jano® 针。该线由一个硅胶芯和一个聚酯鞘构成，故其拉伸程度可达 100%。Jano® 针包含一个管状金属轴（具有较高的曲度）和双头长针。轴的两侧末端有 5 个 1 cm 长的刻度标。弹性线连接于针的中央部（图 18-15）。

具体手术设计为：将臀最高点（始于腰臀交界）标记为 A 点，臀下皱褶中点上 3~4 cm 标记为 C 点，臀最外侧 B 点即为 A 点与 C 点间高度的中点，最内侧点标记为 D 点。在 C 点上 3~5 cm 标记 C′ 点。将 A、B、C、D 各点相连为一个大圆，A、B、C′、D 点连接为小圆，此为弹力线锚定的路径（图 18-16）。

手术操作步骤为：局麻后，在 A 点做一个 5 mm 的切口，点 B、C、C′ 点各做一个 2 mm 的切口。用钝头剥离子在脂肪深层下的臀大肌筋膜层上剥离。用 Kelly 钳夹住弹性线头，再经 A 点插入 Jano® 针。利用针尖的刻度标核查针插入脂肪层的深度。将针沿标记的大圆路径经脂肪深层穿向 B

点。术中，小心水平旋转针以免损伤深层组织。将 Jano® 针自 B 点移出，使其另一端针尖留在相同深度的脂肪层内。然后，将连接于针中央处的线从 B 点拉出，同时确保夹线的 Kelly 钳留在 A 点处。将留于组织内的 Jano® 针尖以 180° 翻转向 C 点，并沿大圆路径走行返回。以这种方式，Elasticum® 线连续穿过相同深度的深层脂肪，并挂住臀底部和内部锚定点（C、D 点）的组织，再返回 A 点。将针上的剩余线剪断，预留足够长度以备打结。将 Kelly 钳夹持的线与锚定 A、B、C、D 各点组织后返至 A 点的线向上提拉，以确保将组织提升。组织提升至适当位置时将线打结。然后，在标记的小圆内进行上述相同的操作。

该技术的优势包括：①与传统臀部提升术相比，瘢痕较短、疼痛感较轻；②提臀效果自然。由于臀部的活动范围较大，较传统线技术臀部提升术后做屈曲髋关节动作时，臀部的疼痛感较轻。

同时，Oh CH 医生等提出了臀下垂的新分级。按照 Constantino 和 Raul 法，将臀下垂分级如下：0 级为无下垂，1 级为轻度前下垂，2 级为中度前下垂，3 级为临界前下垂，4 级为轻度下垂，5 级为中度下垂，6 级为重度下垂。

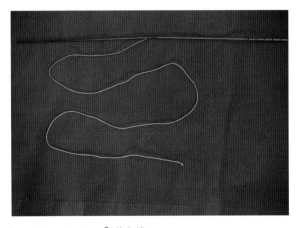

图 18-15 Elasticum® 弹力线

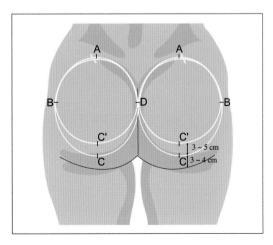

图 18-16 弹力线走行路径

展望

近年来，线技术臀部提升术成为新的研究热点，开始得到广大医师的关注。该方法不仅能够改善臀容积、后凸度及臀下部松垂等问题，而且规避了传统手术的缺点，如重度疼痛感、瘢痕外观等，受到求美者的广泛欢迎。另外，臀部、臀旁区吸脂术能够促进皮肤回缩，对线技术效果能起到协同改善的作用。因此，建议联合应用吸脂术和脂肪移植术。

随着生物材料科学的不断进步，线材在体内维持作用的时间将更加持久，新型线材也会逐渐增多。经过试验研究和长时间的临床观察，线技术臀部提升术的术式将会进一步改进，其安全性和效果亦会进一步得到保证。

（孙静　石冰）

参考文献

[1] de Benito J, Pizzamiglio R. Suspension of the gluteal region with silhouette sutures. Aesthet Surg J, 2013, 33(3 Suppl): 82S-9S.

[2] Ballivian Rico J, Esteche A, Hanke CJ, et al. Buttock lifting with polypropylene strips. Aesthetic Plast Surg, 2016, 40(2): 215-22.

[3] Oh CH, Jang SB, Kang CM, et al. Buttock lifting using elastic thread (Elasticum®) with a new classification of gluteal ptosis. Aesthetic Plast Surg, 2018, 42(4): 1050-1058.

后 记

　　我原本决定不再做后记的赘述，我想把所有的感触、评价、褒奖、批评、质疑以及建议都留给读者。当我通读全文，做最后的校稿时，还是想和读者说点什么。

　　对于面部年轻化而言，本书的核心在第 8 章和第 11 章，与上一版相比，改动最大，增加内容最多。或许大家在阅读第 8 章时会发现，线技术的设计方案可谓是多种多样，很难选择，并且都能熟练操作。我在面对有些求美者时也会有这种感觉，而且有时会带有尝试的色彩。大家都想知道到底哪一种方法更优越。事实上，如果要有确切的评价，就一定要在同等条件下做各种方法的平行对照试验，通过长期的随访观察，才能在循证医学的前提下得出相对正确的结论，同时也可以明确地修正适应证。但是，目前的这种百花齐放的状况也是发展的必经过程，随着病例的积累、随访的正规化及时间的延长，相信专家及学者们会给出客观的评价，大家也会看到高质量的学术论文发表，而此书或许只是起到抛砖引玉的作用。

　　近两年来，发表的有关线技术的文献逐渐增多，大多数的文献结论还是肯定的，无论是PPDO 材料还是慢吸收线材，多数文章认为术后 6～12 个月的效果是确切的。质疑或否定的文章分为两种，一种我认为是共性的，书中已经提到，有些是我们截止到目前还不能准确回答的问题，如线材最终的代谢结果，是否影响面部表情，是否影响重复手术及后续的开放性手术等，需要同道们共同努力去逐渐解决和回答。另一种是对于 PPDO 线材的作用持否定态度，认为随访的效果不足以让医生接受此种线技术手段，但是当笔者查看他们的设计方法时发现，就目前我们的经验来看是不可取的，甚至是错误的。因此，笔者认为，我们需要对于文献的结论进行客观的评价，当然，也不能停下我们自己前进的脚步。

　　在第 11 章线技术与其他治疗手段的联合应用章节，编者们增加了很多内容，对于面部年轻化的适应证进行了更加深入的剖析，也提供了较为科学的联合应用手段，但是仍然只能说是抛砖引玉。到底是否需要联合，如何进行联合，联合几种，应用顺序如何，仍然无确切的结论，也需要同道们继续进行科学的对比及研究，才能给出更加科学合理的联合应用路径。

　　本书的第 3 篇与上一版相比是全新的内容，我们仍然需要更多的病例与更长的随访时间才能给出科学的评价。

　　综上所述，本书仍然有很多尚未完全交待清楚及解决的问题。在这里，我呼吁所有感兴趣的同道：让我们携起手来，共同努力，为了造福更多的求美者，不忘初心，砥砺前进！

　　最后，真诚地感谢大家的支持与厚爱！

ISBN 978-7-5659-1981-7

定价: 350.00元